# 区域临床检验与病理规范教程
# 神经与精神系统疾病

主　编　卞修武　朴月善

副主编　张在强　李贵星　王行富　朱明伟

人民卫生出版社
PEOPLE'S MEDICAL PUBLISHING HOUSE
·北　京·

**图书在版编目（CIP）数据**

神经与精神系统疾病 / 卞修武, 朴月善主编. —北京: 人民卫生出版社, 2022.4

区域临床检验与病理规范教程

ISBN 978-7-117-31986-7

Ⅰ. ①神… Ⅱ. ①卞…②朴… Ⅲ. ①神经系统疾病－诊疗－教材 Ⅳ. ①R741

中国版本图书馆 CIP 数据核字（2021）第 171510 号

| | | |
|---|---|---|
| 人卫智网 | www.ipmph.com | 医学教育、学术、考试、健康，购书智慧智能综合服务平台 |
| 人卫官网 | www.pmph.com | 人卫官方资讯发布平台 |

区域临床检验与病理规范教程
神经与精神系统疾病
Quyu Linchuang Jianyan yu Bingli Guifan Jiaocheng
Shenjing yu Jingshen Xitong Jibing

主　　编：卞修武　朴月善
出版发行：人民卫生出版社（中继线 010-59780011）
地　　址：北京市朝阳区潘家园南里 19 号
邮　　编：100021
E - mail：pmph @ pmph.com
购书热线：010-59787592　010-59787584　010-65264830
印　　刷：三河市宏达印刷有限公司（胜利）
经　　销：新华书店
开　　本：889×1194　1/16　印张：13
字　　数：385 千字
版　　次：2022 年 4 月第 1 版
印　　次：2022 年 4 月第 1 次印刷
标准书号：ISBN 978-7-117-31986-7
定　　价：69.00 元

打击盗版举报电话：010-59787491　E-mail：WQ @ pmph.com
质量问题联系电话：010-59787234　E-mail：zhiliang @ pmph.com

## 编者（以姓氏笔画为序）

| | | | |
|---|---|---|---|
| 王丹丹 | 首都医科大学宣武医院 | 刘建国 | 解放军总医院第六医学中心 |
| 王代忠 | 十堰市太和医院 | 李贵星 | 四川大学华西医院 |
| 王行富 | 福建医科大学附属第一医院 | 汪　寅 | 复旦大学附属华山医院 |
| 卜修武 | 陆军军医大学第一附属医院 | 张　倩 | 首都医科大学宣武医院 |
| 朴月善 | 首都医科大学宣武医院 | 张在强 | 首都医科大学附属北京天坛医院 |
| 朱明伟 | 解放军总医院第二医学中心 | 张蜀澜 | 北京协和医院 |
| 刘　颖 | 复旦大学基础医学院 | 姚小红 | 陆军军医大学第一附属医院 |
| 刘　磊 | 首都医科大学附属北京同仁医院 | 戚晓昆 | 解放军总医院第六医学中心 |

# 区域临床检验与病理规范教程系列教材
# 出版说明

近年来,国务院和国家卫生健康委员会陆续发布了《关于促进健康服务业发展的若干意见》《关于推进分级诊疗制度建设的指导意见》《关于印发医学检验实验室基本标准和管理规范(试行)的通知》和《关于推进医疗联合体建设和发展的指导意见》等一系列相关文件,在国家层面上给未来的医疗服务模式和要求提供了指导意见。这一重要举措,不仅能促进区域内医学检验检查质量的提升,为医学诊断提供更加科学的依据,还能方便广大群众享受高质量的医疗服务,切实帮助减轻就医负担,有效缓解看病难、看病贵的问题。

显然,目前医改的重点还是强基层,最近五年,每年都有 50 个以上的政策文件涉及基层医疗。而在众多的文件中,对基层影响最大的是分级诊疗制度。包括家庭医生签约制度和医联体制度是推进分级诊疗的重要"抓手",在这些政策的叠加下,基层医疗发展进入了新阶段。到 2020 年,家庭医生签约要全覆盖,医保支付方式改革全覆盖,医联体建设也要覆盖到所有公立医院。

为了实现患者能在区域(县域)内自由流动,首先要解决的就是资源共享问题。基层医院的医学检验能力薄弱,病理检查基本上是"空白",不能满足患者的需求,所以指导意见中提出要建立医学检验检查中心,为医联体内各医疗机构提供一体化服务。实现医联体内服务供给一体化、医疗质量质控同质化和检验检查结果互认,已成为每个医联体的硬性任务。检验、病理等资源从科室变为独立医疗机构,已经不是未来而是正在发生的事情。成立独立医疗机构主要靠两种途径:一种是医联体内将检验、病理等资源整合对外开放;一种是将社会资本融入自己开办的医学检验中心。这是医疗改革发展的大趋势。

目前,我国在医学检验与病理检查项目中,95% 的项目仍在医院检验科和病理科完成,仅有 5% 左右的项目由第三方独立机构承接。在美国和日本等国家,独立实验室已经占据医学检验检查市场的 1/3 以上。所以,我国检验与病理的发展从科室逐步转移到独立检验检查中心,还有很大的调整空间,也是医联体建设的需求。我国的独立医疗机构在检验与病理服务方面还存在严重不足,也是制约其发展的重要因素:①人力资源不足。全国大部分基层医疗机构缺乏具备专业水平的检验与病理的技术和管理人才,这已成为制约全民健康覆盖中的关键问题。②教育及培训不足。医学是门不断发展的学科,相关专业的继续教育十分重要。在检验与病理方面,我国在继续教育及能力提升方面均需加强。③基础设施不足。如专业的实验室设备及相关技术支持,以及供应链、信息系统、相关质控措施的整合等。④相关质量及能力认可不足。检验与病理高度专业化,因此需要依据一定的标准进行管理以确保其检测结果的可靠性。

检验与病理在疾病检出、确诊、治疗、预后及疾病管理等方面的关键作用及核心价值已不言而喻。为有效解决以上问题,我们自 2016 年 10 月开始进行调研与策划,并于 2017 年 2 月在宁波召开了专家论证会。会议认为,组织国内临床、检验、病理专家共同编写一套区域临床检验与病理规范教程系列培训教材,用于临床医生、检验检查人员的规范化培训,全面提升基层诊疗水平,对深化医药卫生体制改革,实施健康中国战略;对建立科学合理的分级诊疗制度,助力社会办医健康发展;对提高基层医疗卫生水平,促进临床、检验、病理等学科融合发展,都具有深远的历史意义和现实指导意义。

为编好这套培训规范教材,我们专门成立了评审专家委员会,遴选确定了总主编,召开了主编人会议。确定本系列教材共分为三个板块:①《区域临床检验与病理规范教程　机构与运行》主要讨论区域临床检验与病理诊断机构的建设与运行管理,包括相关政策、法规的解读,机构的规划、建设及其运行中的科学管理等。②《区域临床检验与病理规范教程　实验室标准化管理》主要讨论实验室的建设与标准化管理的各项要求,为机构中实验室的建设与管理提供标准、规范。③第三板块共有 10本教材,均以疾病系统命名,重点是评价各检验与病理检查项目在临床疾病中的应用价值,指导临床医生理解和筛选应用检验与病理的检查指标,以减少重复性检查,全面降低医疗费用,同时检验与病理专业人员也可以从中了解临床对检查指标的实际需求。

本套教材的编写,除坚持"三基、五性、三特定"外,更注重整套教材系统的科学性和学科的衔接性,更注重学科的融合性和创新性。特点是:①与一般教科书不同,本套教材更强调临床指导和培训功能;②参加编写的作者来自 170 多家高校、医疗单位以及相关企业,包括临床医学、检验医学、病理诊断等专家教授 280 余人,具有较高的权威性、代表性和广泛性;③所有参编人员都具有较高的综合素质,大家协同编写、融合创新,力图做到人员融合、内容融合、检验与病理融合,临床与检验和病理融合;④本套教材既可作为培训教材,又可作为参考书,助力提高基层医疗水平,促进临床、检验、病理等学科融合发展。

编写本套高质量的教材,得到了相关专家的精心指导,以及全国有关院校、医疗机构领导和编者的大力支持,在此一并表示衷心感谢。希望本套教材的出版,能受到全国独立医疗机构、基层医务工作者和住院医师规范化培训生的欢迎,对提高医疗水平、助力国家分级诊疗政策和推进社会办医健康发展作出积极贡献。

由于编写如此庞大的"融合"教材尚属首次,编者对"融合"的理解存在差异,难免有疏漏和不足,恳请读者、专家提出宝贵意见,以便下一版修订完善。

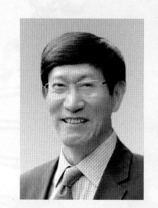

卞修武，中国科学院院士。现任陆军军医大学病理学教研室主任、第一附属医院病理科主任，全军临床病理学研究所所长。教育部"长江学者"特聘教授，国家杰出青年基金项目获得者。"重点研究领域创新团队"和国家自然科学基金委"创新研究群体"学术带头人。兼任中国医师协会病理科医师分会会长，中华医学会病理学分会荣誉主任委员，中国抗癌协会肿瘤转移专委会主任委员。

从事病理学教学、诊断和研究工作 30 余年，擅长神经（肿瘤）病理诊断。研究方向为肿瘤干细胞与肿瘤微环境。主持国家 973、863 计划、重点研发计划、国家自然科学基金重大和重点等项目 30 余项。以通讯作者在 *Nature*、*Science*、*Cell*、*Cell Stem Cell*、*Nature Cell Biology*、*Nature Neuroscience* 等主流期刊发表 SCI 论文 150 余篇。研究成果获国家科技进步奖一等奖（第一完成人）、何梁何利基金"科学与技术进步奖"等，被评为全国优秀共产党员、全国模范教师、全军优秀教师、全国抗击新冠肺炎疫情先进个人，获首届全国创新争先奖和军队院校"育才奖"金奖。

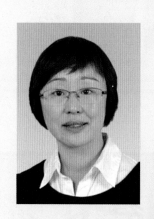

朴月善，主任医师 / 教授，博士生导师，首都医科大学宣武医院病理科副主任。

学术任职包括亚洲 - 大洋洲神经病理学会常务理事、中华医学会病理学分会脑神经病理学组副组长、中华医学会神经病学分会神经病理学组副组长、中国研究型医院协会与超微分子病理分会常委、中国抗癫痫协会理事、中国抗癌协会神经肿瘤专业组委员、中国医师协会脑胶质瘤专委会委员、《中国现代神经疾病杂志》《中华病理学杂志》《临床与实验病理学杂志》编委。*Neuropathology*，*Seizure*，*Epileptic Disorder* 的审稿专家。从事神经病理诊断教学工作 20 余年，主持或参与多项国家、省部级课题，发表论文 60 余篇。

# 副主编简介

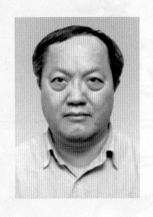

张在强，医学博士，主任医师，教授，博士研究生导师，首都医科大学附属北京天坛医院神经病学中心副主任，神经肌肉疾病与遗传疾病科主任。专业方向：周围神经与肌肉疾病，神经系统罕见病。学术任职包括中华医学会神经病学分会神经肌肉疾病学组副组长、神经病理学组委员。北京医学会罕见病学会委员，北京市神经科学学会周围神经与疾病委员会副主任委员。

从事临床教学工作30余年，主持北京市神经病学住院医师规范化培训工作10余年，目前为神经病学住院医师规范化培训委员会执行秘书。从事本专业工作30余年，发表SCI收录论文30余篇、中文核心期刊论文60余篇。

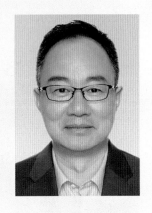

李贵星，四川大学华西医院实验医学科教授，硕士生导师。华西临床医学院检验系生化教研室负责人，中华医学会检验分会临床生物化学学组委员，四川省康复医学会检验医学专委会副主任委员，全国高等医药院校临床生物化学专业组常务理事；中国麻醉学会检验与临床分会全国委员，四川省医师协会检验医师分会委员，《检验医学与临床》常务编委，《国际检验医学杂志》特邀审稿专家，《临床肝胆病杂志》审稿专家。

研究方向：肝胆、心脏、肾脏、内分泌疾病发生的生化机制及诊断和评价标志物研究。在SCI及核心期刊发表论著118篇。作为副主编及编者编写国家级规划教材及专著21部。负责及主研国家级和省部级课题10项。荣获"四川大学青年骨干教师""学生心目中最喜爱的教师""优秀进修带教老师"称号。

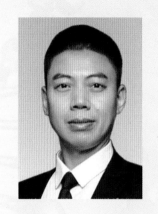

王行富，福建医科大学附属第一医院病理科副主任医师/副教授，硕士生导师。中华医学会病理学分会脑神经病理学组委员，中国医药教育协会疑难肿瘤专委会常委，中国医师协会分子病理专委会委员，中国抗癌协会神经肿瘤专委会青年委员、胶质瘤学组委员，中国垂体腺瘤协作组委员，福建省病理学分会第二届青委会副主任委员。

从事病理教学及诊断 20 年，在神经病理诊断及研究方面造诣较深。参与《肿瘤病理诊断规范化：胶质瘤》《中国脑胶质瘤诊断与治疗指南》编写。《中华病理学杂志》通讯编委，《中国现代神经疾病杂志》编委。主持参与国家、省级科研 7 项，发表论文 50 余篇。主持获得福建省医学科技奖三等奖 1 项。

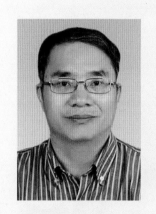

朱明伟，解放军总医院第二医学中心神经内科主任医师。第五、六、七及八届中华医学会神经病学分会神经病理学组委员，第十届北京医学会神经病学分会神经病理学组副组长。

从事老年神经疾病临床及病理带教工作 20 余年。获军队医学科技进步奖二等奖 1 项，军队医疗成果二等奖 2 项，军队院校教学成果奖二等奖 1 项。目前主要从事老年神经疾病诊疗、保健工作以及老年神经变性疾病临床解剖病理诊断与研究兼带教工作。

# 前　言

为适应国家分级诊疗和医疗改革大方向，引领国家卫生健康委倡导的区域检验医学发展的形势，人民卫生出版社组织编写《区域临床检验与病理规范教程》系列培训规范教材，用于临床医生的规范化培训，旨在切实提高基层临床医生和实验技术人员的诊疗水平。受总主编委托，我们组织来自全国各高校及大型医院的临床神经学科、检验医学及病理学专家共同编写《区域临床检验与病理规范教程　神经与精神系统疾病》分册，为提高基层神经与精神系统疾病诊疗能力提供培训用书。

鉴于神经精神系统疾病定位和定性诊断的特殊性及近年神经科学领域的快速进展，本教材在内容和形式的总体设计上既涵盖了基本知识和技术，也涉及领域新进展及最新诊疗指南；既突出了教材理论性和实用性，也兼顾了新颖性。具体而言，在介绍神经系统和精神疾病特有的检验项目如临床脑脊液学检查、免疫学诊断及组织活检技术等的基础上，全面详实地阐述了神经系统肿瘤、遗传代谢病、感染、变性疾病、癫痫及发育不良性疾病、肌肉与周围神经疾病、炎性脱髓鞘病及脑血管疾病等八大类疾病。在解读各种检验指标和病理检查的意义及其适应证的同时，也与时俱进介绍了神经系统自身抗体、脑肿瘤分子遗传学标记物以及变性疾病的分子生物学标记物等前沿内容。本教材提供了百余幅病理组织学、诊断流程以及神经影像学图片，以便读者能够生动直观地理解相关检查及疾病。

参与本书编撰工作的编者大部分为来自临床一线的中青年专家，他们在繁忙的工作中抽出时间通力合作，融合创新，分享宝贵的实践经验。在此对他们的付出和卓越贡献表示衷心的感谢。

该教材主要读者对象是基层神经内外科临床医生、检验专业及病理专业的医生，希望对从业人员更好地应用医学检验、病理诊断等知识提高神经系统疾病的诊疗能力有所裨益。同时该教材也可以作为相关学科住院医师规范化培训等医学继续教育的参考用书。

由于编写时间较紧及编者自身水平的限制，本教材难免有疏漏和不足之处，殷切希望广大读者和专家提出宝贵意见和建议。

卞修武　朴月善

2022 年 3 月

# 目　　录

# 第一章

# 临床脑脊液学检查

脑脊液（cerebral spinal fluid，CSF）是位于脑室系统、蛛网膜下腔及脊髓中央管内的无色透明液体。内含各种不同浓度的无机离子、蛋白质、葡萄糖等，对中枢系统有缓冲、保护、运输代谢产物和调节颅内压的作用。脑脊液检查对于神经系统疾病的诊断和鉴别诊断具有重要意义，对于临床治疗、疗效评价和预后判断具有一定的参考价值。

## 第一节　脑脊液循环的解剖和生理概述

脑脊液属细胞外液的一种，主要由脑室中脉络丛所分泌，因侧脑室内脉络丛极为丰富，因此 95% 的脑脊液在侧脑室形成，其余在第三、四脑室形成，此外有极少一部分来自脑和脊髓血管周围的间隙。成人脑脊液总量约为 150ml，处于不断产生、循环、回流的动态平衡中。

### 一、脑脊液循环的解剖学基础

脑脊液由脑室脉络丛产生，少量来自室管膜上皮和毛细血管产生，在脑室和蛛网膜下腔进行循环。

由侧脑室脉络丛分泌的脑脊液经室间孔（Monro 孔）流至第三脑室，与第三脑室脉络丛产生的脑脊液汇合，经中脑水管流入第四脑室，再与第四脑室脉络丛产生的脑脊液一起经第四脑室正中孔（Luschka 孔）和两个外侧孔（Magendie 孔）流入蛛网膜下腔，一部分向上至脑底各池。此后，缓慢流至脊髓蛛网膜下腔，再向上回流至大脑半球的蛛网膜下腔，经大脑凸面蛛网膜粒渗透到硬脑膜窦（主要是上矢状窦）内，最后回流至血液中。此外，还有少量脑脊液可经室管膜上皮、蛛网膜下腔的毛细血管、脑膜的淋巴管以及脑、脊神经周围的淋巴管回流。

脑脊液循环步骤可概括为：侧脑室 - 室间孔 - 第三脑室 - 中脑水管 - 第四脑室 - 外侧孔和正中孔 - 蛛网膜下腔 - 大脑凸面蛛网膜颗粒 - 硬脑膜窦（上矢状窦）（图 1-1）。

通常，脑脊液均朝着一个方向流动，每时每刻都在循环。维持脑脊液循环主要靠流体静压（蛛网膜下腔压力减去大脑静脉压力）和血液的渗透压。在脑脊液循环通路中，室间孔、中脑水管、第四脑室出口和小脑延髓池等处均为空间较小而流量较大的部位，容易因占位性病变或炎症粘连而完全或部分梗阻，从而导致脑积水和颅内压升高，使脑组织受压移位，严重者可形成脑疝而危及生命。

中枢神经系统存在着接触脑脊液的神经元系统。这些神经细胞的胞体位于脑室腔、脑实质或室管膜内，通过胞体或突起直接与脑脊液接触，称为触液神经元。它接受脑脊液的化学或物理因素的刺激，可以释放神经活性物质（肽类、胺类和氨基酸等）至脑脊液中，执行感受、分泌以及调节的功能。因此，在脑脊液和脑组织之间存在着交流信息的神经 - 体液回路。在神经系统疾病时，可抽取脑脊液进行检测，也可经脑室内给药治疗。

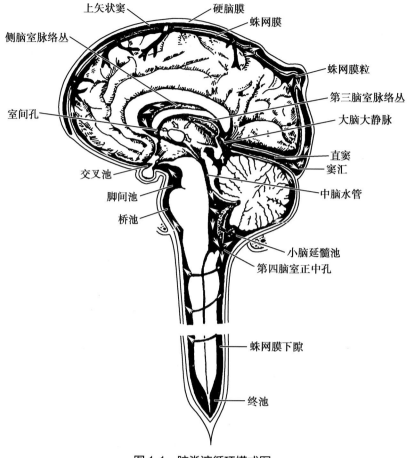

图 1-1　脑脊液循环模式图

## 二、脑脊液的生理和生化基础

（一）脑脊液的生理概述

1. 脑脊液的生成　脑脊液的产生来源有三种：1/3 来自脉络丛和室管膜表面；1/3 来自颅内蛛网膜下腔；其余 1/3 来自脊髓蛛网膜下腔。在正常生理状态下，脑脊液的分泌以中枢部位为主，吸收以周围部位为主。研究表明，人体的脑脊液 6～8h 更新一次，每日更换 3～4 次。正常情况下脑室每分钟分泌脑脊液 0.3～0.4ml，平均日分泌量不超过 400～500ml。

影响脑脊液生成量与脉络丛的渗透压和血浆的渗透作用密切相关。当急性或慢性脑膜炎时，由于炎症渗出物的出现，使脑脊液容量急剧增加，24h 的最高分泌量可达 6 000ml。脑积水时，脑脊液也可高达 5 000ml 以上。此外，脑脊液生成的影响因素还有内分泌和营养情况、年龄和出入渗量等。有研究显示，脑脊液分泌的多少还与体温有着密切关系。

2. 脑脊液的分布　正常成人脑脊液总量约为 120～180ml（平均 150ml），占人体内水分总量的 1.5%，处于不断产生、循环、回流的动态平衡中，分布在以下部位：

（1）每个侧脑室约含 10～15ml。

（2）第三、四脑室约含 5～10ml。

（3）颅内蛛网膜下腔与各脑池（脚间池、脑桥池、小脑延髓池）共约 25～30ml。

（4）脊髓蛛网膜下腔约含 70～75ml。

3. 脑脊液的吸收　脑脊液在脑室内产生，在液体静压力作用下，从脑室流入蛛网膜下腔，再经蛛网膜粒返回静脉系统。蛛网膜粒上的绒毛突入硬脑膜窦内，起到单向瓣膜的作用，只允许脑脊液进入静脉阻止血液倒流。其吸收主要为以下三个途径（图 1-2）。

（1）脑脊液主要由颅内及颅底的蛛网膜绒毛吸收至静脉窦内，尤其以上矢状窦蛛网膜颗粒的吸收最为明显。

（2）部分脑脊液可由软脑膜、蛛网膜的毛细血管吸收。

（3）此外，小部分脑脊液可由脑和脊神经根周围间隙和血管周围间隙等吸收入血。

脑脊液的吸收与蛛网膜下腔和上矢状窦的压力差成正比，与脑脊液流经蛛网膜绒毛颗粒的阻力成反比。当上矢状窦压力增高，蛛网膜下腔与上矢状窦压力差减小，蛛网膜绒毛微小管系统被压迫，脑脊液的吸收就会减少，甚至停止。当某些疾病使蛛网膜绒毛发生病变或阻塞时，蛛网膜绒毛颗粒阻力增加，脑脊液的吸收速度就会明显减慢。当感染性多发性神经根神经炎时，脑脊液蛋白显著增高，也会阻碍脑脊液的吸收。

除此之外，脑脊液的吸收与颅内压也有关系。研究显示，在脑脊液压力升至 $400mmH_2O$ 之前，脑脊液吸收速度与颅内压之间仍成正比；当压力降至 $68mmH_2O$ 以下时，脑脊液停止吸收；当压力在 $112mmH_2O$ 左右时，脑脊液的产生和吸收处于平衡状态。

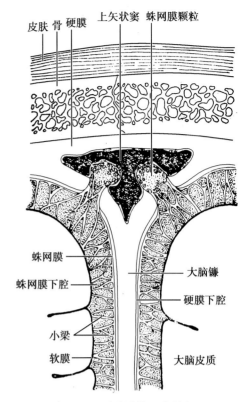

**图 1-2　脑脊液的吸收途径**

4.脑脊液的生理功能　脑脊液对中枢系统有缓冲、保护、运输代谢产物和调节颅内压的作用，在维持中枢神经系统内环境稳定中发挥重要作用。其生理功能主要包括以下几个方面：

（1）脑脊液包围脑组织，可产生有效的缓冲压力，减少或消除震荡对脑和脊髓的冲击作用。同时，在受外力而突然移位时，保护脑组织不致受过度张力而破裂。

颅脑外伤时，一方面，脑脊液对脑组织起到保护作用，减少暴力冲击对大脑解剖上及功能上的影响；另一方面，外伤后脑脊液会产生相应的质和量的变化。例如出现血性脑脊液、颅内压升高以及脑脊液漏引起的低颅内压等情况，对于临床疾病的发生发展、诊断治疗及预后转归有重要的指导意义。

（2）调节颅腔和脊髓腔的容积，维持脑组织渗透压，保持颅内压的恒定：脑脊液约占整个颅内容量的10%，当脑脊液改变时会在一定程度上影响颅内压，这种调节通过脑脊液的转移或缩减而达到，具有一定的局限性。例如当颅内压增高时，颅内脑脊液向椎管转移，或者通过脑脊液的吸收加快和分泌减少，从而调节颅内压维持稳定。

（3）在中枢神经系统内循环流动的脑脊液参与营养代谢，完成神经细胞和体液间的物质代谢交换，为脑组织提供营养。即通过脑脊液的循环，将血液中的营养物质和氧运输给神经组织，同时将神经组织内的代谢产物和二氧化碳带至血液。脑脊液还可调节中枢神经系统的碱储备，调节和维持脑组织的酸碱平衡。脑脊液在中枢神经系统的营养供给中发挥着重要作用，当脑脊液循环出现梗阻时，会导致神经组织的萎缩。

### （二）神经组织及脑脊液的生物化学代谢特点

神经组织的生化代谢是研究神经、精神活动的物质基础。任何神经系统疾病以及神经系统的发育与退化等，都与神经组织及脑脊液的生化代谢密切相关，神经系统的主要生化代谢特点如下：

1.糖代谢　神经组织的糖原含量很低，每克脑仅含 0.9mg 糖原，脊髓糖原含量约为 2～3mg，脑脊液葡萄糖的含量也仅为血糖的60%～70%。葡萄糖是神经组织最重要也是唯一有效的能量来源。所以，血中葡萄糖和通过扩散进入神经组织的少量磷酸己糖，是维持中枢神经系统日常功能运转所必需的。神经组织糖代谢具有以下三个特点：①在氧充分供给的情况下，正常神经组织活动主要通过糖的有氧氧化产生的 ATP 供能；②神经组织中的磷酸戊糖途径产生的 NADH$^+$ 参与了还原反应及脂类代谢，该途径在脑组织糖代谢中很活跃；③通过三羧酸循环途径可以使脑组织中的葡萄糖快速转变为神经递质（例如：谷氨酸、α- 氨基丁酸等），提供中枢神经系统脂类物质合成的碳骨架。

2. 脂类代谢　神经系统中脂质含量十分丰富，髓鞘质、白质和灰质的脂质含量分别占其干重的 80%、60% 和 40%。但正常人脑脊液中脂质含量很少，当脑组织破坏或变性疾病以及脱髓鞘疾病时，脑脊液脂质含量可增多。脑组织的脂类以磷脂为主，含有较多的胆固醇和糖鞘脂，中性脂肪很少。其中糖鞘脂分为两类，脑苷脂和神经节苷脂，是神经组织的特殊脂类。磷脂中的磷脂酰胆碱和磷脂酰肌醇转换较快，其余大多数脂类代谢较慢。脑组织脂肪酸大部分在脑内合成，极少量来自膳食吸收。而许多长链不饱和脂肪酸在脑内不能合成，需要依赖外源提供。神经系统脂质代谢在神经髓鞘以及膜相关物质的合成和能量供应中起重要作用。

3. 蛋白质代谢　蛋白质是脑组织的重要物质，占大脑干重的 50%。灰质比白质更加富含蛋白质。神经组织常见的蛋白质包括白蛋白、球蛋白、神经角蛋白等。除此之外，还含有神经系统特有蛋白质，如谷胱甘肽、胱硫醚、磷酸乙醇胺等。蛋白质主要在脑细胞内合成，轴突中也可合成，各类蛋白质含量较恒定，在神经系统功能活动中起着重要作用。脑脊液蛋白含量明显低于血浆蛋白含量，仅相当于血浆蛋白的 0.5%，且随着脑脊液循环，不同部位蛋白质含量也有所不同，通常脑室液中蛋白很少超过 150mg/L，低于小脑延髓池和脊髓蛛网膜下腔蛋白含量。

4. 核酸代谢　核酸代谢速度的快慢和神经系统所处的功能状态密切相关。电刺激、光及低强度声等因素都会加速脑组织的核苷酸代谢率，部分生长因子例如神经生长因子、生长激素等会促进脑组织的核酸合成与更新。脑组织 DNA 主要存在于神经细胞的细胞核内，成熟神经元内的 DNA 含量相当稳定。

5. 能量代谢　脑组织中糖原含量很少，主要以葡萄糖氧化供能。在低血糖时，脑组织会利用酮体供能。脑组织的活动都需要大量的能量及时供应。虽然脑细胞含有完整的糖酵解体系，己糖激酶的活性约为其他组织的 20 倍，但是即使最大限度地发挥糖酵解的功能也无法满足脑组织的能量需求，因此必须依赖糖的有氧氧化。

脑组织对缺氧及缺糖十分敏感，血糖下降 50% 就会致昏迷，中断脑内血流几分钟就会危及生命。大脑的能量消耗主要是需要不断地把 Na$^+$ 泵出细胞外，使去极化的膜迅速恢复膜电位，来维持神经的兴奋和传导。脑内的 ATP 水平很高，其合成和利用均很迅速。

## 第二节　脑脊液的取样和检查方法

### 一、脑脊液的取样

脑脊液可通过腰椎穿刺术、小脑延髓池穿刺术、脑室穿刺术等来获得，前囟未闭合的婴儿可通过前囟穿刺术获得。其中腰椎穿刺术是通过腰椎间隙进行腰部脊髓蛛网膜下腔穿刺，来收集蛛网膜下腔脑脊液标本，是脑脊液检查最常用的一种穿刺技术。

1. 适应证

（1）无明显颅内高压的颅内占位性病变，做腰椎穿刺以了解其压力高低和蛋白含量。

（2）鉴别脑震荡、脑挫裂伤和颅内血肿。对蛛网膜下腔出血，腰椎穿刺可用作其诊断、减压及引流治疗，而且腰椎穿刺比头颅 CT 更灵敏，尤其当头颅 CT 正常时，腰椎穿刺具有很高的诊断价值。

（3）出血性脑血管病与缺血性脑血管病的诊断和鉴别诊断，以利于拟定治疗方案。

（4）中枢神经系统感染性疾病、脱髓鞘疾病和变性疾病的诊断和鉴别诊断。

（5）颅脑手术后检查颅内压及出血情况。

（6）脊髓病变时进行脑脊液动力学检查，以明确脊髓腔有无梗阻及梗阻程度。

（7）特殊检查，如脊髓造影、气脑造影、核素脑池扫描等。

（8）用于椎管内注射药物。

（9）某些原因不明的昏迷、抽搐等疾病的鉴别诊断。

2．禁忌证

（1）病情危重，体位变动有可能影响呼吸道通畅和生命体征者。

（2）全身性败血症、菌血症，穿刺部位的皮肤、皮下组织或椎骨有感染灶，疑有腰段硬脊膜外腔脓肿者均不宜进行，以免将感染原带入中枢神经系统。但很多情况下，菌血症常被认为是用腰椎穿刺排除脑膜炎存在的重要适应证，因此，菌血症只是腰椎穿刺的相对禁忌证。

（3）已出现较明显的颅内压增高征象者，如颅内占位病变特别是后颅凹占位病变等，因腰椎穿刺可引发或/和加剧脑疝，引起呼吸甚至心搏骤停。

（4）高颈段脊髓肿物或脊髓外伤急性期者，因腰椎穿刺抽取脑脊液可加重脊髓受压，导致临床症状的加重，甚至引起呼吸、心搏骤停。

（5）脑脊液鼻漏或耳漏者。

（6）凝血机制有缺陷和有出血素质者。血小板少于 5 000 个或应用抗凝剂时，蛛网膜下腔出血、硬膜外出血的可能性明显增加。终止抗凝剂使用或应用鱼精蛋白、维生素 K、输入血小板后仍可做腰椎穿刺，腰椎穿刺后 1h 内严禁抗凝剂使用。

（7）对局部麻醉药普鲁卡因或利多卡因过敏者。

（8）未做神经系统检查，特别是未做眼底检查者，禁做腰椎穿刺。

理想的方式是腰椎穿刺前做头颅 CT，头颅 CT 可能提示颅内各腔室间存在不均衡的压力，CT 的下列表现是腰椎穿刺禁忌证：①中线结构侧移（中线、第三脑室）。②上交叉池和环池（基底池）结构消失，表示来自幕上的高压将脑组织压向后颅窝。③四脑室闭合，小脑上部四叠体池闭合，表示来自幕下向上的压力和向枕骨大孔的压力存在，后颅窝肿瘤是最严重的腰椎穿刺禁忌证。

3．操作方法

（1）体位：体位正确与否常为穿刺能否成功的重要环节。除做气脑造影时采用坐位外，一般均采用侧卧位。患者取侧卧位（床垫下置一木板或硬板床则更佳），躯体紧靠床沿，头前屈和双膝屈曲抵向腹部使背呈虾弓状，双侧肩胛和腰背部与床面保持垂直，或有助手在术者对面用一手抱住患者头部，另一手挽住双下肢腘窝处并用力抱紧，使脊柱尽量后凸以增宽椎间隙，便于进针。

（2）穿刺点选择：通常先选第 3～4 腰椎间隙（在两侧髂嵴最高点的连线上）为进针点，如该处骨性标记不清晰或估计穿刺有困难时也可选择在第 4～5 腰椎或第 5 腰椎至第 1 骶椎间隙处，但最高不得超过第 2～3 腰椎间隙。

（3）消毒和麻醉：穿刺部位经常规消毒后，铺以洞巾，进行确实的皮肤、皮下组织及脊椎脊间韧带的逐层局部麻醉（一般多用 2% 利多卡因或普鲁卡因）。

（4）穿刺方法：术者持腰椎穿刺针（通常用 19 号针或 20 号针）沿腰部正中线从所选脊椎间隙的上下两棘突间处刺破皮肤。进入皮肤后将针体与腰部垂直、针尖稍偏向头侧慢慢推进，成人进针 4～6cm，小儿进针 3～4cm 时，即可穿破硬脊膜（可有轻微的落空感）而达脊髓蛛网膜下腔（进针时，穿刺针的马蹄形斜面向上或向下可减轻损伤，进入后再旋转穿刺针，使斜面转向头侧）。缓缓拔出针芯，如见有脑脊液流出，即提示穿刺成功。

（5）测压：以测压管紧接针柄进行脑脊液压力测定。测压时令患者全身放松、头部伸展，以免颈静脉受压和导致脑脊液压力的升高。如测压管中的脑脊液液面随呼吸、脉搏或腹部加压波动明显者表明穿刺针的针尖位置正确。待测压管中的脑脊液液面平稳后，读数并记录其压力（初压）。

（6）收集脑脊液：测压完毕按需要缓慢放出脑脊液 3～4ml，分别置于 3～4 个消毒过的小瓶或小管中送检，一般常规脑脊液细胞学检查仅需 0.5～1.0ml 脑脊液足矣，但是如需特染，则需 3～4ml。若脑脊液初压过高则不宜放液，仅取其测压管内的脑脊液送检即可。脑脊液送检时间应掌握在 2h 之内,时间过长将导致细胞自溶,影响结果的观察与判断。

(7)拔针:留够送检的脑脊液后,重复测定脑脊液压力(终压)以便与初压比较。然后将穿刺针针芯置入针管内,迅速拔出穿刺针。穿刺点依次涂以碘酊和乙醇,覆盖消毒纱布,并用胶布固定之。

(8)术后护理:术后嘱患者平卧至少4～6h,酌情多饮水,以减少低颅内压反应。

(9)脑脊液标本的处理:标本收集后,应做以下处理。①标本收集后应立即送检,一般不超过1～2h。将脑脊液分别收集于三个无菌试管(或小瓶)中,每管1～2ml;第一管做细菌培养,必须留于无菌小试管中;第二管做化学或免疫学检查;第三管做一般性状检查和脑脊液细胞学系列检测。如疑有恶性肿瘤,可以再留一管做脱落细胞学检查。②收到标本后,应立即检验。久置可致细胞破坏或细胞包裹于纤维蛋白凝块,导致细胞数降低及分类不准,因葡萄糖的分解导致葡萄糖测定结果降低;因细菌自溶或死亡影响细菌检出率。③细胞计数管应避免标本凝固,遇到蛋白标本时,可用 EDTA盐抗凝。④采集的标本应尽量避免混入血液。

4. 穿刺失败的原因

(1)穿刺方向不当、歪斜、太浅或过深。

(2)穿刺针选择不合适,成人用细针,小儿用粗针容易失败。

(3)患者配合不佳,过分紧张、乱动均可使椎间隙变小。

(4)脊柱侧凸畸形,患者过度肥胖等。

5. 并发症

(1)低颅内压综合征:低颅内压综合征是腰椎穿刺后较常见的并发症,多系脑脊液自脊膜穿刺孔不断外流或一次放液过多所致。患者于坐起后头痛明显加重,重时可伴有恶心呕吐,平卧后头痛即可减轻或缓解,一般持续数日后常可自愈,有人持续数月,可能提示存在硬膜下血肿。使用细针穿刺,术后去枕平卧(最好俯卧)至少4～6h,适当饮水常可预防。一旦发生,除继续平卧和多饮水外,可向椎管内推注生理盐水或蒸馏水10～15ml或静脉滴注5%葡萄糖盐水1 000ml,每日1～2次,连续数日后常可恢复。

(2)脑疝形成:颅内压增高,特别是颅内占位性病变,可在腰椎穿刺放液当时或术后数小时内发生脑疝。故可采取在腰椎穿刺前先快速静脉滴注20%甘露醇液250ml、细针穿刺、不要全部拔出针芯以减缓脑脊液的滴出和控制其滴出量(够化验用即可)等措施预防。一旦发生应立即抢救,如维持呼吸、循环功能(气管插管、机械通气和心脏复苏等),静脉迅速推注20%甘露醇液250ml加呋塞米(速尿)60mg,必要时还可自侧脑室穿刺放液或于椎管内快速推注生理盐水40～80ml。

(3)原有脊髓、脊神经根症状突然加重:多见于脊髓压迫症,可因腰椎穿刺放液后脑脊液压力改变,使原有的瘫痪、排尿障碍等症状加重,高颈髓段病变还可致呼吸停止,必要时可向椎管内快速推注生理盐水40～80ml。

(4)颅内感染、马尾神经根损伤:颅内感染、马尾神经根损伤均较少见,必要时可对症处理。

## 二、脑脊液的外观和细胞学检查

### (一)脑脊液的外观

1. 颜色　正常情况下,脑脊液为无色透明液体,病理情况下可有不同颜色改变。

(1)红色:常见于穿刺损伤或出血性病变。根据出血量的多少,可呈红色或淡红色。如果因穿刺损伤引起的出血,在留三管标本中,第一管为红色血性脑脊液,第二管、第三管红色程度逐渐变淡,红细胞计数依次减少,离心沉淀后上清液逐渐透明,红细胞均沉管底。如果因颅内或椎管内新鲜出血进入蛛网膜下腔,三管均呈红色,各管间红细胞计数无明显差别,离心沉淀后上清液呈淡红色或黄色,隐血试验阳性,提示出血时间超过4h,约90%患者为12h内发生出血。由于红细胞在某些脑脊液中5min后即可出现皱缩现象,因此不能根据红细胞是否皱缩鉴别陈旧性或新鲜性出血。红细胞皱缩,不仅见于陈旧性出血,在穿刺外伤引起的出血时也可见到。

（2）绿色：可见于绿脓假单胞菌、肺炎链球菌、甲型链球菌引起的脑膜炎、高胆红素血症和脓性脑脊液。

（3）黄色：黄色脑脊液见于以下情况（表1-1）。

（4）白色或灰白色：常见于化脓性脑膜炎，多由于白细胞增多造成的，如双球菌性脑膜炎。

（5）棕色或黑色：见于中枢神经系统（尤其是脑膜），黑色素肉瘤或黑色素细胞瘤等。

表1-1 黄色脑脊液及其对应的疾病

| 类型 | 原因 |
| --- | --- |
| 出血性 | 脑或脊髓出血以后，进入脑脊液的红细胞遭到破坏溶解，血红蛋白分解，胆红素增加，因此产生黄色。常见于陈旧性蛛网膜下腔或脑室出血 |
| 瘀滞性 | 当颅内静脉血液循环、脑脊液循环、脑膜、大脑皮质和白质毛细血管淤滞时，由于红细胞从血管内渗出，因而产生黄色 |
| 梗阻性 | 椎管梗阻，同时脑脊液蛋白显著增高。当蛋白超过 1.5g/L 时，脑脊液可呈黄色。它的程度和蛋白的含量成正比。常见于髓外肿瘤、吉兰 - 巴雷综合征引起的椎管梗阻性疾病 |
| 黄疸性 | 重症黄疸、黄疸型传染性肝炎、肝硬化、钩端螺旋体病、胆道梗阻、新生儿溶血性疾病时，由于胆红素增高，所以呈现黄色 |
| 其他 | 脑脊液中含有其他色素，如黄色素、类胡萝卜色素、脂色素和黑色素存在，可使脑脊液呈黄色 |

2. 透明度 正常脑脊液清晰透明。脑脊液混浊主要是由于感染或出血导致脑脊液中细胞成分增多所致，其程度和细胞数量有关，当细胞数大于 $300 \times 10^6/L$ 时可出现混浊。蛋白含量增加或含有大量微生物也可产生混浊。病毒性脑炎、神经梅毒的脑脊液可呈透明外观；结核性脑膜炎的脑脊液常呈毛玻璃样轻度混浊；化脓性脑膜炎则呈明显混浊。还有脑脊液中的其他细胞、细菌、真菌、阿米巴、蛋白等增加时都可导致脑脊液混浊。

脑脊液透明度可用"清晰透明""微浊""混浊"来描述。

3. 凝固性 脑脊液的凝固状况表现为薄膜形成、凝块或沉淀物形成。正常脑脊液标本静置12～24h不形成薄膜、凝块或沉淀物。在炎症情况下，脑脊液中蛋白质（包括纤维蛋白原）含量增高。当脑脊液中蛋白质含量高于 10g/L 时，可形成凝块。化脓性脑膜炎的脑脊液静置1～2h可形成凝块或沉淀物。结核性脑膜炎的脑脊液静置12～24h后，标本表面有纤细的网膜形成，取此膜做结核分枝杆菌检查，可获得较高的阳性率。蛛网膜下腔梗阻时，由于脑脊液循环受阻，梗阻远端脑脊液蛋白质含量可高达 15g/L，此时脑脊液可呈黄色胶冻状。神经梅毒可以出现小絮状凝块而不形成薄膜。

脑脊液的凝固状况可用"无凝块""有凝块""有薄膜""胶冻状"来描述。

（二）脑脊液细胞学检查

1. 脑脊液细胞的收集 脑脊液细胞的收集是脑脊液细胞学检查的前提。目前，脑脊液细胞的收集技术以细胞玻片离心沉淀法应用较广。国内北京协和医院神经内科神经病理室采用沉淀池法，具有所需样本量少，保持细胞形态完整清晰等优点。

Cytospin-4 型细胞玻片离心沉淀仪进行脑脊液细胞收集具有细胞损失少、结构清晰、标本范围小便于观察的优点，而且离心时间、速度和加速度可自控，运转稳定，不受电压变化影响，标本置于密闭槽内，故不污染环境。缺点是价格较昂贵，且不便于携带。

将标本室、带孔滤纸和玻片一同置入金属玻片夹内。通过玻片夹底板上的开孔来观察和调整上述三者的位置，当它们处在一直线上时，即以压力板将其固定，放入槽内金属架上即可滴入脑脊液标本。

2. 正常脑脊液细胞计数、成分及比例 正常人脑脊液细胞计数的正常值为0～8 个 /L。目前比较符合实际和较易接受的细胞数增高的分度为：脑脊液白细胞数在8～50 个 /L 属轻度增高；50～200 个 /L 为中度增高；多于 200 个 /L 为显著增高。脑脊液细胞数减少是否有病理意义尚不清楚。

脑脊液细胞数随穿刺部位（腰椎穿刺、室穿和池穿）的不同，也有一定差别。在腰椎穿刺，由于收集计数用的脑脊液先后不同，计数也会有差别；腰椎穿刺前（时）是否进行某种影响脑脊液的检查或手术，也会对脑脊液细胞的计数有影响。

正常脑脊液标本中仅有淋巴细胞和单核细胞，其比例为 6：4 或 7：3。在进行细胞学检查中，标本的收集方法、收集试管的材料、沉淀的玻片、染色方法以及穿刺和制片所耗的时间，都可能对细胞的比例有影响。此外正常脑脊液中偶可见脱落的脉络丛细胞、室管膜细胞、蛛网膜细胞及来自腰椎穿刺的红细胞、皮肤细胞等，要进行鉴别以免误诊。

3. 脑脊液细胞的类型　　正常和异常脑脊液中常见的细胞类型如下：

(1) 粒细胞：包括嗜中性粒细胞、嗜酸性粒细胞和嗜碱性粒细胞。

(2) 免疫活性细胞：包括小淋巴细胞、大淋巴细胞、激活淋巴细胞（转化型淋巴细胞、大淋巴样细胞、脑样细胞）和浆细胞。

(3) 单核 - 吞噬细胞：包括单核细胞、激活单核细胞和吞噬细胞。

(4) 巨细胞。

(5) 脑脊液腔壁细胞：包括脉络丛细胞、室管膜细胞和蛛网膜细胞。

(6) 肿瘤细胞：包括中枢神经系统原发性肿瘤细胞、转移性肿瘤细胞、白血病细胞和淋巴瘤细胞。

(7) 污染细胞：包括骨髓细胞和红细胞。

(8) 其他细胞：包括退化细胞、皮肤细胞、裸核细胞、神经元细胞和神经胶质细胞。

4. 异常脑脊液细胞学成分　　脑脊液中细胞计数或细胞比例异常都属于异常脑脊液细胞学，此外，异常细胞成分的出现亦有助于中枢神经系统疾病的诊断，甚至有时仅一个异常细胞都可以证明中枢神经系统的特征性改变。脑脊液中异常细胞成分包括：各种激活淋巴细胞（转化型淋巴细胞、大淋巴样细胞、脑样细胞）和浆细胞、各种激活性单核吞噬细胞、多形核粒细胞、肿瘤细胞和各种特异性细胞成分。

(1) 多形核粒细胞：当血脑屏障发生病变时，脑脊液中首先出现嗜中性粒细胞，多见于机械性、化学性病变、病毒性脑膜炎、结核性脑膜炎、脑脓肿等疾病的早期，细菌性脑膜炎时可达高峰。嗜酸性粒细胞一般见于变态反应性疾病、寄生虫病、脑膜血管梅毒及脑膜脑炎等（图 1-3A）。

(2) 激活淋巴细胞和浆细胞：此类细胞提示抗原抗体反应和细胞免疫反应，常见于各种类型脑膜炎，特别是慢性炎症和病毒感染。转化型淋巴细胞和淋巴样细胞主要见于结核性脑膜炎、化脓性脑膜炎、病毒性脑膜炎等；浆细胞主要见于病毒性脑膜炎、神经梅毒、脑脓肿、多发性硬化和其他神经系统免疫性疾病（图 1-3B）。

(3) 激活单核吞噬细胞：此类细胞包括激活单核细胞和吞噬细胞。激活单核细胞增多时可见于中枢神经系统变性、炎症疾病、肿瘤和各种异物刺激等。其易受异物或致病源的刺激而转化为吞噬细胞。出血后数小时至第 3d 即可出现较多的红细胞吞噬细胞；出血后第 5d 开始可见含铁血黄素吞噬细胞；7～10d 后可见胆红素结晶吞噬细胞；白细胞吞噬细胞可见于任何机械性检查、药物性治疗或病变，但常见于蛛网膜下腔出血、外伤以及治疗后的化脓性脑膜炎等。含脂肪的吞噬细胞可见于外伤、出血、缺血性损害等脑实质破坏性疾病（图 1-3C）。

(4) 肿瘤细胞：在脑脊液中可发现中枢神经系统原发性肿瘤细胞、转移性肿瘤细胞、白血病细胞、淋巴瘤细胞，对诊断中枢神经系统肿瘤有重大价值，目前认为是诊断脑膜癌病的"金标准"，但是仅从脑脊液细胞的形态来判断肿瘤细胞来源还有一定困难，需要结合临床及免疫组化检查协助诊断（图 1-4A～F）。

(5) 其他特异性细胞及病原体：除肿瘤细胞外，在某些疾病情况下，如果在脑脊液中查出某种特异性细胞或病原体就可作出特异性诊断。如发现狼疮细胞对中枢神经系统红斑狼疮的诊断很有价值；脑脊液细胞学可检出的病原体包括新型隐球菌、弓形体、真菌、球菌、杆菌等，对疾病的诊断具有重要价值。

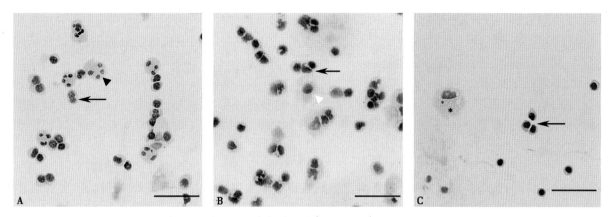

**图 1-3　抗 N- 甲基 -D- 天冬氨酸受体（NMDAR）脑炎脑脊液细胞学改变**

A. 早期以嗜中性粒细胞（黑色三角箭头）及淋巴细胞（黑色箭头）为主；B. 中期可见激活的淋巴细胞（黑色箭头）及单核细胞（白色三角箭头）；C. 恢复期可见巨噬细胞（＊）及淋巴细胞（黑色箭头）。（A～C 均为 H-E 染色，×400）

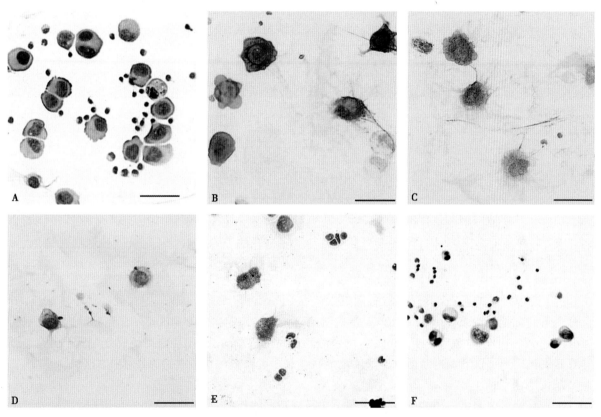

**图 1-4　胃癌转移致脑膜癌病的脑脊液细胞学改变**

A. H-E 染色可见核深染、异型性明显的大型肿瘤细胞及较小的淋巴细胞。免疫细胞化学染色显示肿瘤细胞 CA199（B）、CEA（C）、CK（D）、P53（E）及 CDX-2（F）均阳性。（A～E，×400；F，×200）

5. 脑脊液细胞学反应类型　脑脊液细胞学诊断在确定是正常还是异常脑脊液细胞学后，还要对细胞的反应类型进行判断。脑脊液细胞学反应类型是根据正常和病理细胞的比例将背景细胞的反应进行归纳。根据细胞反应类型往往可以提示某类疾病，对临床诊断具有一定价值。

（1）多形核粒细胞反应

1）嗜中性粒细胞反应：细胞总数高度增加，镜下见大量嗜中性粒细胞，亦可见少数单核样细胞、巨噬细胞、淋巴样细胞。见于急性细菌性脑膜炎、病毒性脑膜炎早期、非特异性脑膜刺激早期（图 1-3A）。

2）嗜酸性粒细胞反应：细胞总数中度增多，镜下见较多的嗜酸性粒细胞，同时有嗜中性粒细胞和小淋巴细胞，有时可见单核样细胞及激活性淋巴细胞。见于中枢神经系统寄生虫感染、病毒性脑膜炎、特发性脑膜炎、神经梅毒、嗜酸性肉芽肿。

（2）淋巴细胞反应

1）淋巴细胞反应：细胞数正常或稍多，淋巴细胞与单核吞噬细胞的比例大于正常，偶见转化型淋巴细胞。见于癫痫、颅脑外伤、脊髓痨、某些神经系统免疫性疾病（如多发性硬化、吉兰 - 巴雷综合征）。

2）淋巴样细胞反应：细胞数中度增多，可见转化型淋巴细胞、淋巴样细胞和浆细胞，细胞比例明显转向淋巴样细胞增多，仅见少量的单核吞噬细胞和嗜中性粒细胞。见于病毒性脑膜炎、结核性脑膜炎和化脓性脑膜炎恢复后期、多发性硬化、吉兰 - 巴雷综合征、各种原因的脑脊髓炎等。

（3）单核吞噬细胞反应

1）单核样细胞反应：细胞总数正常或轻度增高，单核吞噬细胞相对性或绝对性增多，并见激活单核细胞增多。见于脑脊液腔的医源性干扰（腰椎穿刺、气脑、手术）、脑脊液腔周围病变（出血、脑炎、肿瘤）、机械性脑膜刺激、肌萎缩性侧索硬化症。

2）吞噬细胞反应：吞噬细胞内可见各种物质，含铁血黄素吞噬细胞提示出血，白细胞吞噬细胞提示细胞坏死等。病变情况同单核样细胞反应。

（4）混合细胞学反应：细胞总数中度增多，以嗜中性粒细胞为主，亦见小淋巴细胞、转化型淋巴细胞、淋巴样细胞、单核细胞，偶见浆细胞和 / 或嗜酸性粒细胞。见于结核性脑膜炎、脑脓肿、早期病毒性脑膜炎、晚期化脑（抗生素治疗后）、隐球菌脑膜炎以及非病原体引起的炎症反应（软膜机械性刺激）。

# 第三节　脑脊液的实验室诊断及临床意义

神经系统疾病的诊断往往通过临床症状并结合实验室检查完成，其中脑脊液的生物化学检验可以为某些神经与精神疾病的诊断提供有价值的依据，主要内容包括糖类、蛋白质、脂质和神经递质等。

## 一、脑脊液的生化检查

由于血脑屏障的存在，脑脊液与血浆成分有所不同，但是脑脊液不仅仅是血浆的简单过滤液，其含有少量的细胞，比重为 $1.004\sim1.007$，蛋白质的含量极微，仅为 $200\sim400mg/L$，葡萄糖含量也只为血糖的 $60\%\sim70\%$，即 $2.5\sim4.4mmol/L$。脑脊液除镁离子和氯离子外，其他离子成分均低于血浆。脑脊液的生化检查可以辅助判断血脑屏障的功能状况和引起改变的中枢神经系统疾病的情况。

（一）蛋白质

正常脑脊液中的蛋白质 $80\%$ 以上来源于血脑屏障超滤作用，其中约 $80\%$ 为白蛋白，$20\%$ 为球蛋白。检测脑脊液中蛋白质含量及种类对神经、精神系统疾病的诊断具有重要的价值。

1. 脑脊液蛋白质定量　脑脊液自脉络膜产生，在到达骨髓的过程中不断浓缩，正常情况下不同部位脑脊液蛋白质含量为：脑室液 $50\sim150mg/L$，脑池液 $150\sim250mg/L$，腰池液约为 $150\sim450mg/L$。不同年龄的脑脊液蛋白质含量也有所不同：儿童为 $100\sim200mg/L$，成人为 $150\sim450mg/L$，老年人可达 $600mg/L$，足月新生儿 6d 内为 $300\sim2\,000mg/L$，$6\sim30d$ 约为 $300\sim1\,500mg/L$，$1\sim6$ 个月为 $300\sim1\,000mg/L$，早产新生儿蛋白质含量可高达 $4\,000mg/L$。蛋白质含量增加可见于感染、出血、占位性病变、蛛网膜粘连以及多次电休克治疗等情况。脑脊液蛋白质含量降低情况较少见，主要见于良性颅内压增高、甲状腺功能亢进或者机体极度衰弱或营养不良时。

2. 蛋白质电泳　脑脊液内的蛋白质含量远低于血浆，脑脊液蛋白电泳中有前白蛋白而血清蛋白电泳中含量很少；脑脊液中 β- 球蛋白较多，而血中 γ- 球蛋白较多；脑脊液中 γ- 球蛋白仅仅相当于血清中的一半,采用电泳方法可以诊断神经、精神系统疾病,脑脊液蛋白质电泳组分及与血浆的比较见表 1-2。

表 1-2　脑脊液和血清蛋白电泳组分及含量

| 蛋白质组分 | 脑脊液 | 血清 |
|---|---|---|
| 前白蛋白 | 2%~6% | 0.1% |
| 白蛋白 | 44%~62% | 56% |
| α1- 球蛋白 | 4%~8% | 4.5% |
| α2- 球蛋白 | 5%~11% | 9.4% |
| β- 球蛋白 | 13%~26% | 12% |
| γ- 球蛋白 | 6%~13% | 18% |

3. 蛋白质指数　蛋白质指数包括白蛋白指数、IgG 和白蛋白比率、免疫球蛋白指数。计算公式及临床意义如下:

白蛋白指数 =CSF 白蛋白(mg/L)/ 血清白蛋白(g/dl)。其主要用于反映血脑屏障功能,指数 <9 时,血脑屏障无损害;指数为 9~14 时,血脑屏障轻度受损;指数为 15~30 时,血脑屏障中度受损;指数为 31~100 时,血脑屏障严重受损;指数 >100,血脑屏障完全破坏。

IgG 和白蛋白比率 =CSF 中 IgG(mg/dl)/CSF 中白蛋白(mg/dl)。患有脱髓鞘疾病时,鞘内合成的免疫球蛋白增加,故 CSF 中免疫球蛋白也增加。因此,测定 IgG 和白蛋白比率对脱髓鞘疾病的诊断具有一定的价值。当该指数 >0.27 时,提示鞘内 IgG 增加。此外,70% 的多发性硬化症患者 IgG 和白蛋白比率 >0.27。

免疫球蛋白指数 =[CSF IgG(mg/dl)× 血清白蛋白(g/dl)]/[CSF 白蛋白(mg/dl)× 血清 IgG(g/dl)]。正常参考范围:0.30~0.77。指数升高,表明鞘内 IgG 合成增加。90% 以上的多发性硬化症患者免疫球蛋白指数 >0.77。

4. S100 蛋白　S100 蛋白是一种酸性钙离子结合蛋白。其由 α、β 两种亚基组成,构成 S100αα、S100ββ 和 S100αβ 三种组合体,通常将 S100ββ 和 S100αβ 统称为 S100β。在中枢神经系统中,S100 蛋白主要由神经胶质细胞合成和分泌,尤其是星形胶质细胞和少突胶质细胞。正常参考范围为 0~0.105μg/L,升高常见于缺血缺氧性脑损伤、脑卒中、脑栓塞、恶性黑色素瘤、心肌梗死、肾脏恶性肿瘤等疾病。

5. tau 蛋白　tau 蛋白是一种重要的微管相关蛋白,对微管的构成和稳定的维持具有关键作用。当 tau 蛋白发生高度磷酸化、异常甲基化或者泛素蛋白化时,tau 蛋白对微管的稳定作用消失,造成神经纤维退化,功能丧失。脑脊液中的 tau 蛋白主要就来自坏死的神经细胞。正常参考范围是 0.2~10ng。研究表明阿尔茨海默病(Alzheimer disease, AD)患者和其他各种原因引起的痴呆患者中脑脊液 tau 蛋白含量均升高,但 AD 患者比其他痴呆病例 tau 蛋白升高更加显著,这表明 tau 蛋白是中枢神经系统神经元变性的敏感指标,可以用于痴呆的诊断和鉴别。单纯检查 tau 蛋白对诊断 AD 特异性为 50%,而 tau 蛋白联合天冬氨酸氨基转移酶(AST)检测对 AD 的诊断特异性可达 83%。

6. β- 淀粉样蛋白　老年斑、神经原纤维缠结、血管壁淀粉样变是 AD 患者大脑的特征性改变。β- 淀粉样蛋白是老年斑和血管壁淀粉样变性的主要成分。研究发现,AD 患者脑组织内 β- 淀粉样蛋白明显增加,形成大量的老年斑。β- 淀粉样蛋白是多原因引起 AD 的共同通路,是 AD 形成和发展的关键因素。神经元中 β- 淀粉样蛋白的聚集会激发 AD 患者的记忆减退。正常情况下脑脊液中 β- 淀粉样蛋白含量为(40.5±5.5)ng/L,该蛋白升高对 AD 的诊断具有重要价值,部分颅脑外伤病人也会出现 β- 淀粉样蛋白的升高。

7. 其他蛋白　近年来研究发现了越来越多的神经系统特有蛋白(nervous system-specific protein),

它们或为神经系统特有，或在神经系统含量丰富，而在其他组织缺失或含量极低，可采用放射酶联免疫法、酶联免疫吸附法或蛋白印迹法测定。

髓鞘碱性蛋白（myelin basic protein，MBP）是中枢神经系统的特殊蛋白质，是急性脑实质损伤和脱髓鞘改变的特异性生化指标。在脑白质损害，尤其是多发性硬化病患者脑脊液中 MBP 明显增高。

胶质纤维酸性蛋白（glial fibrillary acidic protein，GFAP）是星形胶质细胞中的标志蛋白，在神经元内环境的维持和血脑屏障中起着重要作用。脑脊液中 GFAP 含量增加可见于脑星形胶质细胞病、AD、神经胶质瘤和海绵状脑病等。

寡克隆区带（oligoclonal bands，OB）的出现提示中枢神经系统内发生了体液免疫反应。是中枢神经系统亚急性和慢性炎症鞘内免疫球蛋白合成的可靠指标。多发性硬化病、神经系统感染、脑血管病、癫痫和痴呆等疾病寡克隆区带含量明显升高。

（二）糖

正常脑脊液平均含糖量为 2.5～4.4mmol/L，仅为血糖的 50%～80%，早产儿及新生儿因血脑屏障发育不完善，其通透性大于成人，故葡萄糖含量比成人略高。脑脊液葡萄糖含量的高低与血糖浓度、血脑屏障通透性、葡萄糖的酵解程度、携带转运系统的功能密切相关。正常脑脊液含糖量与血糖浓度比值恒定，在血脑屏障的细胞膜表面存在一种活性物质，可以从血液中结合葡萄糖，通过细胞膜运输到脑脊液中，这种携带转运系统保证了一定的脑脊液的血糖浓度。

（三）氯化物

正常成人脑脊液氯化物含量为 120～130mmol/L，儿童脑脊液氯化物含量略低于成人，为 111～123mmol/L。影响脑脊液氯化物含量的因素主要有以下几点：

1. 血氯浓度　通常脑脊液氯化物含量与血中氯浓度成正比，约为 1.25∶1。当发生低血氯或高血氯时，脑脊液中氯化物含量也会成比例的改变。

2. 脑脊液酸碱度　正常脑脊液 pH 为 7.35～7.70，通常在酸性条件下氯化物含量减低，碱性条件下氯化物含量增高。

3. 血脑屏障通透性。

4. 氯的代谢　当垂体 - 间质病变时会出现氯化物代谢障碍，使含量升高。

（四）乳酸

正常人脑脊液中乳酸（lactic acid，LA）含量为 1.0～2.9mmol/L，成人和儿童乳酸含量差异不大。细菌性脑膜炎时，细菌通过无氧糖酵解获得能量，同时炎症和水肿会使乳酸在体内大量积聚，大于其排泄量，造成乳酸含量明显增加。脑供血不足、低碳酸血症、脑积水、急性脑栓塞、脑脓肿及癫痫发作或持续时，脑脊液 pH 和氧分压降低，会使乳酸升高。此外，研究发现，脑死亡患者脑脊液中乳酸水平可达到 6.0mmol/L 以上。

（五）尿酸

脑脊液中尿酸由脑细胞核酸转化而来，正常情况下，脑脊液中尿酸正常含量为 0.24mg/L。50 岁以上老年人因脑萎缩、脑细胞破坏，使脑脊液尿酸含量增高。尿酸作为脑细胞的正常代谢产物，含量受以下几种原因影响：①血脑屏障通透性增高，尿酸可从血液进入脑脊液中；②脑组织破坏，酶的释放；③肿瘤细胞的产生；④脑脊液循环的速度和酶的溶解度；⑤酶的破坏、排泄速度。脑脊液尿酸含量的测定可作为脑细胞破坏的指标，对神经系统疾病的诊断具有一定的帮助。

（六）酶类

健康成人脑脊液中含有 20 多种酶类，当中枢神经系统病变时部分酶的活性可增高。脑脊液中酶活性增高机制复杂，研究显示主要受以下几方面因素的影响：①脑组织破坏神经细胞中酶的释放；②脑脊液中细胞的凋亡；③肿瘤细胞的代谢；④脑细胞酶释放量增加；⑤脑脊液酶的清除率下降；⑥颅内压增大时酶随脑脊液含量的增加而增加；⑦血脑屏障通透性增加，使血液中的酶进入脑脊液。常见的检测指标有天冬氨酸氨基转移酶（AST）、丙氨酸氨基转移酶（ALT）、乳酸脱氢酶（LDH）、脑型肌酸激酶（CK-MB）、腺苷脱氨酶（ADA）、神经元特异性烯醇化酶（NSE）等，对多种神经、精神疾病的辅助诊断具有重要意义。

（七）环腺苷酸

环腺苷酸（cyclic adenosin monophosphate，cAMP）是体内的一种具有广泛的生物效应的物质。研究显示脑脊液中 cAMP 含量平均为 $12.66 \pm 1.00ng/ml$，在多种中枢神经系统疾病时，如脑出血或蛛网膜下腔出血、脑梗死、细菌性脑膜炎脑囊虫病等，脑脊液中 cAMP 含量增加。当脑萎缩或陈旧性颅脑外伤时，脑脊液中 cAMP 含量降低，脑脊液中 cAMP 的变化较血中的变化更具有临床特异性。

（八）电解质

人体所含钠主要分布于细胞外液，约占 80%。正常脑脊液中钠含量与血浆含量接近。当低钠血症或高钠血症时，脑脊液中钠浓度也会相应改变。中枢神经系统发生急性感染时，如结核性脑膜炎急性期，脑脊液钠含量降低。此外，脑卒中、脑肿瘤时脑脊液钠含量也会降低，这可能与脱水、低血压等有关。

人体内钾主要存在于细胞内液，正常脑脊液中钾含量较血浆含量低，约为 $3.0 \sim 3.8mmol/L$。脑脊液中钾含量比较恒定，一般神经系统疾病时，脑脊液钾浓度无特殊改变。

体内钙绝大部分以骨盐形式存在于骨骼中，正常成人脑脊液钙浓度相当于血浆中未与蛋白结合的钙。化脓性脑膜炎、结核性脑膜炎、脑膜肉瘤时，由于血脑屏障的破坏，血浆蛋白大量进入脑脊液使脑脊液钙浓度增加。当低血钙、手足抽搐症、破伤风、急性颅脑外伤时，脑脊液钙含量降低。

磷绝大部分以骨盐的形式存在于骨骼和牙齿中，少部分存在于体液和软组织中。当急性脑外伤、脑出血、多发性硬化症时，脑脊液磷含量增加。脑膜肿瘤、结核性脑膜炎恶化期，脑脊液含磷量降低。

脑脊液中镁含量较血中高，约为 $2.4 \sim 3.0mmol/L$。当化脓性脑膜炎、颅脑外伤、癫痫发作时，脑脊液镁含量轻度增加，精神分裂症时脑脊液镁含量明显增加。结核性脑膜炎、麻痹性痴呆、谵妄状态、脊髓肿瘤时，脑脊液镁含量降低。

## 二、脑脊液实验室指标异常的诊断意义

脑脊液中含有一定的细胞和化学成分，病理情况下，受血脑屏障影响相应的物质浓度会增高或降低，通过脑脊液实验室检查，了解这些异常病理改变，对神经系统疾病的诊断具有重要的临床意义。脑脊液检查的灵敏度和特异性见表 1-3。

**表 1-3 脑脊液检查辅助疾病诊断的灵敏度和特异度**

| 灵敏度 | 特异度 | 中枢神经系统疾病 |
| --- | --- | --- |
| 高 | 高 | 细菌性脑膜炎、结核性脑膜炎、真菌性脑膜炎 |
| 高 | 中 | 病毒性脑膜炎、蛛网膜下腔出血、多发性硬化症、神经梅毒、椎旁脓肿 |
| 中 | 高 | 脑膜恶性肿瘤 |
| 中 | 中 | 颅内出血、病毒性脑炎、硬膜下血肿 |

（一）脑脊液蛋白质增高的临床意义

1. 椎管梗阻　脑与脊髓蛛网膜下腔互不相通，血浆由脊髓中的静脉渗出。脊髓肿瘤、肉芽肿、硬膜外脓肿、粘连性脊髓蛛网膜炎、椎间盘脱出等可造成椎管部分或完全梗阻。椎管完全梗阻时，脑脊液蛋白增高最为显著。梗阻部位越低，蛋白含量越高，如马尾病变，可出现脑脊液自凝现象。

2. 颅内占位病变　如脑肿瘤、脑脓肿、肉芽肿、颅内血肿等，都可引起脑脊液循环通路的梗阻，使脑脊液蛋白含量增高，特别是脑室附近和小脑脑桥角肿瘤时，脑脊液蛋白质含量明显增加。

3. 脑膜和脉络丛毛细血管通透性增高，促使更多的白蛋白、纤维蛋白渗入脑脊液内。脑脊液蛋白增高也是血脑屏障的破坏标志。常见于中枢神经系统感染，如脑炎、脑膜炎、蛛网膜炎、脑脓肿、脑

囊虫病等。感染发生时脑膜和脉络丛毛细血管通透性增高,使蛋白分子易于透过,首先是白蛋白的升高,然后是球蛋白和纤维蛋白的升高,后两者升高表明感染十分严重或者出现椎管完全梗阻。

4. 血性脑脊液　血管畸形或脑动脉瘤破裂、高血压、脑动脉粥样硬化、风湿性或结核性脑脉管炎、大动脉炎、急性白血病、血小板减少性紫癜、血友病等引起脑出血或蛛网膜下腔出血时,血性脑脊液可使蛋白含量增加,有时可高达正常水平的 50 倍。

5. 神经根病变　急性感染性多发性神经根 - 神经炎时脑脊液蛋白质增高较明显,可出现蛋白细胞分离现象,在发病 2～3 周可达高峰。腰骶神经根炎或增生性脊椎病、类风湿性关节炎伴随神经根病时,由于神经根的刺激作用,脑脊液蛋白质含量也会增加。

6. 退行性变　脑软化时因有异化脑组织的存在,脑脊液蛋白质含量增加,特别是软化灶累及脑室系统或者大脑皮质时,蛋白增加尤为显著。

7. 代谢障碍　尿毒症、黏液水肿、糖尿病伴有神经系统并发症时,脑脊液蛋白含量增加。

8. 血浆蛋白的改变　血浆蛋白发生改变脑脊液蛋白也会发生相应改变,如肝硬化、结节病、胶原性疾病、淋巴肉芽肿时,血浆和脑脊液中 γ- 球蛋白增高;多发性骨髓瘤时,β- 球蛋白升高。

9. 脊髓麻醉(spinal anesthesia)　由于麻醉药物的刺激,可引起脑脊液蛋白质含量的增高。研究显示:腰麻后 1～13d 脑脊液蛋白增高最为明显。

10. 电休克治疗　电休克治疗由于暂时性血脑屏障功能紊乱,脑脊液蛋白会一过性增高,终止治疗后即恢复正常。

(二)蛋白细胞分离

1. 绝对性蛋白细胞分离　脑脊液蛋白显著增高,而细胞正常。这种情况多见于脑脊液循环梗阻,如脊髓、脑池梗阻时,还有梗阻性脑积水或血管系统如脑部静脉和静脉窦回流受阻时。除此之外,也可见于脑组织破坏,如软化、液化、髓鞘脱失和变性时,这是由于血管壁发生器质性改变,渗透功能障碍使脑脊液蛋白含量增加。

2. 相对性蛋白细胞分离　脑脊液蛋白显著增加,而细胞(白细胞)轻度增加。多见于静脉瘀滞或伴有脑和脑膜炎症反应时,常有蛋白质分子的渗出。此外,也可见于脑组织弥漫性变性过程。

3. 脑脊液蛋白细胞分离时,增高的蛋白类型不同,有不同的临床意义:白蛋白增高且球蛋白强阳性,见于脑或脊髓肿瘤、外伤性脑脓肿等;白蛋白增高但球蛋白弱阳性,见于脑动脉硬化症而无局灶性损害者;球蛋白明显增高而白蛋白正常或轻度增高,见于颅脑外伤。

(三)脑脊液蛋白质含量降低

脑脊液蛋白质含量降低主要见于良性颅内压增高或甲状腺功能亢进时,此外,当机体极度衰弱或营养不良时,血浆蛋白含量降低,脑脊液蛋白含量也会降低。

(四)脑脊液蛋白电泳病理性改变

1. 前白蛋白增高　多见于先天性脑积水或梗阻性脑积水以及脑萎缩和中枢神经系统变性改变。

2. 白蛋白增高　多见于椎管梗阻、脑肿瘤、脑部血流淤滞等导致通透性增高的情况。

3. α1- 球蛋白和 α2- 球蛋白增高　多见于急性细菌性脑膜炎、急性结核性脑膜炎、急性脊髓前角灰白质炎等,此外,也可见于脑膜癌肿浸润、脑转移癌等。

4. β- 球蛋白增高　多见于脂肪代谢障碍如动脉硬化症、脑血栓形成等。若同时伴有 α1- 球蛋白的明显降低或消失,则见于中枢神经系统退行性改变,如小脑萎缩、脊髓小脑变性、肌萎缩性侧束硬化症等。

5. γ- 球蛋白增高　常见于脱髓鞘病,特别是多发性硬化症。此外,也可见于中枢神经系统感染,如亚急性硬化性全脑炎、麻痹性痴呆、慢性脑膜炎等。若 γ- 球蛋白开始增高,后面逐渐降低,提示疾病处于恢复期。

(五)脑脊液含糖量增高的临床意义

1. 病毒感染　如病毒性脑炎、脑膜炎,尤其是流行性乙型脑炎。

2．脑和蛛网膜下腔出血 由于血糖含量高于脑脊液，故出血时使血性脑脊液糖含量增加，此外，脑出血时会损害丘脑，影响碳水化合物的代谢。

3．丘脑下部损伤 急性颅脑外伤、一氧化碳中毒、感染中毒性脑病、脑出血（脑室出血）、缺血缺氧性脑病、弥漫性脑软化等，由于脑部弥漫性损害，累及丘脑下部，刺激自主神经系统，促进了肾上腺素的分泌，促进糖原分解，引起血糖升高，从而导致脑脊液含糖量增加。

4．影响脑干的急性颅脑外伤和中毒。

5．糖尿病或输注葡萄糖后 糖尿病患者血糖增高，脑脊液中糖含量也会随之增加。严重糖尿病患者甚至可以在脑脊液中检测到酮体，而且会在糖尿病昏迷前出现。静脉输注大量葡萄糖后，血糖和脑脊液糖也会相应增高。

6．早产儿和新生儿 由于血脑屏障通透性较大，脑脊液糖含量增高，并无病理意义。

7．研究发现，精神分裂症患者有时亦可见脑脊液糖含量增加。

（六）脑脊液糖含量降低的临床意义

1．细菌性或霉菌性感染 例如化脓性或结核性、隐球菌性脑膜炎，由于细菌、霉菌或破坏的细胞均能释放相应酶使葡萄糖变为乳酸，从而使糖含量降低。此外，由于细菌或霉菌毒素会引起中枢神经系统的代谢改变，同时脑膜炎症细胞的代谢产物抑制了膜的携带转运功能，导致葡萄糖由血进入脑脊液的运输发生障碍，使脑脊液糖含量降低。脑脊液中糖降低的程度与细菌或霉菌的生物学特性、发病的急缓、病程的长短、病情的轻重、治疗效果以及机体反应性密切相关。

急性化脓性脑膜炎时，脑脊液糖含量降低出现较早，而且十分显著，特别是脑膜炎奈瑟菌脑膜炎，在发病24h内糖可迅速降低，在疾病发展至高峰时，可出现脑脊液糖消失。

结核性脑膜炎或隐球菌性脑膜炎时，脑脊液糖含量降低较急性化脓性脑膜炎出现得晚，程度亦较低。结核性脑膜炎初期脑脊液血糖可正常，一周以后逐渐降低。

2．脑寄生虫病 脑囊虫病、肺吸虫病、血吸虫病、弓形虫病等脑部寄生虫病均可导致脑脊液糖含量降低。

3．脑膜癌肿 发生弥漫性脑膜癌肿浸润时，脑脊液糖含量明显降低，甚至消失，这是因为癌细胞可分解葡萄糖，同时影响碳水化合物代谢，还可阻止糖通过血脑屏障。多见于各种类型的肉瘤、髓母细胞瘤、神经胶质母细胞瘤、黑色素瘤、星形细胞瘤以及某些未分化的脑膜瘤、淋巴细胞性白血病等。此外，其他组织恶性肿瘤转移至脑膜时，也可使脑脊液糖含量降低。

4．低血糖 脑脊液糖含量会随血糖含量降低而降低，尤其是低血糖性昏迷以及胰岛素过量所致低血糖时，脑脊液糖含量明显降低。

5．神经梅毒 当造成梅毒性脑膜炎和麻痹性痴呆时可见脑脊液糖含量降低。

6．其他 当结节病侵犯脑膜时，或行头部放射治疗或中暑时，也可见脑脊液糖含量降低。

（七）脑脊液氯化物增高的临床意义

1．病毒感染 病毒性脑膜炎或脑炎、脊髓炎时，脑脊液氯化物含量增加。

2．高氯血症 急性或慢性肾小球肾炎引起的肾功能不全，尿毒症时，氯化物滞留于血中使脑脊液氯化物增高。尿道或输尿管梗阻、心力衰竭伴水肿以及过度换气造成碱中毒时，血和脑脊液氯化物含量也会增加。除此之外，当静脉输注大量生理盐水而肾脏排泄功能不良时，也会使血和脑脊液肿氯化物含量增加。

3．进行性延髓性麻痹时脑脊液pH增高，也会使氯化物含量增加。

（八）脑脊液氯化物降低的临床意义

1．细菌性或霉菌性感染 化脓性或结核性脑膜炎、隐球菌脑膜炎时，由于细菌或霉菌分解葡萄糖产生乳酸，使脑脊液pH降低呈酸性，从而氯化物含量降低。多见于感染的急性期或活动期，以及慢性感染急性加剧时，并会同时出现糖含量降低。此外，脑膜与颅底发生明显的炎症浸润、渗出和粘连时，局部出现氯化物附着，造成脑脊液氯化物含量降低，多见于脑膜炎后期，尤其是严重感染时，多与蛋白质增高同时出现。

　　2．低氯血症　体内氯化物的异常丢失，例如严重的呕吐、胃液、胰液、胆汁的大量丢失、各种肾脏疾病、严重糖尿病时，氯化物会大量排出导致低氯血症。长期饥饿或限制氯化物摄入（低盐饮食）会导致摄入氯化物过少。由于血中氯化物降低而使脑脊液中氯化物也随之降低。

　　（九）脑脊液中酶活性改变的临床意义

　　血清中的酶不能通过血脑屏障进入脑脊液，测定脑脊液中的酶活性可反映中枢神经系统的疾病。其中有些酶是神经系统病变特有，另一部分在多种神经、精神疾病中表现异常，临床意义见表1-4。

表1-4　脑脊液中的酶类及其临床意义

| 酶 | 临床意义 |
|---|---|
| 神经元特异性烯醇化酶（NSE） | 是神经元损伤的特异性生化标志，增高见于脑梗死、癫痫、颅内高压、脑外伤、脑肿瘤等中枢神经损害时 |
| 脑型肌酸激酶（CK-MB） | 是神经损伤的特异性生化标志，增高见于脑肿瘤、假肥大型肌营养不良症、癫痫、颅内高压、脑外伤和脑血管性疾病时 |
| LDH 及同工酶 | 增高见于癫痫、痴呆、脑肿瘤、脑膜炎、脑积水、脑血管性疾病、肌萎缩侧束硬化及颅脑外伤等 |
| AST | 增高见于癫痫、痴呆、小脑病变、颅脑外伤、脑肿瘤、周围神经病及多发性硬化等 |
| 酸性磷酸酶 | 增高见于脑萎缩、脑膜炎、脑肿瘤以及多发性硬化等 |
| 核糖核酸酶 | 增高见于脑肿瘤、癫痫、痴呆、脑膜炎及脱髓鞘疾病等 |
| 多巴胺 -β- 羟化酶 | 增高见于精神分裂症；降低见于老年性痴呆 |
| 乙酰胆碱酯酶 | 增高见于癫痫；降低见于阿尔茨海默病 |
| 假胆碱酯酶 | 降低见于阿尔茨海默病 |
| β- 葡萄糖苷酶 | 增高见于癫痫、脱髓鞘疾病、糖尿病性神经病变、脑肿瘤以及细菌性脑膜炎等 |

　　（十）脑脊液神经递质改变的临床意义

　　临床常用于检测的神经递质主要有：生物胺、氨基酸与肽类。对精神疾病的辅助诊断具有重要意义，各类神经递质改变的临床意义见表1-5。

表1-5　脑脊液中的神经递质的临床意义

| 递质名称 | 临床意义 |
|---|---|
| 5- 羟色胺（5-HT）及代谢产物 5- 羟基吲哚乙酸（5-HIAA） | 增高见于颅脑外伤及脑血管疾病；降低见于神经发育迟滞、帕金森病（PD）患者、抑郁型精神病等 |
| 谷氨酸 | 增高见于精神分裂症等；降低见于 PD 患者 |
| γ- 氨基丁酸（GABA） | 降低见于癫痫等 |
| P 物质 | 增高见于精神抑郁性患者；降低见于 PD 患者，但病情严重时可升高 |
| β- 内啡肽 | 增高见于躁狂症、精神分裂症；降低见于阿尔茨海默病（AD）患者 |
| 脑啡肽 | 增高见于癫痫患者 |
| 胆囊收缩素（CCK） | 降低见于精神分裂症 |
| 生长抑素 | 降低见于阿尔茨海默病 |

（李贵星　刘　磊）

# 第二章

# 神经系统疾病的免疫学诊断

## 第一节 概　述

随着神经免疫学、免疫学检测技术以及相关交叉学科的飞速发展，免疫学检测对于神经系统疾病的诊断也越发变得重要。由于神经系统在人体构成中的特殊性，其免疫学检测的方法和临床意义也与其他系统性疾病有所区别。

### 一、神经免疫学

神经免疫学是神经科学和免疫学的交叉学科，是研究神经和免疫这两个复杂系统在发育、稳态和对损伤的反应的过程中相互作用的学科。这是一个快速发展的研究领域，其长期目标是更好的让我们认识某些神经疾病的病理过程，尤其是一些病因尚未明确的，以便让我们寻求更好的诊断方法和药物靶点。

尽管神经系统具有免疫特权，即大脑在发育过程中并未与免疫细胞接触过，然而在正常生理情况下或者疾病中，神经系统和免疫系统间不停地进行着广泛双向的交流。免疫细胞和神经免疫分子如细胞因子、趋化因子和生长因子等能够通过多种信号通路调节大脑的功能。正常情况下，免疫系统的两个重要组成部分，先天性免疫系统和适应性免疫系统不断地对神经系统进行着监测。这两个免疫系统的功能异常或者是这两个免疫系统的相互交流的异常可以引起神经系统的自身免疫性疾病和神经退行性疾病。研究显示神经炎症以及神经免疫激活在多种神经系统疾病如脑卒中、帕金森病、阿尔茨海默病、多发性硬化症、疼痛以及与艾滋病相关的痴呆的发病机制中扮演重要的角色。

自 20 世纪 80 年代以来，神经免疫学领域发展迅速。1982 年国际神经免疫学学会成立，随后在 1989 年，我国也成立中华医学会神经病学分会神经免疫学组。与此同时，神经免疫学研究不断深入，检测技术也不断完善，不仅发现了许多神经系统疾病有重要的免疫成分参与（如帕金森病和阿尔茨海默病等），同时对于传统意义上不属于神经免疫领域的疾病（如癫痫等）也有了更好的认识，目前的观点认为这些疾病的病理机制中也有一定的免疫元素参与。随着现有技术的不断成熟和新技术的不断出现，如新的生物标志物的发现，抗原抗体技术的发展，免疫组织化学、流式细胞术、高通量基因测序的广泛应用，相信在不久的将来，神经免疫学会得到更大的发展。

### 二、神经系统免疫特殊性

神经系统是机体内对生理功能活动的调节起主导作用的系统，其高度发展。神经系统在免疫学上与其他组织器官相比有其特殊性，主要表现为血脑屏障的存在和其低免疫反应性。

#### （一）血脑屏障和血脑脊液屏障

血脑屏障（blood-brain barrier, BBB）是将循环至脑部的血液与环绕脑细胞的组织液分隔开的一种薄膜结构，包括血脑屏障和血 - 脑脊液屏障两部分。BBB 的存在可阻止存在于血液中的有害物质进入神经系统。BBB 的结构基础是毛细血管内皮细胞间的紧密结合，其与全身其他部位的毛细血管内皮细胞间不同，具有以下特点：

1．脑内毛细血管内皮细胞连接点之间孔隙少，仅允许小分子量的物质透过。因此，在肝脏和骨骼肌内毛细血管内所能透过的颗粒不能在 BBB 中透过。

2．脑内毛细血管内皮细胞的基架有嗜脂特性，对亲水物质极难透过，其对亲水性物质的通透性仅约为骨骼肌细胞的 1%，而对亲脂物质的通透性高。比如，青霉素钠盐由于是水溶性而较难透过 BBB 以达到治疗效果，而氯霉素因具有嗜脂性从而易从 BBB 透过而达到治疗浓度。

3．脑内毛细血管内皮细胞具有较强的胞饮作用，以弥补内皮细胞孔隙小的不足。内皮细胞上存在许多受体和酶，包括 $Na^+$-$K^+$-ATP 酶、环腺苷酶、葡萄糖转运载体、5- 羟色胺受体、多巴脱羧酶、碱性磷酸酶等。其中葡萄糖转运载体具有立体结构特异性：L- 葡萄糖易于透过，而 R- 葡萄糖则难以透过。

4．脑内皮细胞具有很高的电阻性，约为正常人的肝、肌肉等部位毛细血管的内皮细胞电阻的十倍以上。其高电阻导致其离子通透性降低。例如，脑内皮细胞对 $K^+$ 通透性为骨骼肌血管内皮细胞的 1/100。

血 - 脑脊液屏障是指脉络丛的毛细血管内皮细胞的脑脊液分泌、滤过和蛛网膜颗粒与静脉窦之间的屏障两大部分。前一屏障为滤过性，按血液和脑脊液的渗透压、浓度、离子强度等关系进行弥散和滤过。因此，除部分微量蛋白外，脑脊液成分约为血浆成分的 1/200～1/300。后一屏障则由压力调节，仅当脑脊液的压力超过静脉压力 30～60mmHg 时，脑脊液才能冲破蛛网膜颗粒进入静脉窦。

胎儿期，血 - 脑 - 脑脊液屏障尚不完善，它们之间的通透性很高。刚出生的婴儿脑脊液中总蛋白和白蛋白均较成人高，可持续 8～10 周才能降低。胎儿 22 周时脑脊液 IgG 浓度为 80mg/L，为成年人的 4～8 倍，出生时为 70 mg/L，为成人的 2～3 倍。这种增高可以持续至出生后的 3 个月。胎儿这些 IgG 来源于母体，因胎儿 BBB 不完整，母体血清经胎盘到达胎儿中枢神经系统，这一生理特点导致新生儿极易患中枢神经系统感染。

BBB 的功能障碍可导致多种神经免疫疾病包括多发性硬化，视神经脊髓炎和进行性多灶性白质脑病等。例如一部分多发性硬化患者通过核磁共振扫描发现其部分 BBB 遭破坏，导致 T 淋巴细胞进入，从而破坏髓鞘。判断 BBB 功能障碍最常用的方法为检测脑脊液和血清白蛋白的比例，白蛋白分子量小且易透过 BBB 且仅在肝脏合成，因此脑脊液中白蛋白含量与血清中白蛋白比较能代表 BBB 的功能状况。

（二）神经系统的免疫低反应性

最初的研究发现肿瘤可以比较容易地移植于脑组织，且病毒也易于接种于脑组织，提示脑组织无免疫反应性。因此以往观点认为脑组织内既无淋巴组织，也无免疫反应，是免疫特免区。然而，进一步的研究发现，脑组织内移植组织周围有淋巴细胞浸润，提示脑组织不是完全没有免疫反应，是免疫反应的特殊部位。近年的超微结构发现，脑内组织存在淋巴管，实验结扎颈部淋巴管大约 6h 以后，脑组织即可发生脑水肿，表明脑内淋巴管与全身淋巴系统是相通的。事实上，星形胶质细胞（astrocytes）和小胶质细胞（microglia）具有免疫反应性。以往观点认为小胶质细胞是中枢神经系统的巨噬细胞，其唯一功能就是在中枢神经系统的损伤、感染或病理状态具有简单的炎症反应应答作用，然而越来越多的证据表明小胶质细胞可以对神经系统的结构进行修补，对神经回路和网络的连接性进行精细的调节。研究显示淋巴细胞和巨噬细胞可以进入软脑膜和蛛网膜下腔，只是数量很少，因此，中枢神经系统是免疫反应的低反应区。中枢神经系统的免疫特殊性主要由于 BBB 的存在。在胚胎发育阶段，中枢神经系统与免疫器官无接触，加上中枢神经系统内缺少免疫活性细胞，因此神经组织的免疫反应通常很弱和迟发。而其免疫反应的强弱取决于 BBB 的完整性。当外伤、炎症等病变发生时，BBB 遭到破坏，中枢神经系统的成分与免疫系统接触，炎症反应使得更多的免疫细胞和炎性因子进入神经系统，产生免疫反应和免疫损伤。此外，脑组织的许多成分具有抗原性。例如，中枢神经系统的主要成分髓鞘、神经元、神经丝，以及髓鞘中有许多脂蛋白均具有抗原性。髓鞘碱性蛋白（MBP）、含脂蛋白糖蛋白（PLP）、髓鞘相关糖蛋白（MAG）以及髓鞘少突胶质糖蛋白（MOG）等在正常情况下不具有抗原性,但在某些神经系统疾病中,这些蛋白暴露于外周血循环,可以激活自身免疫性淋巴细胞,从而产生炎性因子和相应的自身抗体。

### 三、神经系统免疫相关性疾病

许多神经系统疾病,如脱髓鞘疾病、重症肌无力、吉兰-巴雷综合征等都有免疫系统异常改变,如细胞免疫异常,有时可出现体液免疫和非特异性免疫异常。同时,在疾病的不同时期也会出现不同的免疫异常。某些疾病虽然不属于神经系统本身的疾病,但常常出现神经系统受累,如系统性红斑狼疮等。

#### (一)多发性硬化(multiple sclerosis, MS)

MS 是以中枢神经系统白质炎性脱髓鞘病变为主要特点的自身免疫病。MS 是较为典型的 T 淋巴细胞介导的神经炎性疾病。MS 患者脑或脊髓病灶中可检测到辅助性 T 细胞(Th 细胞),包括分泌 γ 干扰素(IFN-γ)的 Th1 细胞和分泌白介素(IL)-17 的 Th17 细胞。这些炎性 T 细胞释放炎性因子,激活巨噬细胞,使得巨噬细胞吞噬和破坏髓鞘。对于 MS 的实验室检测,目前仍以脑脊液寡克隆区带为主要指标,此外大部分 MS 患者脑脊液中免疫球蛋白可增高,而细胞数正常或轻度升高,常为转化型浆细胞和淋巴细胞。

#### (二)视神经脊髓炎谱系疾病(neuromyelitis optica spectrum disorder, NMOSD)

NMOSD 是一类免疫介导的以视神经炎和 / 或急性横贯性脊髓炎为典型临床表现的自身免疫性炎性脱髓鞘疾病。水通道蛋白 4 抗体(AQP4-IgG)是 NMOSD 最具特异性的生物学标志物,但仍存在部分 NMOSD 患者血清 AQP4-IgG 阴性。研究显示 IL-23 及 IFN-γ 介导的信号通路、NF-κB 信号通路、结合趋化因子的趋化因子受体、G 蛋白偶联受体配体和生物氧化酶途径的代谢紊乱等在 NMOSD 的发病机制中起重要作用。NMOSD 患者的临床改善与自身免疫活性的降低密切相关,反映为血清 AQP4-IgG 滴度及外周血浆细胞计数减少等。

#### (三)重症肌无力(myasthenia gravis, MG)

MG 是一种由神经-肌肉接头处传递功能障碍所引起的自身免疫性疾病。传统观点认为其发病主要由于神经-肌肉接头突触后膜上乙酰胆碱受体(AChR)受损引起,近些年研究显示其他自身抗体产生、细胞免疫紊乱、炎性细胞因子分泌异常等因素也在 MG 发病中扮演重要角色。MG 患者效应记忆性 T 细胞和活化记忆性 T 细胞的数目增多明显高于正常人,患者体内可检测到抗 AChR 抗体,抗肌肉特异性激酶(MuSK)抗体以及抗低密度脂蛋白受体相关蛋白 4(LRP-4)抗体等。

#### (四)吉兰-巴雷综合征(Guillain-Barre syndrome, GBS)

GBS 常发生在感染(呼吸系统或胃肠道感染的症状)之后,前驱感染时免疫反应产生的抗体可与神经细胞膜上的神经节苷脂发生交叉反应,该自发免疫反应可引起神经损害或神经传导的功能性阻滞。近期新英格兰杂志报道,寨卡(Zika)病毒感染可导致 GBS 的发生。大多数 GBS 病例血清存在抗神经节苷脂抗体,但其在诊断中的作用尚未明确。阴性结果并不能排除 GBS 的可能性,而检测的阳性预测值也很有限,因为其他疾病也会出现抗神经节苷脂抗体,抗体主要为 IgG,也可为 IgM 和 IgA。此外,研究显示 T 淋巴细胞,尤其是 Th17 细胞在 GBS 的发病中扮演重要角色。T 淋巴细胞介导巨噬细胞的活化以及补体的激活,从而引起脱髓鞘反应。研究显示,GBS 患者急性期时血浆和脑脊液中 IL-17 和 IL-22 水平升高,同时血浆中 Th17 细胞水平升高。

#### (五)POEMS 综合征(POEMS syndrome)

POEMS 综合征是一种少见的单克隆浆细胞增殖性疾病,以多发性神经损害(polyneuropathy)、脏器肿大(organomegaly)、内分泌病变(endocrinopathy)、M 蛋白血症(monoclonal gammopathy)以及皮肤损害(skin changes)为主要临床表现。一般情况下,每种浆细胞只能产生一种类型的免疫球蛋白,若某一浆细胞异常增生,则血清中可以检出增高的一种或多种异常免疫球蛋白或其片段(轻链或重链),这种异常蛋白称 M 蛋白或副蛋白。POEMS 综合征的发病机制尚不清楚,目前认为可能与血管内皮生长因子(VEGF)、炎症性细胞因子、金属基质蛋白酶(MMP)以及 HHV-8 感染有关。患者尿中可测出本周氏蛋白,血清蛋白电泳可检出 M 蛋白,其增高不显著。多为 IgG,少数为 lgA。M 蛋白的成分主要为轻链,且多为 λ 链,少数为 κ 型。血中抗核抗体呈阳性反应,类风湿因子可呈阳性。POEMS 综合征患者血清中炎性因子包括 IL-6、IL-1β、TNF-α 以及 MMP 等均显著高于健康人。

### (六) 肌萎缩侧索硬化症(amyotrophic lateral sclerosis, ALS)

ALS 是一种进行性神经变性疾病,由于上、下运动神经元变性导致延髓、四肢、躯干、胸部及腹部肌肉逐渐无力和萎缩,临床上常表现为上、下运动神经元合并受损的混合性瘫痪。研究显示 ALS 的病理过程有免疫成分的参与。在 ALS 的受累组织中存在活化的小胶质细胞、星形胶质细胞和白细胞的渗透。活化的小胶质细胞参与的过度固有免疫防卫,创造了一个不利于宿主组织生存的炎症环境。抑制小胶质细胞活化的药物,如米诺环素可减少神经损伤后的炎症反应。

### (七) 自身免疫性脑炎(autoimmune encephalitis, AE)

AE 泛指一类由自身免疫机制介导的脑炎。实验室检测存在脑脊液异常,包括脑脊液白细胞增多($> 5 \times 10^6/L$),或者脑脊液细胞学呈淋巴细胞性炎症,或者脑脊液寡克隆区带阳性。此外 AE 患者抗神经元表面抗原的自身抗体阳性。

由于神经系统疾病的免疫学改变多样,我们将其分为非特异性免疫功能测定、体液免疫和细胞免疫三个小节,分别对相关检查进行介绍。所介绍的免疫学检查方法大部分为国家推荐使用方法,均有规范化要求,因此对所用试剂和操作步骤均略去。但是为临床研究所用的检验方法,我们仅将其临床意义做一描述。

## 第二节　神经系统疾病的非特异性免疫功能测定

非特异性免疫,又称先天免疫或固有免疫,是先天就有的,并非针对某一特定抗原物质的免疫反应应答,具有作用范围广、反应快、相对稳定性并且可以遗传给后代等特点。非特异性免疫的主要功能表现为以下三个方面:

1. 免疫屏障　包括皮肤黏膜屏障、血脑屏障和胎盘屏障。健康皮肤黏膜可通过机械阻挡病原体入侵,也可通过分泌汗腺液、乳酸、脂肪酸、溶菌酶、黏多糖、胃酸、蛋白酶等抑制杀灭病原体。病原体由血液进入神经系统时,血脑屏障可起阻挡与保护作用,婴幼儿由于血脑屏障不健全,病原体可侵入脑组织。胎血屏障可阻挡母体内病原体侵入胎儿,妊娠三个月内,胎血屏障尚未健全,母体感染病毒后,可通过尚未健全的胎血屏障引起胎儿感染。

2. 吞噬作用　血液中的单核细胞和中性粒细胞以及在组织器官如肝脏、脾脏、骨髓、淋巴结、肺泡及血管内皮的巨噬细胞具有强大的吞噬作用,可以通过趋化、吞入、调理、杀灭等过程对入侵的病原体进行杀灭。

3. 体液作用　血液、分泌液与组织液含有补体、溶菌酶、备解素、细胞因子等抑菌杀菌炎性物质。

(1) 补体(complement):是存在于人体血清中的一组蛋白,在抗体存在下,参与灭活病毒,杀灭与溶解细菌,促进吞噬细胞吞噬与消化病原体。抗原抗体复合物能激活补体系统,加强对病原体的杀伤作用,但补体系统过于激活时可起免疫病理损伤。

(2) 溶菌酶(lysozyme):是一种低分子量不耐热的蛋白质,存在于组织与体液中,主要对革氏阴性菌起溶菌作用。

(3) 备解素(properdin):是一种糖蛋白,能激活补体,在镁离子的参与下,对各种革兰氏阳性细菌进行杀灭,并可中和某些病毒。

(4) 干扰素(interferon):是由病毒作用于易感细胞产生的大分子糖蛋白。细菌、立克次体、真菌、原虫、植物血凝素、人工合成的核苷酸多聚化合物均可刺激机体产生干扰素。对病毒性肝炎病毒、单纯疱疹病毒、带状疱疹病毒、巨细胞病毒,以及流感、腺病毒均有抑制其复制作用。

非特异性免疫功能测定种类较多,本章选择重要者介绍如下。

## 一、中性粒细胞趋化功能

中性粒细胞对病原体的吞噬大致包括趋化、调理、吞噬、杀菌几个步骤。中性粒细胞在趋化因子浓度梯度的作用下,定向移动到细菌周围,经过调理素作用的细菌易黏附在中性粒细胞上,使中性粒细胞膜内陷,通过胞饮作用将细菌吞入形成吞噬小泡,与细胞内的溶酶体融合成噬溶酶体,将细菌杀伤。但如果机体的趋化因子减少或吞噬细胞本身对正常趋化因子反应降低时,即可导致吞噬细胞吞噬减弱,使机体容易感染。

中性粒细胞趋化功能常用方法为琼脂糖胶板法和滤膜法(图 2-1)。

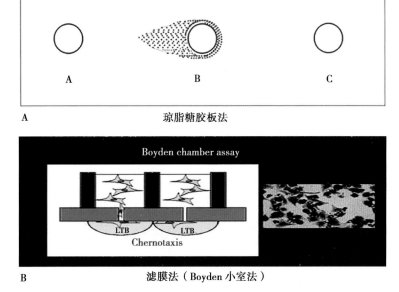

A　　　　　　　　　　　　琼脂糖胶板法

B　　　　　　　　　　　　滤膜法（Boyden 小室法）

**图 2-1　中性粒细胞趋化功能的检测方法**
A. 琼脂糖胶板法;B. 滤膜法(Boyden 小室法)。

1. 琼脂糖胶板法　在趋化因子吸引下,中性粒细胞会向趋化因子做定向移动。根据其在琼脂糖胶板下移动的距离,即可判断其趋化功能。具体方法为:

(1)配制琼脂糖平皿也可用 Eagle 培养液、RP-MI-1640 培养液,但必须添加血清(AB 型正常人血清或小牛血清均可),最终浓度为 10%～20%。如无血清,则移行细胞数减少且分散,趋化移动减弱。

(2)受检中性粒细胞不能用葡聚糖沉降法收集,因其能抑制中性粒细胞移行的能力。

(3)加入每孔的中性粒细胞数必须准确定量,其数量多少与趋化移动密切相关。细胞数过多,趋化指数降低,细胞数过少,趋化指数虽不降低,但因移行细胞数减少且分散,常难以正确测量细胞移行的距离。

(4)孔距以 2.4mm 较为理想,孔距过大,可使趋化因子在琼脂糖中扩散过大而稀释。

(5)培养时间 2～3h,细胞移行即达高峰。在 5% $CO_2$ 环境中培养,能增进中性粒细胞趋化移动的能力。

2. 滤膜法(又称 Boyden 小室法)　具体方法为采用特殊的小盒装置,盒中以一片 3～5μm 孔径的微孔滤膜将盒分为上下两小室。上室加受检的白细胞悬液,下室加细菌菌体或其产物、酵母菌活化的血清等趋化因子。置 37℃温育数小时。上室中的中性粒细胞因受下室内趋化因子的招引,使细胞由滤膜微孔进入滤膜内,最后取滤膜,经固定、干燥、着染、脱色等步骤,将透明后的滤膜置油镜下检测细胞在膜内通过的距离,确定其趋化单位。

结果判断和正常参照值。琼脂糖胶板法用测微器观察细胞间上孔（趋化因子）移动距离（mm），称为趋化运动距离（A），而细胞向下孔（培养基）移动距离（B）称随机运动距离，A/B之比值即趋化指数。每份检样可设2、3组复孔，以均值表示。参照值由于实验条件不同，差别甚大，应检查一定数值的正常人，得出正常参照值。新生儿移动指数为2.0～2.5左右；成人为3.0～3.5左右。滤膜法所用滤膜孔径为3μm时，滤膜原来面向上室的一面镜检时为淋巴细胞和单核细胞。而面向下室的一面只含移动过来的中性粒细胞。观察时应移动镜头焦距，计算5个高倍视野的嗜中性粒细胞数。一般以一定数量正常人的测值（X±SD）作为正常参照值。

## 二、C反应蛋白测定

C反应蛋白（C-reactive protein，CRP）是临床上常见的检测指标，它是由肝脏分泌的急性时相反应蛋白，该指标比白细胞计数可以更加准确预测机体的炎性反应。目前，临床上多采用特种蛋白分析仪和全血CRP检测仪测定患者血清中CRP水平。目前，免疫比浊法测定血清CRP是公认的"金标准"。

## 三、纤维结合蛋白测定

纤维结合蛋白（fibronectin，FN）是一种广泛存在于体液、组织与细胞表面的高分子量糖蛋白，主要由肝脏及血管内皮细胞生成，具有调理素功能，可激活补体，具有增强单核巨噬细胞清除毒性物质、颗粒和免疫复合物功能。FN通过凝血因子XII参与凝血过程。在血管内皮损伤、胶原暴露时，FN可以调整纤维蛋白与胶原之间的关系，加速清除纤维蛋白及其降解产物，维护凝血纤溶的动态平衡，具有抗血栓作用。测定方法有单向免疫扩散法、自动化免疫比浊分析技术等。

# 第三节　神经系统疾病的体液免疫检查及其诊断意义

## 一、免疫球蛋白

测定脑脊液中免疫球蛋白合成是脑脊液分析的重要组成部分。在正常脑脊液中可以检测到来自浆细胞的免疫球蛋白弥散通过血脑屏障。在众多神经系统疾病中，可以检测到脑脊液中免疫球蛋白含量随着总蛋白含量增高。在定量计算免疫球蛋白鞘内合成时应将正常情况下弥散进入的免疫球蛋白也纳入考量。由于鞘内合成免疫球蛋白严格的克隆性，电泳法可以通过检测配对血清及脑脊液中寡克隆带的形式来定性判断是否存在鞘内免疫球蛋白合成。对免疫球蛋白的定量分析在方法学上存在很多挑战，但是更敏感且较少受血脑屏障破坏的干扰。

（一）概述

免疫系统除了能协助人体抵御细菌、病毒、寄生虫等感染外，也参与到自身免疫性疾病的发病过程中，包括引起神经系统的炎性损伤。根据免疫应答识别的特点、获得形式以及效应机制，可分为固有性免疫（innate immunity）和获得性免疫（adaptive immunity）。固有性免疫系统由粒细胞、单核 - 吞噬细胞和树突细胞构成。上述细胞表达受体识别病原体相关分子。此外，体液因素，如C- 反应蛋白、血清淀粉样蛋白、补体、凝血、激肽等也都参与构成固有性免疫系统。获得性免疫系统主要由分别发育自骨髓及胸腺的B淋巴细胞和T淋巴细胞构成。每一个新生的B淋巴细胞和T淋巴细胞分别表达独特的免疫球蛋白和T细胞抗原受体与抗原结合。上述独特的抗原受体产生来自基因重组以及单核苷酸随机加入受体编码DNA序列中。发育中的淋巴细胞随后经过阳性选择以保证其表达功能性抗原受体。随后通过阴性选择，将具有潜在危害的自身反应性淋巴细胞清除。

抗原特异性淋巴细胞在次级淋巴组织（淋巴结或脾脏）活化后大量增生。完成初始克隆扩增后，淋巴细胞分化成不同的效应细胞及记忆细胞。记忆细胞在初次免疫应答后在体内循环或定植于外周组织，当第二次遭遇同一病原体后产生迅速且有效的免疫应答。

（二）体液免疫反应

1. B细胞发育及活化　体液免疫应答依赖于抗原结合于B细胞表面免疫球蛋白后所产生的抗原反应性B细胞的激活。随后信号级联反应激活，诱发次级信使分子及基因表达。此外，免疫球蛋白及其所结合的抗原内化，抗原在内吞体中被蛋白酶进一步加工。随后抗原肽段结合于主要组织相容复合体/HLA-Ⅱ类分子，表达于细胞表面。这样使得抗原特异性CD4 T细胞以及B细胞之间产生相互作用，即初始活化B细胞的抗原与激活CD4 T细胞的抗原相一致。体液免疫应答的标志是浆细胞发育分泌的高亲和力抗体由开始的IgM转变为其他亚型，同时生成长寿命记忆B细胞群。尽管非T细胞依赖性B细胞应答可以在免疫应答早期提供一些保护，记忆性B细胞发育和浆细胞分泌高亲和力抗体仍需要T细胞辅助。上述过程发生在次级淋巴器官的生发中心，免疫球蛋白基因在酶活化诱导发生重组及突变，从而选择出产生类别转换及高亲和力抗体的B细胞。目前认为，在次级淋巴器官起主要作用的T辅助细胞主要为滤泡辅助T细胞（$T_{FH}$）而非Th2细胞。

2. 免疫球蛋白　免疫球蛋白由两条重链和两条轻链构成，分子量大约 $1.5 \times 10^5$ kDa。其中，重链分子量约为 50～70kDa，由4个免疫球蛋白超家族区域构成并通过铰链区相连。轻链由2个免疫球蛋白超家族区域构成，分子量为23kDa（图2-2）。重链决定了免疫球蛋白的亚型和亚类，彼此通过Fc段之间的二硫键相连（表2-1）。轻链为lambda或kappa分子，通过二硫键与重链的另一端相连，构成免疫球蛋白的Fab（antigen binding，抗原结合）段。重链及轻链的互补决定区（complementarity-defining regions，CDR）与骨架区共同构成了结合抗原的Fab段，也称为对位。

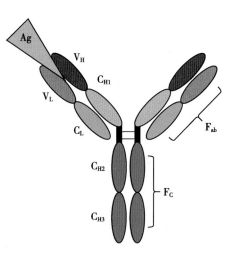

图2-2　免疫球蛋白基本结构示意图

表2-1　免疫球蛋白不同亚型、亚类及效应功能

| 亚型、亚类 | Fc段结合 | 激活补体 | 生物学功能 |
| --- | --- | --- | --- |
| IgA | | | 黏膜免疫（分泌性） |
| IgA1 | 可 | 否 | 主要IgA亚型 |
| IgA2 | 可 | 否 | 在分泌性IgA中更常见 |
| IgD | 尚不清楚 | 否 | 参与B细胞初始活化及黏膜免疫 |
| IgE | 可 | 否 | 参与寄生虫相关免疫以及过敏 |
| IgG | | | 病原体感染免疫中具有广泛作用 |
| IgG1 | 高亲和力 | 是 | |
| IgG2 | 低亲和力 | 是 | |
| IgG3 | 高亲和力 | 是 | |
| IgG4 | 中亲和力 | 否 | |
| IgM | 是 | 是 | 初始免疫应答，天然自身抗体 |

说明：免疫球蛋白之间因激活补体瀑布以及结合免疫细胞表面Fc受体能力等生物学功能不同而存在很大差异。

免疫球蛋白由两条重链和两条轻链构成。其中，每条重链具备1个可变区域（$V_H$）及3个固定区域（$C_{H1}$-$C_{H3}$）。每条轻链具备1个可变区域（$V_L$）及1个固定区域（$C_L$）。免疫球蛋白内部靠二硫键保持稳定。重链的$V_H$、$C_{H1}$以及轻链构成免疫球蛋白的Fab（抗原结合）段。$C_{H2}$和$C_{H3}$构成了Fc段，两条重链的铰链区（黑色）通过二硫键（红色）。重链的Fc段为糖基化。膜固定免疫球蛋白尚有一额外的跨膜氨基酸链。对位是抗体远端抗原结合部位，由$V_L$和$V_H$上的3个互补决定区域（complementarity-determining regions，CDR1-3）构成。$V_H$ 和 $V_L$ 氨基酸序列上的多样性来源于免疫球蛋白重链 locus（*IGH*）V、D、J 基因片段的体细胞重组以及免疫球蛋白轻链 kappa locus（*IGK*）和免疫球蛋白轻链 lambda locus（*IGL*）V、J 基因片段的体细胞重组。

3. 免疫应答　浆细胞及浆母细胞 B 细胞表面免疫球蛋白结合相应抗原，随后发生激活及扩增，无须 T 细胞辅助即可由浆母细胞分泌 IgM 抗体。浆母细胞本身是一种保持 B 细胞表面标记物，同时具备抗体分泌功能的表型。这种不通过 T 细胞辅助即可产生的免疫应答可由细菌表面抗原等多价抗原诱导，在高亲和力的 T 细胞依赖类型转换抗体应答产生之前提供保护。

T 细胞依赖抗体应答在次级淋巴组织的生发中心发生，涉及抗原特异性 $T_{FH}$ 细胞、B 细胞以及滤泡树突细胞（follicular dendritic cell，FDC）之间的相互作用。FDC 是在次级淋巴组织滤泡中的一种特殊的基质细胞，其表面表达 Fc 受体，但不介导内吞作用，而是使抗原 - 抗体复合物在其树突上形成免疫复合物包被小体而长期保存。FDC 对选择表达高亲和力突变免疫球蛋白 B 细胞具有重要作用。B 细胞通过与抗原特异性 $T_{FH}$ 细胞相互作用，内部产生活化诱导脱氨酶（activation-induced deaminase，AID），最终导致免疫球蛋白由开始的 IgM 和 IgD 转化为其他亚型。具体的免疫球蛋白类型转化受到环境中细胞因子影响，例如 Th2 细胞因子介导免疫球蛋白转化为 IgE。AID 进一步诱导在免疫球蛋白基因的不同部产生体细胞高频突变。上述分泌高亲和力抗体的细胞进一步分化为浆细胞或长寿命记忆 B 细胞，当机体再次暴露在相同抗原时产生快速抗体应答。

（三）中枢神经系统中的 B 细胞及免疫球蛋白

1. 中枢神经系统免疫豁免及 B 细胞应答　长久以来，由于血脑屏障保护、缺乏淋巴引流系统以及常规抗原提呈细胞稀少，中枢神经系统一直被认为是免疫豁免器官。但是业已证明同一抗原可在鞘内诱导同等程度甚至更加剧烈的 B 细胞应答。例如，向脑脊液中输注髓鞘碱性蛋白（myelin basic protein，MBP）即可以诱导免疫反应产生，并由此构建了自身免疫性脑脊髓炎模型。由于向脑脊液中输注免疫原性抗原诱导的免疫反应与严格克隆性的特异性抗体应答相关，因此可以通过寡克隆区带分析进行评估。

2. 鞘内免疫球蛋白合成的定量评估　血浆中免疫球蛋白通过被动扩散穿透血脑屏障进入鞘内，因此正常脑脊液中存在低浓度的各类免疫球蛋白。分子大小（Size）决定了被动扩散的程度，因此不同蛋白的脑脊液与血浆浓度比值与其大小呈负相关。脑脊液与血浆白蛋白浓度比值（Qalb）作为衡量血脑屏障完整性指标，同时用来修正总的鞘内免疫球蛋白合成定量公式。

在对照人群中 Qalb 同脑脊液与血浆 IgG 浓度比值（QIgG）关系密切。由上述关系引出了 IgG 指数，即通过 QIgG/Qalb 这一比值评估鞘内 IgG 合成。IgG 指数假设 Qalb 与 QIgG 存在线性关系。结果大于 0.7 为阳性。

3. 鞘内免疫球蛋白合成的定性评估　约 90% 的多发性硬化患者可以检测到特异克隆性鞘内合成 IgG。在高分辨电泳中上述 IgG 可出现寡克隆区带（oligoclonal band，OCB）。目前应用等电聚焦电泳检测寡克隆区带。该方法需要同时检测血清及脑脊液样本，以便区分鞘内合成以及来源于血清的区带。寡克隆区带电泳分析结果可分为 5 型：Ⅰ型为血清和脑脊液中均未检测到 IgG 寡克隆区带；Ⅱ型为脑脊液中检测到 IgG 寡克隆区带，系鞘内合成的 IgG 寡克隆区带；Ⅲ型为血清和脑脊液中均检测到 IgG 寡克隆区带，但脑脊液中检测出更多条带，系血脑屏障和鞘内合成共同导致；Ⅳ型为脑脊液和血清中检出相同条带，呈镜像分布，属于单纯血脑屏障受损所致；Ⅴ型为脑脊液和血清中均检出单克隆带。以上类型，仅Ⅱ型和Ⅲ型为脑脊液寡克隆区带阳性结果，其余为阴性结果。绝大多数多发性硬化患者寡克隆区带结果表现为Ⅱ型。

4. 鞘内各类免疫球蛋白合成及其意义

（1）鞘内 IgM 合成：可见于多发性硬化以及其他炎症及感染情况。有研究认为 IgM 寡克隆区带阳性与多发性硬化疾病活动及不良愈合相关。

（2）鞘内 IgG 合成：如上文所述，IgG 指数与 IgG 寡克隆区带主要用来筛查中枢神经系统炎性病变,特别是多发性硬化。

（3）鞘内IgA合成:IgA主要参与黏膜免疫应答。鞘内IgA合成可见于细菌性脑膜炎以及结核性脑膜炎。有研究认为鞘内IgA合成与多发性硬化患者相对良性病程相关。

（4）鞘内IgE合成:IgE主要参与宿主抗寄生虫感染及过敏反应。与Th2免疫应答相关。

（5）鞘内IgD合成:可见于脱髓鞘、感染及肿瘤患者。

（四）结论

检测鞘内免疫球蛋白合成对诊断多发性硬化及其他神经系统炎性病变十分重要。IgG为目前主要评估的免疫球蛋白亚型,通过IgG指数定量,通过等电聚焦电泳定性。

## 二、自身抗体

最近十余年新发现了数十种神经系统自身免疫性疾病相关抗体。上述神经抗体所致疾病临床症状多样,可表现为脑炎、脑干脑炎、小脑性共济失调、神经系统炎性脱髓鞘疾病、肌无力综合征等。抗体通过结合神经元或胶质细胞离子通道、通道相关蛋白以及受体进而发挥其病理生理作用。目前,上述抗体检测主要依赖高亲和力免疫实验。即通过样本中抗体结合动物脑组织所展示的染色模式（pattern）或抗体结合特异性表达某种抗原的转染细胞,再加入相应二抗并使用显微镜观察,最终确定患者血清和脑脊液中是否存在特异性神经抗体。

（一）神经元抗体检测

按照抗原分布位置不同,抗神经元抗体可大致分为:抗神经元胞内抗体（如Hu、Yo、Ri抗体）、抗神经元胞内突触抗体（如GAD65、Amphiphysin抗体）以及抗神经元表面抗体（如NMDAR、LGI1、CASPR2抗体）（图2-3A～C）。目前抗神经元抗体检测主要依靠组织基础实验（tissue-based assay,TBA）（图2-3D、E）、细胞基础实验（cell-based assay,CBA）（图2-3F）以及免疫印迹膜条法（图2-3G）。

1. 组织基础实验（TBA）　免疫组织化学在神经元抗体检测中具有重要作用。主要原理为患者血清或脑脊液作为一抗,通过其中自身抗体与动物脑片中抗原结合,加入带有显色基团或荧光素标记的抗人IgG、IgA或IgM二抗,孵育封片后在显微镜下观察,确定是否存在相应自身抗体对应染色模式。

检测神经元胞内抗原表位需要抗原修复,故使用灌注后固定动物脑片。而检测神经元表面抗原由于抗体结合需要满足空间构象缘故,需采用非灌注的固定后动物脑片。一般来说,检测胞内抗原抗体多应用小脑组织,而检测表面抗原抗体则多采用海马组织。目前已有包含上述预固定动物脑组织切片上市。

2. 细胞基础实验（CBA）　CBA法多采用哺乳动物细胞（如人胚肾293细胞）转染编码某特异性抗原蛋白质粒,通常用来检测抗细胞表面抗体。未转染细胞作为阴性对照。目前商品化试剂盒可提供经丙酮或福尔马林固定的转染细胞,供随时取用。但是仍有部分抗体需要转染后活细胞染色才能得到可靠检测结果。

就某种特定抗体而言,CBA较TBA敏感且特异性更高;而TBA更适合对未知抗体的筛查,以及对CBA结果的验证。在解读检测结果时应注意:①目前常规检测系统及商品化试剂盒多针对已知抗体优化设计,而对新抗体往往无法涵盖;②某些抗体血清中阳性率高,亦有部分抗体脑脊液中阳性率高,因此建议送检血清及脑脊液配对标本;③抗体检测结果应该结合患者临床表现分析,特别还应注意患者送检前免疫治疗情况。

3. 抗神经元抗体的免疫组织化学染色模式及临床意义

（1）抗神经元胞内抗体:针对神经元细胞内抗原抗体除Homer3及AK5抗体以外均为副肿瘤性。一般认为,抗神经元胞内抗体本身不致病。但上述抗体的检出对诊断副肿瘤综合征以及发现潜在外周肿瘤具有重要作用（表2-2）。

1）Hu抗体和Ri抗体:Hu抗体又称1型抗神经元细胞核自身抗体（type 1 anti-neuronal nuclear

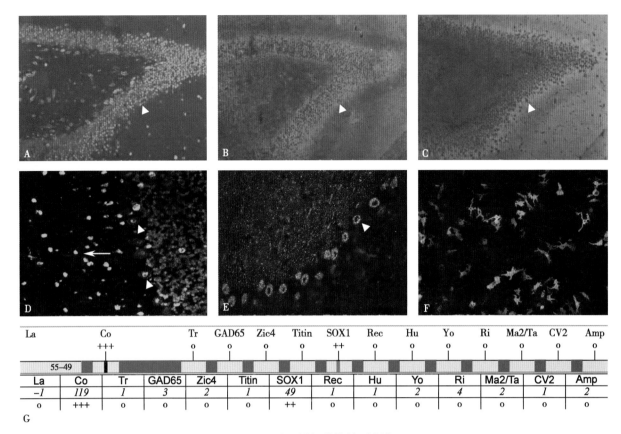

| La | | Co +++ | | Tr | GAD65 | Zic4 | Titin | SOX1 | Rec | Hu | Yo | Ri | Ma2/Ta | CV2 | Amp |
|---|---|---|---|---|---|---|---|---|---|---|---|---|---|---|---|
| | | | | o | o | o | o | ++ | o | o | o | o | o | o | o |

| La | Co | Tr | GAD65 | Zic4 | Titin | SOX1 | Rec | Hu | Yo | Ri | Ma2/Ta | CV2 | Amp |
|---|---|---|---|---|---|---|---|---|---|---|---|---|---|
| *-1* | *119* | *1* | *3* | *2* | *1* | *49* | *1* | *1* | *2* | *4* | *2* | *1* | *2* |
| o | +++ | o | o | o | o | ++ | o | o | o | o | o | o | o |

G

### 图 2-3　常用神经抗体检测方法

间接免疫荧光法检测抗体结合大鼠海马连续切片呈现不同染色模式（TBA 法，A～C）。针对神经元胞核的 Hu 抗体标记齿状回颗粒细胞核（白三角箭头）及其包绕的 CA4 区内神经元细胞核（A）。针对神经元胞质突触的 GAD65 抗体结合齿状回颗粒细胞后呈细胞间突触样（白三角箭头）染色模式（B）。针对神经元表面的 NMDAR 抗体结合海马齿状回，不标记颗粒细胞核（白三角箭头），其周围脑回呈现"神经毡"样染色（C）。间接免疫荧光 TBA 法显示 Hu 抗体标记大鼠小脑分子层星状细胞及篮状细胞核（白箭头），同时标记浦肯野细胞质及核（白三角箭头）以及视野最右侧颗粒细胞核。间接免疫荧光 TBA 法显示 Tr（DNER）标记小脑浦肯野细胞质（白三角箭头）及其表面抗原呈点状阳性（E）。间接免疫荧光细胞基础实验（CBA 法）显示转染 AQP4 质粒的人胚肾 293 细胞胞质阳性，表明样本内存在 AQP4 抗体（F）。免疫印迹法膜条法显示 SOX1 对应条带深染（++），提示样本中存在该抗体（G）。

autoantibodies，ANNA-1）。Ri 抗体又称 2 型抗神经元细胞核自身抗体（type 2 anti-neuronal nuclear autoantibodies，ANNA-2）。在脑片中，此两种抗体均可以标记大脑、小脑及脑干神经元胞质及胞核内神经元特异性 RNA 结合蛋白。两者主要差别在周围神经染色中，Hu 抗体可以标记肠肌间神经丛，而 Ri 抗体不标记。

　　2）Yo 抗体（Purkinje cell cytoplasmic antibody，PCA-1）：主要标记小脑浦肯野细胞胞质，以及小脑分子层星状细胞及篮状细胞。该抗体结合的抗原为小脑变性相关蛋白 -2（cerebellar degeneration-related protein 2，CDR-2），后者为浦肯野细胞胞内蛋白，参与信号转导及基因转录。

　　3）Ma1/Ma2 抗体：标记脑干及海马大型神经元胞质及胞核，呈点状染色。Ma 蛋白家族集中分布于神经元胞质及胞核的染色质间颗粒丛及卷曲体，参与转录。

　　4）PKCγ（proteinkinase Cγ，蛋白激酶 Cγ）、ARHGAP26（rho GTPase-activating protein 26，rho GTP 酶激活蛋白 26）和 CARP Ⅷ（carbonic anhydrase-related protein Ⅷ，碳酸酐酶相关蛋白Ⅷ）抗体：上述三种抗体均标记小脑浦肯野细胞胞质、轴突及树突，分别结合上述浦肯野细胞相应胞质蛋白。

　　5）Zic（锌指蛋白）抗体：标记小脑颗粒细胞和小脑浦肯野细胞胞质。Zic 抗体针对不同 ZIC 蛋白中相对保守的锌指区域。锌指蛋白在小脑发育过程中起到重要作用。

6）Homer 3 抗体与小脑分子层反应明显，而与浦肯野细胞胞质反应较弱。Homer3 通过与 mGluR1 相互作用，促进受体聚集。

7）AK5（adenylate kinase 5，激酶 5）抗体标记大脑、小脑、脑干神经元胞质。AK5 蛋白本身为神经元特异性，参与 RNA/DNA 合成的代谢过程。

表 2-2　神经元胞质抗原对应抗体所致神经系统临床表现及相关肿瘤

| 胞质抗原 | 相关肿瘤 | 临床表现 |
| --- | --- | --- |
| Hu（ANNA1） | 小细胞肺癌 | 脑脊髓炎、小脑性共济失调、边缘性脑炎 |
| Ri（ANNA2） | 乳腺癌，小细胞肺癌 | 脑干脑炎、眼阵挛 - 肌阵挛 |
| Yo（PCA1） | 卵巢癌，乳腺癌 | 小脑性共济失调 |
| Ma1/Ma2 | 精原细胞瘤、非小细胞肺癌 | 边缘性脑炎、脑干脑炎、间脑炎 |
| PKCγ | 腺癌 | 小脑性共济失调 |
| ARHGAP26 | 卵巢癌 | 小脑性共济失调 |
| CARP Ⅷ | 卵巢癌、恶性黑色素瘤 | 小脑性共济失调 |
| ZIC4 | 小细胞肺癌 | 小脑性共济失调 |
| Homer3 | — | 小脑性共济失调 |
| AK5 | — | 边缘性脑炎 |

注：ANNA（antineuronal nuclear antibody）抗神经元核抗体；PCA（Purkinje cell antibody）浦肯野细胞抗体；PKCγ（protein kinase C γ）蛋白激酶 Cγ；ARHGAP26（Rho GTPase activating protein 26）Rho GTP 酶激活蛋白 26；CARP Ⅷ（carbonic anhydrase-related protein Ⅷ）碳酸酐酶相关蛋白Ⅷ；ZIC4（zinc finger protein 4）锌指蛋白 4；Homer3（homer protein homolog 3）Homer 同源蛋白 3；AK5（adenylate kinase 5）腺苷酸激酶 5。

（2）抗神经元胞内突触抗体（表 2-3）

1）Amphiphysin 抗体：该抗体结合中脑、小脑颗粒层及分子层，呈现突触样染色，而不标记浦肯野细胞。Amphiphysin 蛋白是重要的突触囊泡蛋白，参与去极化后囊泡膜的回收。

2）GAD65（glutamic acid decarboxylase 65，谷氨酸脱羧酶 65）抗体：标记小脑分子层靠近浦肯野细胞的轴索末端，以及小脑颗粒细胞层。GAD65 是神经系统特异性 GAD 同工酶，同时是神经递质 γ-氨基丁酸（GABA）合成的重要限速酶。

表 2-3　神经元胞质突触抗原对应抗体所致神经系统临床表现及相关肿瘤

| 胞质突触抗原 | 相关肿瘤 | 临床表现 |
| --- | --- | --- |
| Amphiphysin | 小细胞肺癌，乳腺癌 | 僵人综合征、PERM、脑脊髓炎 |
| GAD65 | 胸腺瘤 | 僵人综合征、边缘性脑炎、小脑性共济失调 |

注：Amphiphysin：双载蛋白；PERM（progressive encephalomyelitis with rigidity and myoclonus）伴有强直和肌阵挛的进展性脑脊髓炎；GAD65（glutamic acid decarboxylase 65）谷氨酸脱羧酶 65。

（3）抗神经元表面抗原抗体（表 2-4）：抗神经元表面抗原抗体与肿瘤联系不如抗神经元胞内抗原密切。但是往往对免疫治疗有效，建议血清与脑脊液同时送检。在免疫组化染色中，多数抗体表现为神经毡样染色。进一步可采用商品化转染特异性抗原质粒的人胚肾 293 细胞确定抗体（CBA 法）。如果目前已有 CBA 法检测阴性，进一步可以通过样本孵育培养的海马神经元确定抗神经元表面抗体的存在，并通过后续免疫共沉淀及质谱分析的方法来确定新抗原。Tr 抗体标记浦肯野细胞胞质，同时在分子层呈点状染色。后来发现其针对的靶抗原实际为 delta/notch 样上皮生长因子相关受体 delta/notch-like epidermal growth factor-related receptor（DNER），因此也归为抗神经元表面抗原抗体。需要指出，甘氨酸受体（GlyR）抗体、多巴胺 2 受体（D2R）抗体以及电压门控钙离子通道（VGCC）抗体不能用免疫组化方法筛查，只能分别应用 CBA 及放射免疫法检测。

表 2-4　神经元表面抗原对应抗体所致神经系统临床表现及相关肿瘤

| 神经元表面抗原 | 相关肿瘤 | 临床表现 |
| --- | --- | --- |
| NMDAR | 卵巢畸胎瘤 | 脑炎 |
| LGI1 | — | 边缘性脑炎、癫痫、低钠血症 |
| CASPR2 | 胸腺瘤 | 边缘性脑炎、Morvan 综合征 |
| AMPAR1/2 | 小细胞肺癌、乳腺癌、胸腺瘤 | 边缘性脑炎、精神异常 |
| GABA$_B$R | 小细胞肺癌 | 边缘性脑炎、共济失调 |
| GABA$_A$R | | 癫痫持续状态、脑炎 |
| mGluR1 | Hodgkin 淋巴瘤 | 小脑性共济失调 |
| mGluR5 | Hodgkin 淋巴瘤 | Ophelia 综合征（精神认知记忆障碍） |
| DPPX（Kv4.1） | — | 幻觉、肌阵挛、震颤、癫痫、腹泻 |
| IgLON5 | | 睡眠异常、睡眠呼吸暂停、脑干症状 |
| GlyR | 肺癌 | PERM、僵人综合征 |
| D2R | — | 基底节脑炎、小舞蹈病 |
| VGCC | 小细胞肺癌 | LEMS、小脑变性共济失调 |
| DNER（Tr） | Hodgkin 淋巴瘤 | 小脑性共济失调 |

注：NMDAR（N-methyl-D-aspartate receptor）：N- 甲基 -D- 天冬氨酸受体；LGI1（leucine-rich glioma-inactivated protein 1）：富含亮氨酸胶质瘤失活蛋白 1；CASPR2（contactin-associated protein 2）：接触蛋白相关蛋白 2；AMPAR（α-amino-3-hydroxy-5-methyl-4-isoxazolepropionic acid receptor）：α 氨基 -3- 羟基 -5- 甲基 -4- 异唑酸受体；GABA$_A$R（γ-amino butyric acid type B receptor）：γ- 氨基丁酸 A 型受体；GABA$_B$R（γ-amino butyric acid type B receptor）：γ- 氨基丁酸 B 型受体；mGluR1（metabotropic glutamate receptor1）：代谢型谷氨酸受体 1；mGluR5（metabotropic glutamate receptor5）：代谢型谷氨酸受体 5；DPPX（dipeptidyl-peptidase-like protein）：二肽基肽酶样蛋白；GlyR（glycine receptor）：甘氨酸受体；D2R（dopamine receptor D2）：多巴胺 2 受体；VGCC（voltage-gated calcium channel）：电压门控钙离子通道；DNER（delta/notch -like epidermal growth factor-related receptor）：delta/notch 样上皮生长因子相关受体。

### （二）胶质细胞抗体检测

神经胶质细胞抗体检出的诊断价值主要体现在神经系统炎性脱髓鞘疾病及部分神经系统副肿瘤综合征中。

1. 星形胶质细胞抗体

（1）水通道蛋白 4 抗体（AQP4-IgG）与视神经脊髓炎谱系疾病（neuromyelitis optica spectrum disorder，NMOSD）：视神经脊髓炎谱系疾病是目前唯一经证实由抗体介导的炎性脱髓鞘病变。2004 年，Mayo Clinic 的 Lennon 等人通过间接免疫荧光法在一系列小鼠组织上确认了视神经脊髓炎患者血清中特异性抗体存在，命名为 NMO-IgG。翌年，将 NMO-IgG 所针对抗原确定为 AQP4。AQP4 是在中枢神经系统中含量最多的水通道蛋白，在大脑中主要分布于软脑膜星形细胞突起（构成胶质界膜）、血管旁星形细胞终足、室管膜下星形细胞突起及室管膜细胞基侧膜。在脊髓及视神经中 AQP4 主要分布于软膜星形细胞突起（构成胶质界膜）及血管旁星形细胞终足。根据翻译起始处蛋氨酸位置不同，将 AQP4 分为含 323 个氨基酸的 M1 亚型和含 301 个氨基酸的 M23 亚型。每种亚型均有 3 个胞外环。内源性 AQP4 是同时含有 M1 和 M23 的异四聚体，每个单体均含 1 个水通道，M23 含量更丰富。众多 AQP4 异四聚体聚集构成正交粒子阵列（orthogonal arrays of particles，OAPs），研究显示 OAPs 核心由 M23 构成，周边围绕 M1。

目前已经发展出基于 ELISA、CBA 及 TBA 的 AQP4 抗体检测方法。一项来自欧洲的多中心研究证实，转染表达 AQP4 M23 质粒的人胚肾 293 细胞的敏感性与特异性最好。因此，基于 CBA 的 AQP4 抗体检测方法已经被纳入 2015 年的国际视神经脊髓炎谱系疾病专家共识。与多数自身免疫抗体类似，AQP4 抗体多见于女性患者。尽管经过治疗后，多数情况下仍能检出 AQP4 抗体，目前仍推荐在开始治疗前送检抗体。按照德国 NMO 研究组指南规定，AQP4 抗体检测应该应用两种不同方法学进行验证,或者进行复测方才有效。

脑脊液 AQP4 抗体的诊断意义尚有争议,因为目前多数研究认定该抗体系鞘外合成。只有两组研究报道在小部分血清 AQP4 抗体阴性患者脑脊液中检出该抗体。

(2)Y 染色体性别决定区相关高迁移率组盒蛋白 1(sex-determining region of Y chromosome-related high mobility group box 1,SOX1)抗体:又称 AGNA(anti-glial nuclear autoantibodies)抗胶质细胞核抗体。标记小脑 Bergmann 胶质细胞胞核。SOX 基因是一类 Y 染色体性别决定区(sex-determining region of Y chromosome,SRY)相关基因,通过编码一系列转录因子,参与性别决定、神经系统发育、骨组织发育、血细胞生成等多种早期胚胎发育过程。该家族的第一个成员 SRY 基因是哺乳动物雄性性别决定基因,对睾丸发育有重要影响,于 1990 年首先从人类 Y 染色体上分离得到的。SRY 基因产物有一个高迁移率组(high mobility group,HMG)盒区,能够与 DNA 小沟特异结合并调控其转录,而这一结构也成为整个 SOX 家族的特征。目前约有 20 种 SOX 基因编码的蛋白得到确认,并且被分成 A~H 不同的亚组,其中 SOX1 蛋白属于 B1 组。

迄今为止,SOX1-IgG 已在副肿瘤性 Lambert-Eaton 肌无力综合征、感觉性周围神经病、感觉运动性周围神经病、小脑变性、边缘叶脑炎、脑干脑炎以及脑脊髓炎患者体内检出。

2. 少突胶质细胞抗体

(1)髓鞘少突胶质细胞糖蛋白(myelin oligodendrocyte glycoprotein,MOG)抗体与中枢神经系统炎性脱髓鞘疾病:中枢神经系统炎性脱髓鞘疾病(inflammatory demyelinating diseases,IDDs)是一类特殊的自身免疫性疾病,包括多发性硬化(multiple sclerosis,MS)、急性播散性脑脊髓炎(acute disseminated encephalomyelitis,ADEM)及视神经脊髓炎谱系疾病(neuromyelitis optica spectrum disorders,NMOSD)等。

MOG 主要表达在少突胶质细胞细胞膜以及髓鞘表面,但本身仅仅构成髓鞘的一小部分。此外,MOG 还是中枢神经系统特异性蛋白,为高度保守的免疫球蛋白超家族成员。MOG 抗体在中枢神经系统脱髓鞘疾病中的检出情况在过去十年当中充满矛盾与争议。主要是因为过去的研究主要应用免疫印迹或者 ELISA 方法,不能代表生理状态下 MOG 蛋白的构象以及糖基化状态。直到 CBA 法检测 MOG 抗体普及,才使得人们能够重新定义 MOG 抗体相关脱髓鞘疾病谱。

1)MOG 抗体与 MS:早期大量研究发现,应用 ELISA 及免疫印迹方法可在 MS 患者血和脑脊液中检测出 MOG 抗体,且 MS 组 MOG 抗体阳性率显著高于健康对照。也有研究者认为 MOG 抗体滴度与疾病严重程度有关。但随着研究的逐步深入与样本量扩大,越来越多的研究证实,MS 患者血清 MOG 抗体阳性率、滴度与其他非炎性神经系统疾病及健康对照组无显著差异。

2)MOG 抗体与 ADEM:近来陆续有学者发现,儿童 ADEM 患者血清中 MOG 抗体呈高滴度,大部分单相病程 ADEM 患者血清中 MOG 抗体滴度迅速衰减。MOG 抗体阳性 ADEM 患者影像学多表现为双侧、直径较大、模糊的颅内病灶,可伴有长节段脊髓炎,且 MOG 抗体阳性患者的影像学病灶比抗体阴性的患者更容易好转。同时,胼胝体病灶在 MOG 抗体阳性的 ADEM 患者中并不常见。有人对于儿童 ADEM 患者进行随访发现,MOG 抗体阳性者在 ADEM 发生后数年内可出现单相或复发性视神经炎(optic neuritis,ON)。

3)MOG 抗体与 NMOSD:1894 年,Devic 首次描述了视神经脊髓炎(neuromyelitis optica,NMO),该病以严重的视神经炎(optic neuritis,ON)和 / 或长节段横贯性脊髓炎(longitudinally extensive transverse myelitis,LETM)为主要表现。2005 年,AQP4 抗体的发现为 NMO 作为一种独立于 MS 的疾病提供了客观证据。随后 AQP4 抗体检测情况不仅被纳入 NMO 诊断标准,更将 NMO 的临床和影像学表型进行外延,推动了 NMOSD 概念的产生。即便如此,仍有 10%~40% 的 NMOSD 患者在发作期、治疗前,应用最敏感的检测方法仍无法检测出 AQP4 抗体,称为 AQP4 抗体阴性 NMOSD。上述情况提示在某些 NMOSD 患者体内可能存在针对其他抗原的抗体。2011 年,Mader 等人首次在 AQP4 抗体阴性的 NMO/NMOSD 患者血清中检测到 MOG 抗体。随后陆续有研究发现,MOG 抗体阳性 NMOSD 患者发病年龄较小;相对 AQP4 抗体阳性 NMOSD 患者,MOG 抗体阳性患者不再以女性患者为主体。MOG 抗体阳性 NMOSD 患者多表现为复发性视神经炎（recurrent optic neuritis，rON）及 LETM。有 ON 表现的 MOG 抗体阳性 NMOSD 患者眼底或影像学检查可发现显著的视盘水肿，该现象在 AQP4 抗体阳性的 ON 及多发性硬化相关 ON 中并不常见。尽管与 AQP4 抗体阳性 NMOSD 相比，MOG 抗体阳性 NMOSD 患者复发次数相对较少，更倾向于为单相病程。但是，MOG 抗体阳性患者临床复发并不鲜见。

（2）CV2 或 CRMP5（collapsin response mediator protein 5）抗体：主要标记小脑、脑干及脊髓中少突胶质细胞。该抗体所结合抗原属于少突胶质细胞胞质内衰竭反应介导蛋白（collapsin response mediator protein）家族，参与突触相关活动。该抗体主要与小细胞肺癌及胸腺瘤相关，临床可表现为脑脊髓炎、舞蹈症、小脑变性及边缘性脑炎。

神经抗体的发现，开创了一个新时代。其影响已远远超过神经免疫学范畴。涉及肿瘤学、神经系统变性病、脑血管病乃至兽医学等诸多领域。在可以预见的未来，神经抗体必将给神经系统疾病诊断、治疗乃至预后评估等诸多方面继续带来重大变革。

## 第四节　神经系统疾病的细胞免疫学检查及其诊断意义

细胞免疫学检查主要针对免疫活性细胞，如 T 细胞数量和功能，T 淋巴细胞亚群，单核细胞和巨噬细胞功能及 NK 细胞功能进行检测。本节对这些细胞的功能检测进行概述。

### 一、T 细胞功能检测及其诊断意义

#### （一）T 细胞花环试验

T 细胞表面具有能与绵羊红细胞（SRBC）表面糖肽结合的受体，称为 E 受体（CD2），可与 SRBC 形成花环样细胞团。通过花环形成检查 T 细胞的方法，称为 E 花环形成试验。根据花环形成的多少，可测知 T 细胞的数目，从而间接了解机体细胞免疫功能状态。淋巴细胞悬液加入等量 1% 绵羊红细胞悬液及 0.1ml 小牛血清，混匀。37℃水浴 5min，500 转 /min，离心 5min，放 4℃冰箱 20min。弃去适量上清，轻轻摇匀，加 0.8% 戊二醛 1 滴，混匀后置 4℃冰箱 15min。取出后轻轻混匀涂片，自然干燥。随后进行瑞氏染色，将瑞氏染液加于玻片上先染 1min，再滴以等量的蒸馏水，轻轻晃动混匀，继续染 5min 水洗，干后镜检。油镜检查：淋巴细胞呈蓝色，SRBC 呈红色围绕淋巴细胞形成花环，凡表面黏附有 3 个或 3 个以上 SRBC 者为花环形成细胞（即 E 阳性细胞）。计数 200 个淋巴细胞，算出花环形成百分率，并推测其 T 淋巴细胞百分率。正常值为一定数量正常人的测量值（X±SD）。

#### （二）T 淋巴细胞转化试验

T 淋巴细胞在体外培养过程中受到有丝分裂原如植物血凝素（PHA）刺激，可转化为体积较大的母细胞，核内生成核仁，部分细胞发生分裂。此种转化能力可反映机体的细胞免疫功能（图 2-4，表 2-5）。淋巴细胞转化率的高低可以反映机体的细胞免疫水平，因此可作为测定机体免疫功能的指标之一。$^3$H-TdR 掺入法：细胞增殖的基本条件或前提为细胞质和细胞核的复制，这是正常细胞增殖过程缺一不可的前提。一般来说，一个细胞周期可大致分为四期，即 $G_1$ 期、S 期、$G_2$ 期和 M 期。其中 S 期为 DNA 合成期，主要功能活动为 DNA 合成。$^3$H-TdR 即（甲基 -3H）胸腺嘧啶核苷（[3H-methyl]thymidine），是 DNA 合成的前体。加入细胞培养液中后被细胞摄取作为 DNA 合成的原料。细胞合成的 DNA 越多，则所掺入的

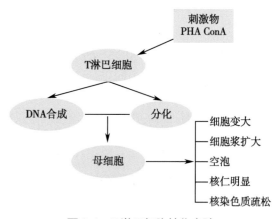

图 2-4　T 淋巴细胞转化实验

$^3$H-TdR 就越多,因此,用液体闪烁仪计数每分钟脉冲数(cpm),即所掺入的 $^3$H-TdR 就可反映细胞增殖的程度。被某种抗原致敏的 T 淋巴细胞,在体外再次遇到相应抗原时,转化为母细胞,称特异性转化。由于抗原作用较弱,故特异性转化多采用敏感、客观的 $^3$H-TdR 掺入法。T 淋巴细胞转化试验检测方法可以用形态学方法也可用 $^3$H-TdR 掺入法。形态学方法每份标本计数 200 个细胞。正常值为一定数量正常人的测量值($\overline{X} \pm SD$)。

表2-5　转化和未转化淋巴细胞的形态特征

| 形态特征 | 转化的淋巴细胞 | | 未转化的淋巴细胞 |
| --- | --- | --- | --- |
| | 淋巴母细胞 | 过渡型 | |
| 细胞直径 /μm | 12～20 | 12～16 | 6～8 |
| 核大小、染色质 | 增大、疏松 | 增大、疏松 | 不增大、密集 |
| 核仁 | 清晰、1～4 个 | 有或无 | 无 |
| 有丝分裂 | 有或无 | 无 | 无 |
| 胞质、着色 | 增多、嗜碱 | 增多、嗜碱 | 极少、天青色 |
| 浆内空泡 | 有或无 | 有或无 | 无 |
| 伪足 | 有或无 | 有或无 | 无 |

1. 形态学方法学

转化率(%)= 转化的淋巴细胞数 /(转化 + 未转化的淋巴细胞数)×100%

2. $^3$H-TdR 掺入法淋巴细胞转化率(%)

绝对值 =(测定值 cpm 值 − 本底 cpm)× $10^4$/ 淋巴细胞数 × $mm^3$

刺激指数(SI)= 实验组 cpm 均值 / 对照组 cpm 均值

（三）T 细胞亚群测定

T 淋巴细胞表面由于分化抗原的不同,可将其分为若干亚群,如 CD3$^+$ T 淋巴细胞,CD4$^+$ T 淋巴细胞,CD8$^+$ T 淋巴细胞,Th1 淋巴细胞及 Th17 淋巴细胞等。目前对于外周血中这些 T 细胞亚群的测定主要通过流式细胞技术,通过带有荧光标记的抗体对这些细胞亚群中的特异表面抗原进行标记。具体方法为,首先分离外周血单个核细胞,然后进行染色,通过流式细胞仪对这些细胞的比例进行测定。

CD3$^+$ T 淋巴细胞为 CD3$^+$,CD4$^+$ T 淋巴细胞为 CD3$^+$CD4$^+$CD8$^-$,CD8$^+$ T 淋巴细胞为 CD3$^+$CD4$^-$CD8$^+$,Th1 淋巴细胞为 CD3$^+$CD4$^+$CD8$^-$CXCR3$^+$CCR6$^-$ 及 Th17 淋巴细胞为 CD3$^+$CD4$^+$CD8$^-$CXCR3$^-$CCR6$^+$。正常值为一定数量正常人的测量值($\overline{X} \pm SD$)。

T 细胞功能检测的诊断意义在不同的神经系统疾病中略有不同。研究显示85% 的多发性患者的外周血淋巴细胞对于多发性患者大脑匀浆的花环试验反应显著增高,具有诊断意义。T 淋巴细胞转化试验对于囊虫病(cysticercosis)以及吉兰 - 巴雷综合征(GBS)具有一定的诊断价值。研究显示,囊虫病患者 T 淋巴细胞转化试验刺激指数显著高于正常人,其对于囊虫病诊断的敏感性和特异性都在 90% 以上。此外,GBS 患者的淋巴细胞对于空肠弯曲菌抗原的淋巴细胞转化试验刺激指数也显著高于正常人和疾病对照组。此外中枢神经系统性疾病和脊髓炎患者脑脊液中 CD3$^+$ T 淋巴细胞、CD3$^+$CD4$^+$ T 淋巴细胞和 CD3$^+$CD8$^+$ T 淋巴细胞最高,脱髓鞘疾病患者脑脊液 T 淋巴细胞亚群百分率最低,但各类神经系统疾病患者脑脊液中 T 淋巴细胞百分率无明显差异。各类神经系统疾病患者脑脊液中 CD4/CD8 比值明显高于外周血,其中细菌性脑膜炎和脊髓炎患者脑脊液中 CD4/CD8 比值最高,脱髓鞘疾病脑脊液中 CD4/CD8 比值最低。而在在多发性硬化中,一般 Th1 淋巴细胞(CD3$^+$CD4$^+$CD8$^-$CXCR3$^+$CCR6$^-$)及 Th17 淋巴细胞(CD3$^+$CD4$^+$CD8$^-$CXCR3$^-$CCR6$^+$)较正常人显著升高。

## 二、单核细胞和巨噬细胞功能检测及其诊断意义

### （一）单核细胞和巨噬细胞吞噬功能的检测

单核细胞和巨噬细胞对颗粒性抗原物质具有很强的吞噬功能，常用鸡红细胞（CRBC）、白念珠菌、酵母细胞等作为吞噬颗粒。首先分离外周血中单核细胞制成悬液，而后与细菌悬液混合，置于振荡器 37℃，8 转 /min 往复振荡 20～30min。随后 250g 离心 8min，弃上清。加入 2 倍体积冰预冷的磷酸盐缓冲液（PBS），用吸管轻轻混匀细胞。重复洗涤细胞 2 次，彻底除去胞外未被巨噬细胞吞噬的细菌。将 0.1ml 细胞悬液（约 $10^5$ 个细胞）加入甩片机中，室温，650r/min 离心 5min，将细胞固定至载玻片上。按照说明书进行 Diff-Quik 染色。油镜下检测 200 个以上巨噬细胞，记录每个巨噬细胞吞噬的细菌数量，然后计算吞噬指数：吞噬指数 = 阳性吞噬细胞百分率（>1 个细菌）阳性细胞中平均细菌数

判断结果：一般与一定数量正常人的测量值（XSD）作为正常参考值。

### （二）单核细胞和巨噬细胞杀伤功能的检测

单核细胞和巨噬细胞对病原菌具有很强的杀伤功能。其功能的检测方法如下：将过夜培养的病原菌振荡混匀，稀释为悬液。将分离外周血中的单核细胞制成悬液，而后与病原菌悬液混合。将混合悬液置于振荡器 37℃，8 转 /min 往复振荡 15～20min，使巨噬细胞充分吞噬细菌。随后充分洗涤去除未被吞噬的胞外细菌，将细胞重悬于 1ml 含 5% 小牛血清的 PBS 中。取 4 只玻璃试管，每管加入 0.9ml 无菌水。在第一管中加入 0.1ml 细胞悬液（水只裂解巨噬细胞），在余下的 3 只试管中依次进行 10 倍系列稀释，并将细胞混匀。将各试管中液体充分混匀，各取 0.1ml 液体分别涂布在预热至 37℃的 TSA 细菌培养板上。将剩余的未稀释胞悬液盖紧。37℃孵育 90～120min，使巨噬细胞充分杀伤细菌。然后将试管置冰上，抑制细菌生长。将细胞悬液进行 10 倍系列稀释并涂板，方法同上。待涂布的液体被琼脂吸收后，将细菌培养板倒置于 37℃孵箱，培养 24～48h。计数细菌克隆数，比较样品孵育前后细菌克隆数的变化（如 37℃孵育后细菌克隆数减少，说明细菌被巨噬细胞杀伤）。

判断结果：一般以一定数量正常人的测量值（X±SD）作为正常参考值。

研究显示在未经治疗的 MS 患者中，其单核细胞吞噬功能与正常患者类似，然而经过醋酸格拉替雷治疗的 MS 患者，其单核细胞吞噬功能显著增高。此外，在阿尔茨海默病患者中，其单核细胞吞噬功能与健康人类似，但是 Aβ- 淀粉样沉淀高的患者其单核细胞吞噬功能显著升高。

## 三、NK 细胞功能检测及其诊断意义

### （一）乳酸脱氢酶（LDH）释放法

NK 细胞功能检测常采用乳酸脱氢酶（LDH）释放法。原理为活细胞的胞质内含有 LDH。正常情况下，LDH 不能透过细胞膜，当细胞受到 NK 细胞的杀伤后，LDH 释放到细胞外。LDH 可使乳酸锂脱氢，进而使 NAD 还原成 NADH，后者再经递氢体吩嗪二甲酯硫酸盐（PMS）还原碘硝基氯化四氮唑（INT），INT 接受 $H^+$ 被还原成紫红色甲臜类化合物。在酶标仪上用 490nm 比色测定。实验前 24h 将靶细胞进行传代培养。应用前以 Hank's 液洗 3 次，用 RPMI 1640 完全培养液调整细胞浓度为 $4×10^5$ 个 /ml。分离外周血中的 NK 细胞，制成浓度为 $2×10^7$ 个 /ml 悬液。取靶细胞和效应细胞各 100μl（效靶比 50∶1），加入 U 型 96 孔培养板中；靶细胞自然释放孔加靶细胞和培养液各 100μl，靶细胞最大释放孔加靶细胞和 1% NP40 或 2.5% Triton 各 100μl；上述各项均设三个复孔，于 37℃、5% $CO_2$ 培养箱中培养 4h，然后将 96 孔培养板以 1 500r/min 离心 5min，每孔吸取上清 100μl 置平底 96 孔培养板中，同时加入 LDH 基质液 100μl，反应 3min，每孔加入 1mol/L 的 HCl 30μl，在酶标仪 490nm 处测定光密度值（OD）。按下式计算 NK 细胞活性，受试样品组的 NK 细胞活性显著高于对照组的 NK 细胞活性，即可判定该项实验结果阳性。

NK 细胞活性（%）=（反应孔 OD－自然释放孔 OD）/（最大释放孔 OD－自然释放孔 OD）×100%

（二）放射性核素

NK 细胞功能检测还可以通过放射性核素的方法。原理是用放射性核素标记靶细胞，当靶细胞受到破坏时，放射性核素被释放出来，通过测定释放或残留在未被破坏细胞内的放射性核素放射活性，即可计算杀伤细胞的细胞毒活性。常用的放射性核素有 $^{51}Cr$、$^3H$-Dr、$^{125}I$-UdR 等。放射性核素检测方法首先需要进行靶细胞制备。具体方法为取传代培养 24～48h 对数生长期的 K562，用 RPMI-1640 培养液洗涤 2 次，用 10% FCS-RPMI-1640 培养液调细胞浓度 $4 \times 10^6$/ml。0.5ml K562 细胞悬液加 100～200uCi 的 $^{51}Cr$，5% $CO_2$，37℃孵育 90min，每 15min 振摇一次。随后用 RPMI-1640 培养液洗涤 3 次，洗去未标记的游离 $^{51}Cr$。随后将细胞浓度调至 $1 \times 10^5$/ml，同时检测细胞的 $^{51}Cr$ 标记率，一般要求标记率 >0.1cpm/cell。分离外周血中的单核细胞的 NK 细胞（$1 \times 10^7$/ml），取上述效应细胞和靶细胞各 0.1ml（效靶比 100∶1）加入 96 孔培养板内，上述各项均设三个复孔。同时设自然释放对照孔（0.1ml 靶细胞 +0.1ml 10% FCS-RPMI-1640 培养液）和最大释放孔（0.1ml 靶细胞 +0.1ml 2% SDS）。37℃，5% $CO_2$ 孵育 4h。随后 1 000 转 /min 离心培养板 5min，用微量移液器吸出各孔上清 0.1ml，加于计数管内，用 γ 计数仪测定放射活性 cpm 值。根据下式计算 $^{51}Cr$ 自然释放率和 NK 细胞毒活性：

$$^{51}Cr\ 自然释放率（\%）=（自然释放孔\ cpm\ 值）/（最大释放孔\ cpm\ 值）\times 100\%$$

$$NK\ 细胞毒活性（\%）=（试验孔\ cpm\ 值 - 自然释放对照孔\ cpm\ 值）/（最大释放对照孔\ cpm\ 值 - 自然释放对照孔\ cpm\ 值）\times 100\%$$

慢性进展性 MS 患者的 NK 细胞对 K562 细胞的杀伤能力与健康人相比显著降低，而在接受 α- 干扰素治疗后，NK 细胞的杀伤能力在 48h 到 1 周之内显著升高，而后又降至正常水平。类似的，在阿尔茨海默症患者中，NK 活性无论是在基础条件下，还是被 α- 干扰素或白介素 -2 刺激后，也较健康人显著降低。而在帕金森病（PD）患者中，虽然 NK 细胞对 K562 细胞的杀伤能力与非 PD 人群没有显著差异，但是 NK 细胞对 K562 细胞的杀伤能力随着疾病的进展而显著升高。

综上所述，许多神经系统疾病伴随着细胞免疫学功能的异常表现，可以单纯出现先天性免疫系统细胞的功能异常或者获得性免疫系统细胞的功能异常，也可以同时出现两个系统细胞的功能异常，同时在疾病的不同时期，治疗的不同阶段，免疫细胞的功能也不尽相同，应结合临床具体分析。

（张蜀澜　刘　磊）

# 第三章

# 神经系统疾病组织活检技术

## 第一节 概　述

神经影像学、神经电生理学、免疫学及分子生物学技术突飞猛进的发展，为神经系统疾病的定位、定性诊断提供了更多的客观依据。但病理组织学诊断仍是神经科疾病定性的最可靠、不可替代的"金标准"。神经病理是我们了解几乎所有神经科疾病的基础，并且由于免疫学和分子遗传学技术的引入，神经病理的范围被大大的延伸。在日常临床诊断工作中，神经病理学诊断的内容主要有以下两种：活体脑组织病理检查和病理解剖。另外，周围神经和肌肉组织的活检也可以用来明确病变性质。

神经科的临床病理诊断尤其是活体脑组织的病理诊断，强调病理改变与临床资料及影像学检查的密切结合。临床资料包括患者的年龄、性别、病史及既往史，脑脊液生化等实验室检查，神经电生理检查的结果等。影像学资料的详尽分析，包括病变的位置（是否为中线部位）、髓内或髓外、单发或多发、皮质或白质等，使从有限的活检组织中获得更多的信息成为可能。例如一颅内多发病变病例的组织活检诊断，就要考虑到脱髓鞘性疾病、炎症性疾病、肿瘤、代谢性疾病等多种病变。对于大部分病例，神经病理医生需要结合临床及影像学资料做一些具有针对性的免疫组织化学及特殊染色，以作出最终的判断。临床医生如能尽量多提供上述的资料，就可以为及时正确的诊断创造有利条件。

需要指出的是，活检要选择适当的病例，有的放矢。并不是所有病例均适合做活检，如病变位于功能区则需要慎重决定。又如弥漫性病变（尤其是白质）强化又不明显或是水肿较严重时，活检组织通常很难反映病变的实质，故应该慎重考虑活检的可行性。最好能由神经内外科医生、病理科医生以及神经影像科医生充分讨论后作出决定，否则既容易加重患者的痛苦和经济负担，又不能达到明确诊断的目的。另外，活检并不都是一次就能成功的，有时需要多次的组织活检，最终才找到肿瘤细胞，这就需要临床医生和患者的充分理解与配合。总之，只有临床与病理的密切结合，才能最大限度地发挥脑组织活检诊断的作用，为进一步的治疗提供依据。

## 第二节　脑活检技术

活体脑组织病理检查是对颅内（脑内）和椎管内（脊髓内）病变的活检标本的观察与病理诊断，活检标本是神经外科医师手术开颅取得或是 CT 引导下立体定向穿刺活检取得的。临床实践证明，积极开展颅内多发病变脑组织活检，提倡临床、影像与病理学密切结合，是提高颅内多发病变诊断水平行之有效的方法。

如何做好脑组织活检，通过以上病例资料的分析，我们的体会是：①手术前应组织临床、影像和病理学相关医师进行认真讨论，选择能代表疾病本质的病灶进行活检。②避开功能区，选择相对表浅的病灶，尤其是选择能够代表疾病本质的病灶直接手术切开进行活检，获得足够的组织标本供病例观察及诊断。只有对病变部位较深且位于主要功能区的病变，才建议行立体定向穿刺活检。③手术中应行冷冻切片检查,确保活检的准确性。④对手术切除或活检标本行认真仔细的病理检查,除常规染色外,选择恰当的免疫组织化学标记物,特殊染色对疾病的诊断也很有帮助。通过脑组织活检可以对一些临床和影像学表现较疑难的病例明确定性诊断,同时能够积累相关的临床和影像学经验,以利于以后的临床实践。

在此必须强调的是,脑组织活检毕竟是一种创伤性检查,风险度极高,有可能导致不良后果,需要权衡利弊后谨慎决定,特别在重要功能区的病灶更应慎重。目前,脑组织活检主要适用于经头颅影像学证实的占位性或弥散性病变,但病变性质尚难明确,有待病理进行鉴别的肿瘤性病变及非肿瘤性病变,例如:大脑胶质瘤病、肉芽肿性病变、炎性脱髓鞘病变、血管性病变、系统性变性症及痴呆综合征。脑组织活检的取材途径主要取决于病变部位,较浅的、靠近皮质表面的病变可采用颅骨钻孔后切开脑膜,锥形切取脑组织;也可钻孔后穿刺采取脑标本;大脑深部的病变,通常需要开颅手术切取标本或在 CT 或 MRI 导航下行立体定向穿刺获取脑组织。采集的脑组织应根据病变的性质和需要进行特殊处理,制作冰冻、石蜡切片或电镜标本,通过形态学观察和特殊的染色技术显示病变,作出比较适当的病理诊断。

### 一、肿瘤性病变的病理诊断

这是开展脑组织活检的最佳适应证,颅内最常见的肿瘤是胶质瘤、脑膜瘤及转移性肿瘤,近年中枢神经系统原发性淋巴瘤的发病率有上升倾向。关于颅内肿瘤的具体分类、分级及形态学特征可参阅第四章中枢神经系统肿瘤章节。

### 二、非肿瘤性病变的病理诊断

脑组织活检对于非肿瘤性病变的诊断价值是非常有限的,尤其是神经系统变性病的诊断,积极争取尸体解剖仍然是学习和研究此类疾病的关键,临床神经科医生应充分认识到尸检的重要性,并积极参与动员尸体解剖,和神经病理医生共同为促进神经科疾病诊疗水平的提高与病因的揭示作出努力。对于非肿瘤性病变活检及需要强调的是:①脑组织病理应与临床病史、神经系统体征及影像学改变密切结合;②要牢固树立脑是立体结构的概念,熟悉解剖结构,左右对比观察;③病变的分布特征在病理诊断上具有重要意义。具体内容详见各章节。

## 第三节　肌肉活检技术

由于骨骼肌病变是一组多病因、具有先天性及遗传倾向的疾病,专业性极强。在决定做骨骼肌活检时,需要对病人的临床症状、体征,实验室及电生理检查结果进行细致分析,倡导以临床专科医生为主体,病理医生为辅助的模式开展骨骼肌活检的病理诊断和讨论。随意获取一块肌肉组织,进行纯形态的病理学描述对临床毫无帮助,如临床要区别神经源性肌萎缩和肌源性萎缩,只要通过肌电图检查就可明确,不需要做骨骼肌活检。因此,骨骼肌活检的目的包括:临床已高度怀疑某种特定的疾病希望通过病理得到明确诊断;在明确诊断的基础上希望更进一步了解病因和发病机制;希望评估疾病的发展过程及预后。

### 一、骨骼肌活检适应证

1. 代谢性肌病　不但提供组织学证据,还可获得生化改变的依据。如线粒体肌病、脂质沉积性肌病等。

2. 局部或弥漫性炎症性肌病　如多发性肌炎等。

3. 鉴别神经源与肌源性损害　如进行性肌营养不良与脊髓性肌萎缩的鉴别。

4. 不明原因的静止性或进行性肌无力。

## 二、骨骼肌取材部位

多数肌病以肢体近端肌肉受累为重，故临床上活检部位多首选上肢肱二头肌和下肢股四头肌外侧肌，上述肌肉活检后较少影响病人活动。对急性肌病如多发性肌炎，应选压痛明显或肌无力较重的部位；对慢性肌病应选中等损害的部位，因萎缩严重的部位肌纤维常常被脂肪组织代替，如肌营养不良患者，股四头肌受累较重，则选肱二头肌，切忌选择严重萎缩及有脂肪组织充填的肌肉。另外肌电图改变明显的部位也可作为参考条件，但不宜在肌电图检查的部位活检，可在肌电图检查的对侧取活检，以免针电极对肌组织的损伤造成病理判断上的困难而影响结果。

## 三、骨骼肌的取材方法

按常规外科无菌手术操作，获得肌肉组织标本大小为 0.5cm×1cm×0.5cm，取材时注意局部麻醉药不能注射到肌肉，切取肌肉标本时动作要轻柔，不可过度牵拉或挤压肌肉，避免钳夹，一般用刀背分离肌肉，然后两端用线结扎后再用刀片切断。骨骼肌活检也是一种创伤性检查，应注意保护周围软组织及神经，术后严密止血，预防感染。

采集的新鲜肌肉标本，经适当处理垂直固定后，制成 4μm 厚的横断面冷冻切片，通过各种染色后在光学显微镜下进行观察，对代谢性肌病或疑为包涵体肌炎或肌病的病人，需及时留取部分组织放入戊二醛固定液以备电镜检查，残余标本应放置深低温冰箱储存，以备分子生物学检测。在取材、制片及染色过程中，应尽量避免诸多人为因素对肌肉病理观察及诊断的影响。骨骼肌的纤维类型、形态学改变、酶学变化、线粒体异常、蛋白质异常及间质变化需通过一系列的特殊染色后才能观察。

## 四、骨骼肌的实验室方法

1. 制片技术　肌肉的组织化学染色主要是测定肌肉中各种酶的含量，由于石蜡切片的处理过程中常将肌肉中的酶破坏，故已被淘汰。目前主要用液氮快速冷冻法。

首先将肌肉标本纵向垂直种植在一小软木片上，放置时应注意肌纤维的方向。然后将盛有异戊烷的烧杯放入液氮容器（保温瓶）中，当烧杯底部异戊烷形成白色黏稠状时，表明温度已降至 −160℃，用长镊夹住肌肉标本浸入异戊烷快速冷冻，此过程约 10～20s。冷冻后将肌肉标本置于超低温冰箱储存。

冷冻过程是肌肉活检的关键步骤，肌肉组织中水分含量高，制片过程中易出现冰晶，给诊断造成困难。异戊烷间接制冷则可以防止液氮在肌肉表面形成气泡影响制冷速度，避免在肌纤维内形成冰晶伪差。如异戊烷短缺也可直接投入液氮中。

在恒冷箱式冷冻切片机（−20℃）条件下切片，厚度 8～10μm 左右，免疫组化为 5μm。

2. 骨骼肌的实验室检查技术

（1）H-E 染色：H-E（haematoxylin-eosin，苏木素 - 伊红）染色在组织学上是一种应用最广泛的染色方法，通过 H-E 染色可清楚地观察到各种不同的组织结构，并为其他染色提供佐证。正常细胞核染成淡蓝色，细胞质染成红色。

（2）酶组织化学方法：酶组织化学技术是在组织切片上通过分解、置换、氧化、还原等化学变化，经呈色反应显示组织细胞内的化学成分，对肌纤维的代谢产物和酶活性进行定位。染色方法很多，一般根据临床及 H-E 的结果而增加。常规应包括 H-E 染色、Gomori 染色、还原型辅酶Ⅰ四氮唑还原酶（NADH-TR）染色、PAS 染色、苏丹黑或油红 O 染色及 ATP 酶染色等。

1）Gomori 三色染色：此染色主要用来检测横纹肌肌浆内的线粒体，当线粒体肌病患者的横纹肌肌浆内有大量线粒体异常堆积，异常线粒体多聚集在肌膜下，经 Gomori 三色染色被染成红色称"破碎红纤维"（ragged-red fiber，RRF）。肌原纤维呈暗绿色，结缔组织亮绿色，肌核紫红色，肌膜和线粒体呈红色。

2）过碘酸希夫染色（PAS）染色：PAS（periodic-acid schiff stain，PAS）染色原理是肌糖原经过碘酸氧化，使1，2二醇基形成双醛，再与Schiff试剂作用生成紫红色沉淀。主要用来诊断糖原贮积症。值得注意的是本反应无特异性，除肌糖原外，其他多糖、中性黏多糖、糖蛋白、糖脂等均可呈阳性反应。因此，染色时应有对照。

正常细胞核呈蓝色，肌原纤维间的肌质网呈红色或紫红色，Ⅱ型纤维染色深于Ⅰ型纤维。

3）油红O与苏丹黑染色：油红O与苏丹黑均为脂溶性染料，溶于有机溶剂中制成饱和溶液，当组织切片置于其内时，染料分子进入细胞内使组织中脂类着色。苏丹黑与大多数脂类结合，油红O易与甘油三酯结合。

油红染色肌质网内有橙红色脂滴，细胞核染成蓝色，Ⅰ型纤维脂滴多，Ⅱ型纤维脂滴少。苏丹黑染色肌质网内有黑色脂滴，核染成红色，Ⅰ型纤维染色深于Ⅱ型纤维。

4）非特异酯酶染色：非特异酯酶（non-specific esterase，NSE）主要定位在内质网、溶酶体，利用α-醋酸萘酯为底物，经偶联反应形成棕红色沉淀，酶活性的部位显示棕红色，可显示运动终板的病变。用于重症肌无力等疾病的诊断。酶活性部位呈棕红色，Ⅰ型纤维染色重于Ⅱ型纤维。

5）ATP酶（三磷酸腺苷酶）染色：ATP酶染色为重要的染色，可用于区分肌纤维类型。ATP酶与肌球蛋白分子结合并受钙离子所调节。染色时ATP酶先被钙离子激活，再经氯化钴置换钙离子，形成硫化钴黑色沉淀，有ATP酶活性的肌纤维被染成黑色。

将肌组织切片事先在不同氢离子浓度的液体内孵育，可以抑制某一型肌纤维的ATP酶活性。如碱性环境中抑制Ⅰ肌纤维ATP酶活性，因此经碱性孵育液孵育，Ⅱ型纤维着色深，Ⅰ型纤维无色。而酸性环境抑制Ⅱ型肌纤维的ATP酶活性，经酸性孵育液孵育后，Ⅰ型纤维着色最深，Ⅱ型纤维无色，要求孵育液的pH一定要测量准确，相差0.1即影响结果。

6）NADH-TR染色：NADH-TR（还原型辅酶Ⅰ四氮唑还原酶，NADH-tetrazolium reductase）为有氧代谢电子传递链中的一个酶，定位于线粒体和肌质网。反映三羧酸循环细胞色素系统和其他氧化代谢途径的利用情况。本染色原理以NADH为底物，无色的四唑盐作为受电子体并被还原成蓝紫色的不溶性甲醛，甲醛沉淀于酶活性部位。本染色反映的是三羧酸循环细胞色素系统和其他氧化代谢途径的情况。

肌质网和线粒体染成蓝紫色，肌原纤维无色，Ⅰ型纤维着色深于Ⅱ型纤维，Ⅰ型纤维染成蓝紫色，Ⅱ型纤维染成淡灰色。本染色的优点是能显示肌原纤维的内部结构。

7）酸性磷酸酶染色：酸性磷酸酶（ACP）主要定位于溶酶体内，内质网和胞质内也可见有其活性，本染色以萘酚AS-BI磷酸酯为底物，经酶水解释放出萘酚AS-BI，然后与重氮盐偶联形成红色产物。

酶活性部位呈红色，核呈绿色，正常肌纤维此酶阴性，炎性或退变等病理性肌纤维呈阳性。可证明炎性细胞、坏死肌纤维酸性麦芽糖酶缺陷。

8）磷酸化酶染色：磷酸化酶（phosphorylase，PPL）为糖原酵解的限速酶，主要位于内质网上，可将糖原分子中葡糖基1.4键断裂。染色原理是以G-1-P为底物，使其合成糖原，然后以Lugol碘液显色，6个葡糖基以下不显色，8～12个葡糖基直链显红色，30～50个葡糖基显蓝色。为糖原贮积症（McArdle）的特异性诊断。

酶活性部位呈灰至蓝色，Ⅰ型纤维呈灰色，Ⅱ型纤维呈棕蓝色，正常Ⅱ型纤维着色强于Ⅰ型纤维，如呈浅黄色为阴性，但一定要有对照并及时观察。

### 五、骨骼肌的形态学观察

采用上述H-E及酶组织化学染色，可以对骨骼肌的形态学改变进行观察。

1. 正常肌肉组织　由数十至数百根直径约60～80μm肌纤维丝聚集成肌束，在肌纤维丝之间很少有结缔组织成分，偶见少量毛细血管及末梢神经，在肌束之间能见到纤维结缔组织、肌梭、血管及末梢神经束等组织。肌纤维呈多边形，周边部约有2～3个细胞核，纤维内部基本见不到细胞核，细胞质呈嗜酸性,主要是含有丰富的收缩蛋白肌原纤维及线粒体、溶酶体和糖原颗粒构成的肌浆网,通常肌纤维可分为两种类型,Ⅰ型肌纤维相当于慢肌,又称赤肌;Ⅱ型肌纤维相当于快肌,又称白肌,在正常情况下两种类型肌纤维的比率约为1:1,呈"马赛克"样结构镶嵌均匀分布,采用 ATP 酶,NADH,SDH 及 PAS 染色能区分两种类型的肌纤维。

2.异常肌纤维　通过骨骼肌活检希望能发现对诊断最有价值的信息,例如:肌纤维的类型及构造异常、异常物质沉积、酶活性改变、间质内炎性细胞浸润及蛋白质异常等。

(1)肌纤维萎缩:Ⅱ型肌纤维萎缩为非特异性改变,常见于中枢神经系统病变引起的失用性萎缩及长期使用类固醇激素的病人;Ⅰ型肌纤维萎缩具有病理意义及诊断价值,常见于各种类型的肌营养不良和先天性肌病等疾病;由于长期失神经支配及再分配导致肌纤维群组化萎缩现象或出现小角化肌纤维,常见于遗传性运动感觉性神经病等神经源性损害。

(2)肌纤维变性、坏死和再生:是肌源性疾病最基本的病理改变,由于变性、坏死使肌原纤维及细胞内小器官消失导致染色性低下,在显微镜下不能清晰呈现肌纤维的内部结构,偶尔伴有巨噬细胞浸润;肌纤维再生现象往往与坏死相随行,表现为含有数个核仁明显、中等大小肌周细胞核的嗜碱性小型肌纤维,常见于各种类型的肌营养不良。

(3)肌原纤维及肌浆网的构造异常:NADH 染色可发现肌纤维横纹排列紊乱和消失,通常被形容为虫蚀样、分叶状、漩涡样或不透边肌纤维,常见于各种类型的肢带型肌营养不良;肌周细胞核向心性内移、杆状体及中央轴空形成,常见于各种类型的先天性肌病;不同类型的空泡形成,特别是含有嗜碱性膜样漩涡状结构的镶边空泡,在 Gomori 三色染色下呈紫红色,常见于肌原纤维肌病、远端型肌病及包涵体肌炎等疾病。

(4)异常物质聚集或沉积:常见于代谢性肌病,Gomori 三色染色可发现在肌膜下有染成紫红色的破碎纤维形成同时伴有各种酶活性的改变,提示有线粒体代谢障碍或异常聚集;PAS 染色可发现肌原纤维内有糖原颗粒异常沉积;油红 O 及苏丹黑染色可发现Ⅰ型肌纤维内有大量粗大脂滴颗粒沉积。

(5)间质的变化:任何慢性进行性肌病都能引起间质内纤维结缔组织增生,脂肪组织填充;在皮肌炎、多发性肌炎及免疫系统异常的病人中,可见各种类型的炎性细胞弥散浸润或形成血管周围淋巴套现象。

## 六、免疫组织化学及免疫印迹法在肌营养不良诊断中的应用

采用特异性抗体的免疫组织化学筛选和分析主要用于对肌营养不良的诊断及分类,以下就骨骼肉活检病理在肌营养不良诊断中的有效性,病理改变及近年来的进展做一详细阐述。

肌营养不良(muscular dystrophies,MD)是一组在临床、遗传和分子生物学上具有各自特征的神经肌肉疾病。近年来,在致病基因及肌营养不良分型方面的研究取得了很大的进展,其中骨骼肌活检病理在分子生物学筛选及发病机制的研究中扮演了重要的角色。肌营养不良的突出症状是肌无力,但不同类型的肌营养不良有其独特的分布部位和方式,同时可伴有跟腱挛缩、关节松弛以及其他系统的损害,例如中枢神经系统、心脏、眼睛及皮肤等器官。此外,血清肌酸磷酸激酶(creatine kinase,CK)异常升高是肌营养不良的另一个特征,在 Duchenne 型、Becker 型肌营养不良、部分肢带型或先天性肌营养不良的病人中,血清 CK 可显著升高。然而,骨骼肌活检病理对面肩肱型或强直性肌营养不良的诊断价值不大,需通过分子生物学检测才能明确。

肌营养不良的组织学特点:肌营养不良的基本病理特征是两种类型的肌纤维弥散性大小不均,肌纤维坏死伴有或无巨噬细胞浸润,肌纤维再生及胶原结缔组织增生和纤维化,但肌纤维的病变程度往往与临床症状是不对应的,也不能确定肌营养不良的具体类型。在某些慢性肌营养不良病例中,肌肉重度萎缩,仅有极少数肌纤维残留,在肌纤维膜下见到多个细胞核聚集在一起,通过酶组织化学染色可发现肌周细胞核通常聚集在Ⅱ型肌纤维膜下,这种改变通常表示有肌纤维再生,而且在Ⅱ型强直性肌营养不良中特别明显。炎性细胞浸润可能也是某些类型肌营养不良的另一个病理特征,炎性

细胞的类型主要是巨噬细胞、T淋巴细胞和极少量嗜酸性粒细胞,浸润坏死肌纤维及肌纤维内膜。极少数肢带型肌营养不良ⅡB型的病人可有明显的炎性细胞浸润,有时会误诊为多发性肌炎。

酶组织化学染色可区分肌纤维的类型并能显示两种肌纤维在数量及大小上的变化,有时也能显示肌纤维在结构上的各种改变,例如轴空样改变、漩涡状及分叶状碎裂肌纤维。分叶状碎裂肌纤维呈现为三角形的较小肌纤维,在纤维的边缘有线粒体聚集现象,通常出现在肢带型肌营养不良ⅡA型和ⅡG型的病人,在Ullrich先天性肌营养不良中也能见到类似的改变。PAS能清晰显示受损肌纤维的糖原缺失或环形肌纤维,在Duchenne型肌营养不良中,常能见到许多受损肌纤维有糖原缺失,而环形肌纤维常出现在DM1和DM2强直性肌营养不良病人中。

有几种蛋白质对肌肉发育有调控作用,在肌营养不良的病人中可见到处于成熟各个阶段的再生肌纤维,特别对先天性肌营养不良,需要重点观察新生肌纤维的蛋白质表达状态。免疫组织化学或免疫印迹法检测各种类型肌营养不良的蛋白质缺陷,这种膜蛋白成分的变异,从本质上来说有赖于基因突变的性质、基因编码的蛋白质产物及遗传方式。在隐性遗传性肌营养不良中,如果是终止密码子突变,就可表现为蛋白质完全缺失;如果是错义突变,免疫组织化学通常不能显示蛋白质的变化,但采用免疫印迹法就能反映出蛋白质在分子量及数量上的改变;在显性遗传性肌营养不良中,正常等位基因的蛋白质表达通常会掩盖异常等位基因的蛋白质表达,但是在基因编码Caveolin-3缺失占优势型的肢带型肌营养不良IC型就是一个例外。最近,有文献报道没有基因突变的自身免疫异常也可导致肌纤维呈"马赛克"样镶嵌式Caveolin-3缺失。需要注意的是现有商品化抗体并非都具有非常高的特异性来精确定位或识别变性的蛋白质,有些抗体可能不适合做免疫组织化学或免疫印迹的检测。对某些分子量大的蛋白质,例如Dystrophin和Laminin α2使用时最好选用多家公司的产品,进行对照研究,对于Collagen Ⅵ,β-Spectrin,Laminin-γ1及Perlecan应严格按照使用说明书要求妥善保存。

利用肌球蛋白各种亚型的免疫标记可取代ATP酶染色对肌纤维分型,肌球蛋白的免疫标记比酶组织化学方法更能识别那些混合型肌纤维。分化差的肌纤维通常对肌球蛋白的各种亚型有共同表达,肌球蛋白标记阳性的新生肌纤维大小、数量及分布方式有助于肌营养不良的鉴别,例如Duchenne型肌营养不良,通常能见到大量弥散分布的大小不均肌纤维对肌球蛋白呈强阳性表达;Becker型肌营养不良,见灶性成簇及散在分布的肌球蛋白阳性小型肌纤维。然而,在先天性肌营养不良中,仅有极少直径约在几微米的小型新生肌纤维对肌球蛋白呈阳性表达,未成熟的再生肌纤维对胚胎性或新生儿型肌球蛋白重链呈强阳性表达。另外,非嗜碱性的慢性萎缩纤维以及失神经支配的小角化纤维对新生儿型肌球蛋白也会呈阳性表达,因此需结合其他形态学的改变来鉴别再生、萎缩及小角化纤维。

免疫印迹法检测被视为免疫组织化学的补充,能分析蛋白质的分子量和数量并可多重印迹同时检测几种蛋白质,特别重要的是能分析蛋白质之间的相互影响及检测继发性缺失。根据血清CK值的水平,特别在隐性遗传性肢带型肌营养不良中,免疫印迹法检测可能会发挥出最大的潜在价值。对Becker型肌营养不良的疑似病例,特别是那些常规分子检测阴性或免疫组织化学结果模棱两可的病例,就需要用免疫印迹法来检测Dystrophin的分子量和数量,如果有一个、多个外显子缺失或点突变就能检测到蛋白质分子量的改变和蛋白质数量减少。Calpain-3可以通过免疫组织化学染色来检测肢带型肌营养不良ⅡA型的蛋白质缺失情况,但很难区别致病性蛋白质缺失和继发性改变,必须要用免疫印迹法来检测蛋白质的分子量或数量,类似的情况也可发生在Dysferlin缺乏的ⅡB型肢带型肌营养不良中。因此,比较分析Dysferlin、Calpain-3和Caveolin-3在数量上的变化是非常重要的。

### 七、其他检测

部分肌营养不良症可采用基因检测获得诊断,有助于基因携带者检出和产前诊断。采取病人外周血,运用分子生物学技术,对致病基因进行直接检测或间接进行连锁分析,从DNA水平上进行诊断。

## 第四节　周围神经活检技术

　　周围神经活检具有创伤性，主要用于显示病变的轴索和髓鞘，活检的目的是明确周围神经病变性质和病变程度，如糖尿病性周围神经炎，急慢性脱髓鞘神经病，类淀粉沉积症，血管炎等。在多数情况下，神经活检作为周围神经病病因诊断的最后手段。周围神经活检对于神经病的诊断价值可分为三级：具有诊断决定意义的；具有帮助性的；结论无价值的，仅能提供神经损害存在的证据的。

### 一、神经活检的适应证

　　神经活检具有损伤性，应注意手术对象的选择。要精确界定周围神经活检的适应证是非常困难的，应视病人的具体情况，例如详细的临床病史、肌无力的进展程度及是否能获得适当的治疗来进行综合判断。一般来说，神经活检适用于全部的隐源性周围性神经病，即经过全面的临床、电生理、实验室检查甚至包括病人及家属的遗传性疾病检查后仍不能确定诊断的周围神经病

　　神经活检应避免在损伤有感染的皮肤部位进行，严重感觉性神经病导致皮肤营养不良的患者或慢性糖尿病、营养不良、低蛋白血症、长期应用大剂量激素患者，神经活检需要谨慎，有伤口愈合延迟和愈合不良的风险。

### 二、神经活检的部位

　　腓肠神经是常见的取材部位，腓肠神经属于皮肤浅表感觉神经，易切取，手术操作简单，不会引起肌肉无力，同时也是神经电生理检查的神经，病理改变可与电生理检查比较。腓肠神经在外踝后上方有 6～10cm 可供切取。其他可供选择的神经有腓浅神经和桡浅神经，用于上肢受累为主的周围神经病；耳大神经、外侧隐神经、腓深神经 - 闭孔神经及桡神经运动支的活检，主要用于纯运动性周围神经病的诊断；胸段背根神经节活检可用于感觉神经元神经病的诊断。

### 三、周围神经活检的组织学方法

　　常规采取神经标本后，应立刻把神经组织小心地分割成三部分，包括甲醛固定后石蜡包埋制片，用于观察神经周围间质的变化；其次是用 2.5% 戊二醛及 0.05M 二甲胂酸钠缓冲液固定 1h 后，再用 1% 锇酸后固定，环氧树脂包埋制成超薄切片，用于电镜或免疫电镜观察，同时应常规制作横断面的甲苯胺蓝半薄切片用于光镜观察，经醋酸铀和柠檬酸铅染色后，常规进行横切面电镜观察，纵切面电镜用于观察郎飞结和轴索内线粒体等特殊结构，半薄切片用来检测有髓神经纤维密度，而超薄切片用来检测无髓神经纤维密度，有时需要精心制作单神经纤维，按照 Dyck 氏分类和计算法则计算出脱髓鞘和轴索损害的比例；第三是留取冷冻切片用于免疫荧光检测，如因技术等原因难以操作可改用免疫电镜检测。

### 四、光镜及电镜下的形态学观察内容

　　1. 神经束的观察

　　（1）炎症：常见于特发性周围神经炎。在麻风病周围神经病的束膜中损害最突出。

　　（2）钙化：神经束膜板层间高密度的靶样小体。

　　（3）束膜局部向内膜增生：对损伤的非特异性慢性反应。

　　（4）束膜中脂质沉积：见于 Fabry 病、Niemann-Pick 病。

　　（5）神经束增粗：见于麻风病周围神经病，具有"洋葱球样结构"的神经病如 HMSN-1、CIDP 和 Refsum 病，淀粉样变性和周围神经浸润性肿瘤。

　　2. 神经纤维的观察

　　（1）观察有髓纤维的密度：由于正常人神经纤维密度变化很大，通常在神经纤维脱失超过 25%

时，才能观察到神经纤维密度的变化。通过神经纤维直径 - 频率直方图可以定量显示神经纤维的脱失和分布特点。

神经纤维减少的程度与临床上功能障碍的程度以及神经动作电位的减低正相关。

（2）观察脱失神经纤维的类型是否具有选择性：大径有髓纤维脱失最常见，病因很多。选择性小径有髓纤维脱失少见，具有一定的诊断意义。小纤维感觉神经病或小纤维神经病为一组主要累及直径<5μm 的有髓纤维或无髓纤维的感觉性周围神经病，在任何类型慢性神经病的病程中，进行性轴索脱失是共同的病理特征。因此，在重度、慢性获得性或遗传性神经病中，除了有脱髓鞘改变外还有更显著的轴索脱失，这种大径有髓神经纤维脱失与电生理神经传导速度的研究结果是一致的，提示轴索型神经病。反之，仅能在半薄切片或电镜观察到的小径有髓神经纤维或无髓神经纤维的改变，可能会提示某些特殊的疾病，例如巨轴索病或线粒体代谢异常等。

（3）观察病变的时相特点：急性轴索变性最早期出现轴浆颜色变淡，髓球形成，见于中毒性神经病和血管炎。而慢性轴索损害表现为轴索数量减少，无明显的瓦勒变性，见于遗传性神经病。

3. 髓鞘观察　脱髓鞘的特点是神经纤维有髓鞘脱失或伴有再生现象，这些再生的髓鞘直径与轴索的直径相比非常薄称为薄髓鞘，尤其在单神经纤维检查时更容易观察到髓鞘节段性改变和巨轴索等病理改变特征。与巨噬细胞相关的脱髓鞘病变主要表现为组织细胞侵入雪旺氏细胞，破坏及吞噬髓鞘板层结构，而轴索相对保留，这种改变在电镜下可清晰显示完整的轴索和组织细胞吞噬髓鞘碎片的过程。某些毒素或酶代谢异常可引起脂类物质异常沉积，电镜下可发现雪旺氏细胞有特殊的形态学改变。

4. 间质组织的改变　除了神经外膜、束膜和内膜三层结构有改变外，更应留意神经间质内小动脉及毛细血管的变化，例如炎性细胞浸润、血管壁坏死和微血管病等。

胶原结缔组织增生和间质水肿也是很常见的病理改变，但难以量化。Kaemmer 等提出在神经活检时，计算胶原 I 型和 III 型的比率具有一定的诊断价值，并可作为一个对治疗是否有效的判断指标。

淀粉样变性症或伴有单克隆免疫球蛋白异常的多发性神经病通常在间质内有异常物质沉积，这些沉积物的性质往往需要通过电镜或免疫电镜来做精确的检测和分析。

炎症细胞的浸润：正常神经和非炎性的周围神经病中偶见数个单核炎症细胞浸润的现象，无特殊意义。严格意义上血管炎应伴有血管壁破坏的病理改变。辨别参与血管炎的炎症细胞类型有诊断意义。中性粒细胞浸润见于坏死性血管炎，嗜酸性粒细胞浸润见于 Churg-Straus 血管炎和嗜酸性细胞增多等。上皮样组织细胞见于结节病和麻风病，弥漫性或大片的单个核细胞浸润见于浸润性恶性淋巴瘤、麻风和淋巴瘤样肉芽肿等。

外膜血管增生是慢性血管炎的表现，可见于糖尿病、麻风病和 Castleman 病。淀粉样沉积最常见于血管壁，需要通过刚果红染色，偏光显微镜观察证实。

肉芽肿改变见于各种肉芽肿性血管炎、Churg-Straus 血管炎、Wegener 肉芽肿、麻风、结节病以及淋巴瘤样肉芽肿。

值得注意的是，以下几种人为假象可能引起误诊，如在活检过程造成的组织破碎或过度牵拉；组织处理时固定液配方或渗透压不对，固定不充分，冰冻及解冻过程中造成的冰晶；以及在包埋过程中未注意神经纤维走向造成的斜切神经纤维导致的波纹状改变，应尽量避免。

## 五、几种神经病变特点

1. 免疫相关性神经病

（1）血管炎：这组疾病共同的病理特征是血管壁炎症伴有或无坏死，它往往是多系统疾病的一部分，但也可能只局限于周围神经。由于它是可治性疾病，病理确诊对治疗方案的制定具有重要意义，血管炎病人通常累及腓总神经、腓浅神经及腓骨短肌，因此提倡联合活检可提高阳性检出率。结节性多动脉炎应仔细观察中等大小的动脉，部分病人可能有 B 型或 C 型肝炎病毒感染史伴有或无冷球蛋白血症,在显微镜下主要累及小至中等大小的动脉。

(2) Churg-Strauss 综合征(Churg-Strauss syndrome):是以哮喘及嗜酸性粒细胞增生为主要表现的一个独立疾病单元,其病理表现为坏死性血管炎伴有以嗜酸性粒细胞为主的各种炎性细胞浸润。

(3)结节性神经病:又称类肉瘤样神经病,其病理特征是在肌肉组织、神经外膜、肺和淋巴结内形成多发性非干酪样肉芽肿,神经纤维的病理改变主要表现为轴索损害,偶尔伴有脱髓鞘改变。

(4)某些结缔组织病常伴有神经内血管炎:例如,类风湿性关节炎晚期常伴有多发性单神经炎,血管炎通常累及有髓和无髓神经纤维,严重时可波及轴索,这种变化一般在显微镜下很容易被发现,但当检测结果与临床表现互相矛盾时,此时应对采集的神经及肌肉标本做连续切片反复仔细地观察。

(5)慢性炎性脱髓鞘性多发性神经病起源于一般的免疫异常,致病性抗原至今不明。当患有慢性孤立性多发性神经病,同时不具备免疫球蛋白异常的直接证据,但电生理检查却显示脱髓鞘型神经病,则提示慢性炎性脱髓鞘性多发性神经病的可能性很大。由于慢性炎性脱髓鞘性多发性神经病的病人不伴有单克隆免疫球蛋白异常,因此神经活检不能发现典型病例,但有助于确定非典型病例而得到适当的治疗。按照美国神经病学会提出的组织病理学诊断标准,至少要发现 5 个以上的脱髓鞘纤维才能诊断慢性炎性脱髓鞘性多发性神经病,但有时在石蜡或冷冻切片上仅能见到血管周围有极少数 T 淋巴细胞浸润及神经内膜处有巨噬细胞弥散分布,而在半薄切片低倍放大后,可发现部分病例在粗大的神经纤维束或束内有分布不均匀的脱髓鞘及髓鞘再生现象,在电镜下见到脱髓鞘的轴索周围有雪旺氏细胞突起呈同心圆样增生构成洋葱球样结构,有的轴索周围可能包绕一层非常薄的髓鞘提示有髓鞘再生现象,巨噬细胞吞噬破坏的髓鞘碎片,同时伴有不同程度的继发性轴索脱失,几乎在所有的病例中都能见到丛状神经纤维再生,这反映了一个修复的过程,这些形态学改变提示慢性炎性脱髓鞘性多发性神经病通常与单克隆免疫球蛋白异常或其他疾病相似。

2. 感染性神经病    一般情况下根据临床表现基本能判断感染性神经病。

(1)莱姆病:或称莱姆包柔氏螺旋体菌神经病,是一种经蜱传播的感染性疾病,主要累及脑膜和周围神经,引起不对称的脑神经、脊神经及多发性周围神经炎,神经活检显示血管周围有明显的炎性细胞浸润及急性轴索损害。

(2)艾滋病:人类免疫缺陷病毒(HIV)感染早期可出现类似于吉兰 - 巴雷综合征及慢性炎性脱髓鞘性多发性神经病的症状和体征,其基本病理改变是坏死性血管炎,感觉性神经病和抗逆转录病毒药物引起的中毒性神经病均属于轴索型非炎性神经损害,具有相似的临床表现和组织病理学改变,在尸体解剖时,可发现巨细胞病毒等条件致病菌的感染引起马尾神经丛的多发性神经病。

(3)麻风病:虽然部分病人通过皮肤活检可明确诊断,但有时也需要做神经活检来证实特发性多发性神经病,典型的麻风性结节样神经病表现为泡沫状炎性细胞浸润神经束,用 Ziehl 染色可清晰显示麻风杆菌沉积在神经外膜、束膜及内膜,电镜检查可发现雪旺氏细胞质内含有透亮光晕、杆状结构的菌丝;类结核性麻风病的病理特征是含有大量组织细胞浸润及多核巨细胞反应的肉芽肿性病变,偶尔伴有干酪样坏死,此时很难找到麻风杆菌,需与结节病进行鉴别。

3. 代谢性神经病    除了极少数原因不明的病人外,糖尿病、尿毒症及其他各种营养障碍性神经病一般不提倡做神经活检。代谢性疾病的神经活检通常表现为急性、亚急性或慢性的非特异性轴索型神经损害,糖尿病病人通常能发现微血管病变,但其确切意义尚不清楚,糖尿病病人偶然也可发生慢性炎性脱髓鞘性多发性神经病,通过神经活检有助于那些非典型病例得到明确诊断和适当治疗。在实际工作中,如果糖尿病病人患有感觉 - 运动或以运动神经病为突出表现,电生理却提示脱髓鞘型神经病的时候,这些病人更应倾向于慢性炎性脱髓鞘性多发性神经病的诊断,此时神经活检有助于鉴别长度依赖型糖尿病性神经病和慢性炎性脱髓鞘性多发性神经病。此外,患有疼痛性多灶性神经病和根性神经病的糖尿病病人一般都伴有炎性细胞浸润,提示系微血管炎所致,神经活检有助于此类神经病的诊断并能接受类固醇激素治疗。

4. 中毒性神经病    在一般情况下中毒性神经病不需要做神经活检,胺碘酮及氯喹诱发的神经病可表现出相似的脱髓鞘病理特征。电镜检查发现在有髓、无髓神经纤维周围的雪旺氏细胞，纤维母细胞及内皮细胞内有大量脂质包涵体沉积，形成薄型板层状或假髓鞘样结构。由于脂类物质在神经内异常沉积需要很长时间才能消失，因此在停药后数月或更久做神经活检仍然能发现异常，大部分神经毒性药物诱发的神经病一般表现为非特异性轴索型损害与其他原因引起的神经病很难鉴别。己烷、甲基丁基酮及丙烯酰胺等工业污染引起的神经病，在电镜下可发现轴索增粗扩大，内含直径约9～10nm的细丝增生的超微结构特征，但偶尔在毒品吸食者的神经活检中也能发现类似的病理改变。

5. 单克隆丙种球蛋白异常与神经病　需要研究神经病与免疫球蛋白异常之间的直接关系，由于临床和电生理检查很难区分化学药物或其他原因导致的神经病，因此病理检查对那些接受具有潜在神经毒性的化疗患者有特别重要的意义。

（1）IgM 免疫球蛋白病：如果抗髓鞘相关糖蛋白（anti-myelin-associated glycoprotein，MAG）抗体水平明显增高（大于 10 000BTU），再结合临床、电生理及血清学间接免疫荧光检查，基本可确定神经病与免疫球蛋白异常有关，此时不需要做神经活检。但个别病例抗 MAG 抗体滴度不升高，而血清学间接免疫荧光检查却呈阳性反应的矛盾结果，此时就需要做神经活检，采用直接免疫荧光方法可发现髓鞘周围有免疫球蛋白呈环形沉积，在电镜下可见髓纹增宽。此外神经活检还能发现一些伴随变化，例如：间质内有淀粉样物质沉积、淋巴细胞浸润等改变。通过光镜和电镜的免疫组织化学检查基本能确定细胞的类型和沉积物的性质，如果抗 MAG 抗体阴性，则应想到慢性炎性脱髓鞘性多发性神经病。

（2）IgG 或 IgA 免疫球蛋白病：有极少数病例，采用特异性抗体的直接免疫荧光检测发现在大量有髓纤维周围有免疫球蛋白呈环状聚集，在电镜下也能见到与 IgM 型抗 MAG 神经病相似的髓纹增宽改变，但在髓板内还能发现一些雪旺氏细胞的碎屑，通常分布在髓板的内层和中层或外层，因此在髓纹增宽的边缘可形成稠密的条带，但不伴有巨噬细胞浸润，采用免疫组织化学染色或免疫电镜检查可发现在髓鞘内有重链或轻链蛋白异常沉积。

（3）神经内免疫球蛋白异常沉积：神经活检是观察神经内间质异常免疫球蛋白或淀粉样物质沉积的唯一途径，根据沉积的数量，可采用冷冻切片免疫荧光方法或免疫电镜来检测，在电镜下这些沉积物表现为指突状、纤维丝状或管状等超微结构特征。

（4）T 或 B 淋巴细胞增生性病变：一般常规石蜡包埋切片就能发现这些肿瘤样淋巴细胞，并通过免疫组织化学染色来确定细胞类型。淋巴瘤、白血病及单克隆免疫球蛋白病均能引起神经病，通过神经活检有助于诊断和鉴别。此外，检测免疫球蛋白的克隆性和 T- 细胞受体基因重排对淋巴瘤样增生性病变非常有价值，通常应用 PCR 技术来评估免疫球蛋白或 T- 细胞受体基因交界区域的差异性。

6. POEMS 综合征（POEMS syndrome）　POEMS 是指多发性周围神经病（polyneuropathy）、脏器肿大（organomegaly）、内分泌病（endocrinopathy）、M- 蛋白血症（M-proteins）、皮肤变化（skin change）等为特点的一组综合征，绝大多数病人表现为血清中血管内皮生长因子（VEGF）异常升高。大约有80% 的病人在电镜下可出现非紧密性髓鞘层状结构（uncompacted myelin lamellae，UML）特征，约占有髓纤维的 1%～7% 左右，这种髓鞘改变通常发生在轴系膜附近，在一个半圆形的轴索周围至少有 3 层以上连续的髓纹呈疏松排列。这种超微结构特征与以上提及的 IgM、抗 MAG 抗体、IgG 和 IgA 单克隆丙种球蛋白异常的髓纹增宽是有明显区别的，但相似的病理改变也可发生在 PO 及 PMP22 基因突变的遗传性神经病中。

7. 淀粉样变性症　淀粉样变性症是淀粉样蛋白异常沉积在某个脏器或全身的一组疾病，原发性或免疫球蛋白轻链型是最常见的类型，但也有因基因突变引起的神经系统淀粉样蛋白沉积症。石蜡包埋切片可显示淀粉样蛋白呈圆形斑块状，沉积在神经内膜或毛细血管壁上，刚果红及硫黄素染色能清晰显示淀粉样蛋白沉积。在冷冻切片上应用特异性抗体可检测免疫球蛋白轻链型淀粉样变性症。电镜可发现淀粉样蛋白沉积在细胞外，由直径约 7～10nm 构成的纤维细丝呈不规则束状排列结构，淀粉样纤维细丝有时与血管内皮细胞基底膜、雪旺氏细胞及胶原紧密相连，无论是遗传性或免疫原性淀粉样变性症,有髓和无髓神经纤维均遭到严重破坏。通常,皮下脂肪活检、唾液腺活检及直肠黏膜活检均有较高的阳性检出率,神经活检仅适用于上述活检均阴性的病人,通过神经活检约有85%的系统性淀粉样变性症能得到明确诊断,甚至应用免疫电镜可区别免疫球蛋白轻链型淀粉样变性和转甲蛋白(transthyretin,TTR)基因突变导致的遗传性淀粉样变性,这对临床遗传咨询具有重要意义。

8. 遗传性神经病    遗传性神经病包括腓骨肌萎缩症(Charcot-Marie-Tooth disease,CMT)、遗传性运动或感觉神经病,一般不伴随全身症状和体征,对于散发性病例的诊断是相当困难的。如遇到家族性病例,应确定显性、隐性或 X- 连锁等遗传方式,一般认为显性遗传的病人比隐性遗传的病人起病较晚,且病情较轻。目前,CMT 的分类仍然按照正中运动神经传导速度:小于 38 米 /s 提示脱髓鞘型(CMT Ⅰ型);大于 38 米 /s 提示轴索型(CMT Ⅱ型)。对于家族性病例,直接分子学检测是首选的诊断方法,但价格昂贵,在一般实验室难以展开。如遇到散发性病例,首选的诊断方法是神经活检,通过形态改变的特征来寻找或锁定某个基因突变。

(1)显性 CMT

1)CMT Ⅰ型:*PMP22* 基因重复和突变引起脱髓鞘型 CMT ⅠA 型,在电镜下发现在节段性脱髓鞘的过程中,同时伴有神经纤维内薄型髓鞘再生现象,其表现为含有雪旺氏细胞突起和基底膜的多层髓鞘形成大量洋葱球样结构,偶尔在轴索周围有异常的薄型髓鞘再生,由于雪旺氏细胞和结缔组织增生可导致神经呈假性肥大。随着疾病的进展,任何慢性脱髓鞘性神经病都表现为有髓神经纤维的密度显著减少。*MPZ* 基因突变引起脱髓鞘型 CMT ⅠB 型,在电镜下发现超薄型髓鞘周围有大量雪旺氏细胞增生形成大量洋葱球样结构,同时能见到大量外套式髓鞘散在分布。

2)CMT Ⅱ型:对于这些轴索型 CMT 病人,尽管通过大规模的分子筛选,但目前还不完全清楚。至今,比较明确的是编码于线粒体膜熔化蛋白 2(MFN2)基因突变引起 CMT ⅡA 型,占 20% 左右,在电镜下除了神经纤维脱失、出现洋葱球样结构外,最显著的改变是在轴索的膜内外有大量圆形线粒体呈灶性异常聚集及线粒体脊的异常或破坏。如遇到散发性 CMT Ⅱ型病例,只有通过神经活检才能发现这种特征性超微结构改变,从而锁定分子检测的范围。

(2)隐性 CMT:通常需通过分子学检测才能明确诊断,*GDAP1* 基因突变引起 CMT ⅣA 型的超微结构特征与 CMT ⅡA 型相似;*MTMR2* 或 *MTMR13* 基因突变引起 CMT ⅣB 型和 *FGD4* 基因突变引起 CMT ⅣH 型表现为重度脱髓鞘伴有大量外套式髓鞘形成;*SH3TC2* 基因突变引起 CMT ⅣC 型可表现为大量菲薄化的雪旺氏细胞突起扩散至无髓神经纤维周围;*PRX* 基因突变引起 CMT ⅣF 型可导致郎飞氏结的异常。

(3)X- 连锁型 CMT:*GJB1* 基因编码的缝隙连接蛋白 32(Connexin 32)突变引起 X- 连锁型 CMT,神经活检可发现有大量薄型髓鞘纤维呈丛状再生现象,有髓神经纤维通常在正常范围或轻微减少,但小径神经纤维往往有增多倾向,有时也能见到典型的洋葱球样结构。

9. 先天性神经病    新生儿肌张力低下可由中枢神经系统病变、脊髓前角细胞、周围神经、神经肌接头及肌肉的病变引起,在这个年龄段,周围神经病变一般很难被确诊,其预后主要取决于呼吸功能和肌无力的程度,几乎所有病人都要通过分子生物学检查才能确诊。绝大多数新生儿神经病属先天性髓鞘形成不全综合征范畴,包括髓鞘合成和维护的障碍,仅有极少报道发现有脱髓鞘及髓鞘再生过程。

10. 其他遗传性神经病    遗传性感觉或自主神经病不适合做神经活检,在电镜下仅能见到个别无髓神经纤维的非特异性改变,通常需进行分子生物学检查。

(1)家族性淀粉样蛋白沉积性神经病(familial amyloid neuropathy,FAP):通常通过分子生物学方法检测 *TTR* 基因突变来诊断 FAP。然而,在临床上偶然会遇到特发性病例,甚至会误诊为慢性炎性脱髓鞘性多发性神经病,此时需要做神经活检有助于鉴别。

(2)巨轴索神经病(giant axonal neuropathy,GAN):是由 *gigaxonin* 基因突变引起的常染色体隐性遗传病,通常发生在儿童伴有卷发,早期累及周围神经和中枢神经系统,有时也会遇到以 CMT 或痉挛性截瘫为临床表型的非典型病例，在没有做分子生物学筛选的情况下，通过神经活检可发现含有大量神经纤维丝增生的巨轴索形成。

（3）婴幼儿和青少年的神经轴索营养不良（Seitelberger 病）：罕见，常伴有中枢神经系统损害，在脑内有轴索肿胀的球形体形成，神经活检可发现有髓或无髓神经纤维的轴索呈节段性肿胀，内含直径约 20～40nm 囊泡样结构或管状物质无序增生。

11. 贮积症　通常累及中枢和周围神经系统，在临床上仅有少数病人以周围神经病为首发症状，如临床和实验室检查均不能明确病因时，神经活检可能会有所帮助。

（1）成人糖原贮积病：累及中枢和周围神经系统，通过神经活检，石蜡包埋切片 H-E 染色、半薄切片及电镜可发现大量缠丝异常聚集，形成圆球状结构，沉积在轴索内。尽管，本病仅出现神经系统症状和体征，但糖原可沉积在全身许多脏器，目前认为是由糖原分枝酶（glycogen branching enzyme，GBE）基因纯合子或杂合子错义突变导致糖原分枝酶缺乏而引起的，相当于糖原贮积病 Ⅳ 型。

（2）神经脂质贮积症：异染性白质营养不良、Krabbe 氏病、Fabry 氏病、Niemann-Pick 氏病、Gaucher 氏病及肾上腺白质营养不良等均可引起神经病，通过电镜检查可以发现各自具有特征性结构的结晶状脂质包涵体的异常沉积。

免疫组织化学和电镜对周围神经病变的诊断具有很大帮助，但必须强调在决定做神经活检前，需充分了解病人的临床症状、体征，电生理检查及所有实验室的检查结果，神经活检的标本固定和制作可在一般实验室进行，但对标本的观察和分析必须由经验丰富的专科医生来担当。

（刘　颖　汪　寅　朴月善）

# 第四章

# 神经肿瘤组织病理和分子病理诊断

## 第一节 概　述

中枢神经系统（central nervous system，CNS）肿瘤病理诊断长期以来主要基于组织发生学。随着新分子标志物的不断发现，其正逐渐成为 CNS 肿瘤精确分类的基础。基于精准医学的理念，2016 WHO CNS 肿瘤分类修订版在组织学分类的基础上，将分子分型融入 CNS 肿瘤分类，打破了近百年来组织学分类的传统，这有助于进一步了解 CNS 肿瘤的本质，但也给日常病理诊断实践带来巨大挑战。因此在神经肿瘤的诊断中除了传统的组织病理学、细胞病理学和免疫组织化学层面，也需完善相关的分子检测。

组织样本的规范化处理是获得准确可靠的病理诊断至关重要的第一步，涉及各个相关处理环节，包括从样本的采集与送检、样本的固定、样本的取材等等。甚至不同的固定液种类及固定时间对组织样本后续的分子检测、原位杂交及免疫组织化学染色的特异性和效率都具有较大影响。

传统的组织病理学中独特组织学模式是诊断不同类型神经肿瘤的基础，除此之外，中枢神经系统细胞学也具有十分重要的辅助诊断价值。细胞学主要包含脑脊液脱落细胞学检查和术中快速诊断中的细胞抹片和印片等。前者是评估或辅助诊断 CNS 疾病的重要方法之一，其侵入性远远低于组织病理活检操作。它在许多疾病的诊断和随访中广泛应用，可提供非常有用的信息。后者对于送检样本的及时评估和术中快速诊断具有重要的辅助判断价值。现代立体定向和神经内镜技术使神经外科医生能够安全地创伤最小地进入脑内尤其是大脑深部区域如脑干等部位的病变，这些部位的活检能否得出正确的最终诊断，首先必须获取到足够量诊断的有效组织，细胞抹片技术能快速作出准确的判断。另外 CNS 组织因含有较高水分和脂质成分，在冷冻切片往往难以达到直接的快速诊断，术中细胞学能从细胞形态层面上辅助获得正确的诊断。

免疫组织化学是神经肿瘤病理诊断中的最常规的基础实验技术，在观察判定组织或细胞的起源或分化方向起着重要的作用。免疫组化技术成功的关键是流程的规范化和质量控制，包括前期处理（组织固定、组织制片等）、免疫组化过程中（抗原修复、非特异性染色物质阻断、抗体孵育、检测试剂选择等）和后期处理（判读标准等）因素。现行实践中，神经肿瘤免疫组织化学标志物的主要作用除了辅助判定肿瘤的起源或分化方向、辅助肿瘤的亚型诊断、增殖活性、生长方式等之外，还有一个重要的作用是替代或提示分子遗传学特征，使得不具备分子检测平台的医疗单位，尤其是基层单位也能在分子病理诊断时代具有一定程度的诊断实践可行性。

分子病理学技术能为病理诊断提供更准确、更全面的依据，从而更好地指导神经肿瘤的靶向治疗和预后判断等，使得最终的病理诊断更具客观性和可重复性，是现代病理学发展的方向和必不可少的手段。在神经肿瘤检测过程中，常用的分子病理检测技术包括原位杂交、基因突变检测尤其是高通量测序等。基于近年来神经肿瘤分子病理取得的重大进展，目前已有一系列脑肿瘤相关的基因检测应用于临床，包括分子分型、预后判断以及可能的靶向治疗基因的检测。

## 第二节 神经肿瘤手术样本取材和常规组织制样技术

### 一、神经肿瘤手术样本取材规范

（一）手术样本的采集与送检

临床医生必须将手术所采集的组织标本完整无缺地送给病理科检测。

（二）手术标本接收及固定

1.标本接收与登记

（1）科室有专人负责标本的接收和登记。

（2）送检的标本和送检单上所写是否相符。送检单是否按要求逐项填写清楚，字迹是否清晰易于辨认。若发现有错误、疑问或不符合要求时，应立即查询清楚或做适当处理。

（3）送检标本容器上是否有病人的姓名和病案号及部位的标签（或二维码）；同一患者同时取有数种组织，或同一组织由不同部位取出，是否分装容器注明。是否在病例送检单上标明送检标本的份数及部位。

（4）标本是否已固定，固定液的种类（10% 中性缓冲福尔马林）和量（一般固定液为标本的 10 倍体积）是否合适。

（5）合格标本签收；不合格标本，则不应接收。

2.标本固定 手术切除标本及时固定，离体 30min 以内应立即用足够量的 10% 中性缓冲福尔马林固定，一般固定液为标本的 10 倍体积。固定时间范围在 12～48h。

备注：固定液的种类及固定时间对组织样本后续进行分子检测、原位杂交及免疫组织化学染色的特异性和效率有很大影响。固定时间超过 24h，DNA 易片段化，综合常规及免疫组化对蛋白固定的要求，固定时间控制在 48h 内；固定液的量大于等于标本的 10 倍，让组织细胞保持其活体状态时的形态，不发生自溶、变性、坏死等变化。

3.取材前标本及相关信息核对 取材前必须首先核对姓名、床位号、住院号、标本类型及部位等，以及临床诊断和术中所见等信息是否完整，经核对标本无误且相关信息完整方可取材。对上述需核对内容有疑问和 / 或相关信息不完整者，应及时与神经外科医生沟通确认，经双方确认标本无误并补全相关信息后方可取材。

4.标本取材规范

（1）大体检查及记录

1）观察和记录标本是否附带脑膜和 / 或脑组织。

2）标本附带脑膜组织时应描述脑膜组织是否有肿瘤累及、纤维化或出血等。

3）标本附带脑组织时应测量脑表面积的大小，描述脑回的宽度、颜色及硬度、脑沟的深浅、表面血管分布，并观察脑回形态是否正常、有无扭曲破坏、硬化结节或多微小脑回畸形等。

4）不附带脑组织的标本应测量和记录标本长×宽×高的最大直径，观察和记录其质地等，并沿最大直径平面平行切开标本，而后每隔 0.5cm 平行切开最大平面两侧的标本，观察和记录病变切面的颜色及有无出血、坏死和囊性变等。

5）附带脑组织的标本应垂直于脑表面每隔 0.5cm 平行切开标本，测量和记录病变的范围大小，观察和记录病变部位和质地及其切面的颜色和有无出血、坏死、囊性变等，并描述病变与周围脑组织的界限是否清楚及邻近脑组织的灰白质结构有无异常改变等。

6）标本为破碎组织时，应测量和记录标本总的长×宽×高的最大直径，其余观察和描述同上。

（2）取材规范

1）术中冰冻标本取材：标本有明确肿块者在肿块处取材；有脑表面结构者均按照垂直于脑表面

切开标本,在可疑病变处取材。具体取材块数可视标本大小及需要而定。

2)石蜡包埋标本取材:取材原则与术中冰冻标本取材相同。①不能做多个间隔 0.5cm 平行切面的小标本应全部取材送检。②病变最大直径≤5cm 者,应至少在每个间隔 0.5cm 平行切面的病变处取材 1 块,必要时全部取材送检。③病变最大直径 >5cm 者,应至少在每个间隔 1cm 平行切面的病变处取材 1 块,必要时根据需要适当多取。④较大标本必须在病变与脑或脊髓交界处取材,如病变含大片坏死组织,应于非坏死区取材。⑤标本为破碎组织时,取材块数视标本大小及需要而定。⑥标本切取面积一般不超过 2.2cm×2.4cm,厚度不超过 0.2～0.3cm 的组织块。直径小于 0.3cm 的小组织用擦镜纸包裹,颜色较浅的小组织应该用 0.5% 的伊红水溶液染色,以便技术员后续的包埋切片工作。

## 二、神经肿瘤手术样本制样技术规范

1. 固定　应用各种方法使组织标本尽量保持其离体前状态。组织样本离体后,由于微环境的变化将发生组织自溶,使其结构破坏。固定的目的:①使蛋白质凝固,保存组织、细胞离体前结构状态。②保存组织、细胞内的蛋白质、脂肪、糖原及病理性蓄积物,维持病变的特异性。③使组织处于不溶解状态,尽量减少制片过程中人为的溶解和丢失。

2. 固定液

(1)10% 中性福尔马林液:该固定液渗透能力强,固定均匀,组织收缩少。是临床最常用的固定剂。经福尔马林固定时间长的组织,易产生色素沉淀,称福尔马林色素。

(2)4% 中性缓冲甲醛溶液(10% 中性缓冲福尔马林液):此固定液效果比单纯 10% 福尔马林要好。能完好保存组织形态,并使蛋白质、核酸等大分子在细胞内原位凝固沉淀,对大多数抗原和肿瘤基因等保存较好,是免疫组织化学染色和分子病理最常用的固定液。

(3)80%～95% 乙醇溶液:它除了可作为固定剂外,还可作为脱水剂,对组织有硬化作用。

3. 水洗　标本固定后,组织内残留大量甲醛,因此在固定后需水洗,否则易造成切片染色时脱片和染色不新鲜,同时甲醛不利于组织块内抗原、基因的长期保存。特别是神经肿瘤组织后续均需做分子检测,因此固定后的组织在使用自动脱水机脱水时,可在固定液后面加一道水,时间 10～20min,并需经常更换。

4. 脱水　利用脱水剂将组织内的水分置换出来称为脱水。乙醇是目前最常使用的脱水剂。组织脱水的原则是从低浓度乙醇到高浓度乙醇,利于组织内水分的置换和细胞形态的保存。由于脑组织存在大量的脑磷脂,渗透困难,因此固定、脱水时间要延长。

5. 透明　为使石蜡进入组织块内,必须经过一种既能与脱水剂混合,又能与石蜡相溶的溶剂,通过这种媒介作用,使石蜡浸入组织中去。在这个过程中,组织内水分被脱水机换出,透明剂进入组织,取代了原来的水分。其折光指数接近于细胞蛋白的折光指数,使组织块变得透亮,因此将此过程称为透明。目前最常用的透明剂是二甲苯,透明时间 1～2h。

6. 浸蜡　组织透明后,在熔化的石蜡内浸泡的过程称为浸蜡。浸蜡用三道,第一道石蜡 15～30min,第二道石蜡 30～45min,第三道石蜡 120～180min。浸蜡用的石蜡熔点在 56～58℃。浸蜡用的石蜡要定期更换,以减少其中过多的由透明组织带入的二甲苯。

# 第三节　神经肿瘤细胞学技术

中枢神经系统的细胞学检查包括两个重要的方面:一是脑脊液(cerebral spinal fluid,CSF)细胞学检查,通常通过腰椎穿刺抽吸或脑室引流等手段获取脑脊液样本,对于中枢神经系统疾病的诊断具有重要意义;二是术中快速诊断中的细胞抹片和印片,对于送检样本的评估和术中快速诊断具有重要的辅助判断价值。

## 一、神经肿瘤脑脊液细胞学技术

脑脊液细胞学检查是评估或辅助诊断 CNS 疾病的重要方法之一，其侵入性远远低于组织活检病理操作。它在许多疾病的诊断和随访中广泛应用，可提供非常有用的信息。注意的是，其应用限于涉及 CSF 及其循环所涉及结构的病变。主要应用于以下几个方面的病变：①部分原发性中枢神经系统肿瘤的诊断，如松果体区肿瘤、胚胎性肿瘤和脉络丛肿瘤等；②炎症；③转移性肿瘤的诊断，如转移性癌（脑膜癌病）、黑色素瘤和淋巴造血组织的肿瘤累及 CNS；④肿瘤患者的随访，如淋巴瘤、生殖细胞瘤和胚胎性肿瘤等。

CSF 可以通过几种不同的方法获得，最常见的是腰椎穿刺，其他包括 Ommaya 囊、脑室分流抽吸和小脑延髓池穿刺术等。不同的样本获取方法可能影响 CSF 细胞片的质量，尤其是细胞量，甚至可能导致判读中的一些陷阱。因此，样本的来源途径在 CSF 细胞学评估中也很重要。

脑脊液细胞学制备技术基本过程包括：①样本前处理；②离心、涂片、干燥；③固定；④染色；⑤盖片。现在多已使用自动化或半自动化离心涂片机替代纯手工程序。空气干燥的细胞片通常用 Romanowsky 染色或其改良方法染色，而酒精固定的细胞片用 Papanicolaou 染色。Romanowsky 在血淋巴细胞和细胞外成分的评估中十分有用，而 Papanicolaou 染色显示更好的细胞核细节。

脑脊液的性状不同，前期处理需要注意分别处理，以免影响涂片的细胞量。因此，操作之前首先观察并记录脑脊液的量以及外观（无色/黄色/红色）和透明度（澄清/微浑/浑浊）。

无色澄清：普通离心机 1 000r/min，5min，吸取管底液体 500μl 放置细胞离心涂片机（如 Cytospin4）漏斗装置中开启程序 1（600r/min，4min），结束后立即取出玻片放置 95% 乙醇中固定 15min，行 H-E 或巴氏染色。

黄色微浑：摇匀脑脊液样本，吸取管底液体 500μl 放置细胞离心涂片机漏斗装置中开启程序 1，程序同上。

黄色浑浊：普通离心机 1 500r/min，5min，吸取管底液体 50μl + 上清液 450μl 混匀后放置细胞离心涂片机漏斗装置中开启程序 1，程序同上。

红色微浑：摇匀脑脊液样本，吸取管底液体 500μl 放置细胞离心涂片机漏斗装置中开启程序 1，程序同上。

红色浑浊：滴加 50μl 的冰乙酸于样本中混匀稍微破红，外观观察至淡红色时，摇匀脑脊液样本，吸取管底液体 500μl 放置细胞离心涂片机漏斗装置中开启程序 1，程序同上。

脑脊液涂片细胞量的直接影响因素首先是样本量，建议临床送检脑脊液量至少为 3～10ml，文献报道连续送检三次，随着送检量和次数的增加，细胞的收集量也明显增加，抽取的脑脊液放置一次性的试管中立即送至病理科细胞室，细胞室立即进行制片程序处理。注意，一般不放置冰箱保存，放置时间超过半小时，细胞量明显减少，因为脑脊液中支撑物少，细胞游离其中容易贴壁，不利于细胞收集。如果样本量足够且细胞量较多的话，可以连续涂片制片多张白片以备免疫细胞化学染色。如果量多且浑浊的脑脊液样本，也可用 50% 乙醇与脑脊液样本 1∶1 预固定后制作细胞蜡块连续切片行免疫细胞化学染色。

## 二、神经肿瘤手术样本细胞学技术

现代立体定向和神经内镜技术使神经外科医生能够安全地创伤最小地进入脑内病变，包括大脑深部区域如脑干、第三脑室和松果体等部位。这些部位的活检能否得出正确的最终诊断，首先必须获取到足够量诊断的有效组织，细胞抹片技术即能快速准确地判断这一要求。颅内病变的合理治疗必须要有正确的病理学诊断，还必须将感染、炎症和反应性改变与肿瘤区分开来，同时判定肿瘤类型是确定手术策略的关键因素。要达到以上要求，有两种主要技术可用于快速诊断 CNS 病变，即冷冻切片和细胞抹片/印片技术。

　　与其他器官不同，CNS组织在冷冻切片往往难以达到直接的快速诊断。一方面神经组织中水和脂质含量高，冷冻切片易产生冷冻伪影和组织变形，可能导致诊断困难甚至误诊。另一方面通过立体定向手术获得的样品极小且常十分柔软，难以处理。相比之下，细胞学可避免以上问题，且只需要极少量的组织即可。细胞学技术的主要优点在于：快速、技术简单；需要组织样本量极少；更好地显示细胞细节；能清晰展示细胞质突起等。同时，细胞学技术是脑活检术中判定病灶获取与否的最佳选择，特别是在处理小的立体定向或神经内镜活检标本时。因此，细胞印片和抹片是冷冻切片诊断的重要辅助手段，两者相互补充。经验丰富的神经病理医生应用抹片细胞技术具有很高的诊断准确性。自Marshall等于1973年提出上述观点以来，关于CNS术中细胞病理学准确性的报道文献，都倾向于认为这是一种准确的诊断技术。一般来说，术中细胞学诊断的有效率超过90%（平均92.2%），这项技术的应用可以将立体定向活检的诊断率提高到90%。对于神经外科的冷冻切片，这项技术的诊断误差可能超过10%。其主要问题是未能正确分类肿瘤类型。这些数据还是基于肿瘤的形态分类，自1979年以来的四个WHO CNS肿瘤分类版本包括1993年第二版、2000年第三版和2007年第四版均仅基于形态学的分类。然而，目前，分子特征在预测患者预后和结果方面变得越来越重要，并且首次将分子遗传学纳入2016年的第四版修订版。基于组织学特征和分子改变的整合定义类型而言，这个误差率会更大，但是基本上不太影响直接手术的决策，术中细胞学技术仍会是重要诊断手段之一。

### 细胞抹片技术

　　1. 组织取样　首先根据所送样本识别目标区域以及异常的组织区域。作为一般规则，建议对肉眼观察不同表现的区域分别进行采样，特别是样本中最软和暗灰色的区域。为了尽量反应病变全貌，应该在不同区域多次印片和抹片，特别是较大或非均质的样品。处理样本是动作轻柔，避免组织挤压。建议取样不要太大，避免产生太厚的滑块，以至无法获得最佳的细胞细节。

　　2. 抹片技术　神经组织质地相对柔软，细胞学技术比其他部位的病变更适合。术中细胞学制备方法有三种，即印片技术、刮涂技术和抹片技术，其中印片和抹片是CNS研究的常用技术。抹片技术基本过程为：①将所选组织置于载玻片上，然后分成1～2mm的小片，将其中的每一片转到新的标记载玻片上；②用另外的载玻片轻轻压扁样品，向下移动将组织涂抹。应避免挤压和过度拉伸。

　　3. 固定　固定中最关键问题是及时性。如果不及时固定，新鲜的细胞片会迅速变干，破坏细胞形态。因此，应在抹片后立即（1～2s之内）固定。固定剂通常为95%乙醇。特殊的染色如Romanowsky染色，可以使用甲醇固定，固定时间为1～2min。

　　4. 染色　细胞片染色方法很多，包括H-E染色、Papanicolaou方法、甲苯胺蓝、亚甲蓝、结晶紫、Romanowsky染色、Morris染色等。常推荐使用的方法是前两种方法。

　　（1）H-E染色基本程序：应使用快速苏木精如Harris、Gill Ⅱ或类似苏木精，不用较慢的苏木精如Mayer、Caracci或类似苏木精。伊红Y溶液（0.5ml/100ml）中加入乙酸可促进细胞中伊红的快速摄取。

　　步骤：

　　1）95%乙醇固定：1～2min。

　　2）自来水浸洗：30s。

　　3）快速苏木精浸染：30s～1min。

　　4）自来水冲洗：至清澈。

　　5）反蓝试剂浸洗：30s。

　　6）自来水浸洗：2min。

　　7）伊红Y（酒精）浸染：30s。

　　8）迅速脱水，清洁并盖片。

　　染色结果显示细胞核染成蓝色，细胞质呈不同程度的粉红色至红色。含有大量中间丝的细胞特别引人注目，如肥胖型星形细胞。胶质瘤的胶质纤维背景显示良好。

（2）快速 Papanicolaou 染色基本程序

步骤：

1）至 6）与 H-E 染色方法相同。

7）OG-6 浸染：2min。

8）95% 乙醇浸洗：1min。

9）EA-50 浸洗：2min。

10）迅速脱水，清洁并盖片。

染色结果显示细胞核染色与 H-E 染色相同。除了角化细胞染成橙色，其余细胞染成青绿色。胶质瘤的纤维背景清晰地呈现蓝绿色。富含 GFAP 细丝的细胞突起往往呈现嗜酸性染色。

## 第四节 神经肿瘤免疫组织化学技术

免疫组织化学（immunohistochemistry，IHC）是一种基于抗原抗体特异性识别检测组织或细胞中的特异性抗原的实验技术，并在光学显微镜水平上利用抗体与其抗原结合所提供的特异性观察判定组织或细胞的起源或分化方向。20 世纪 90 年代早期，IHC 在外科病理学中得到普遍应用。免疫过氧化物酶技术早期发展中的一个关键问题与获得更高灵敏度的需求有关，因为更高的灵敏度将有助于福尔马林固定石蜡包埋的组织的检测。方法从简单的一步直接共轭方法演变为多步检测技术，例如过氧化物酶 - 抗过氧化物酶（PAP）、抗生物素蛋白 - 生物素复合物（ABC）和生物素 - 链霉抗生物素蛋白（B-SA）法等。随着 IHC 实验方法的发展，其在诊断病理学中的作用得到进一步的扩展，使得 IHC 检测成为外科病理学中常规工作的一部分，特别是在肿瘤诊断和分类方面。此外，可重复和标准化的 IHC 技术显得尤为重要。

1. 前期处理

（1）组织固定（见第四章第二节）。

（2）组织制片：从质量控制的角度而言，石蜡包埋切片厚度最好约 4μm。切片太厚，抗体被捕获在组织内的可能性增加，容易导致非特异性染色，切片太薄，影响组织细胞结构的完整性。载玻片上应涂有聚 L- 赖氨酸的 APES（3- 氨基丙基三乙氧基硅烷）或带正电荷，防止在 IHC 操作过程中组织脱落，尤其是对于需要经过热介导抗原修复的石蜡包埋组织切片十分重要。值得注意的是，部分含有正常脑实质成分较多的样本，在切片组织捞上载玻片之后，应常温充分晾干水分后再烤片，否则容易在 IHC 过程中发生组织脱落现象。

2. 免疫组化关键步骤

（1）抗原修复：抗原修复（antigen retrieval）也称为表位修复或去掩蔽（epitope retrieval），用于逆转醛固定的抗原掩蔽效应。氨基酸分子间形成的亚甲基桥在物理空间上阻止抗体进入表位与抗原决定簇结合，因此之前未进行抗原修复，则抗原染色将非常弱或甚至不染色。抗原修复的常用方法包括热诱导修复和酶促修复。没有通用的抗原修复解决方案，必须根据每一个具体的抗体所对应的抗原进行研究，建立最合适该抗原的修复方法、修复溶液（或酶）、pH 和修复时间等。

1）热诱导抗原修复：热诱导抗原表位修复（heat-induced epitope retrieval，HIER）是指在特定温度下将置于相应抗原修复溶液中的组织切片持续加热一定时间，以逆转抗原掩蔽效应的方法。常见的方法包括压力锅 HIER 和微波 HIER。选择使用微波炉、压力锅或其他形式的自动化 HIER 仪器，主要取决于各个实验室的具体操作要求和习惯。常用的抗原修复溶液是柠檬酸盐缓冲液（pH 6.0）和 Tris-EDTA（pH 9.0）。HIER 需要注意几个因素包括：HIER 溶液温度高，注意安全，尤其是使用压力锅时；不能将组织切片直接拿出立即干燥，这种"快速干燥"会导致抗原性重新丧失并产生染色假象；避免抗原的过度修复而导致组织切片的解离或抗原破坏，导致假阴性，也可能增加非特异性或假阳性染色。

2）酶促抗原修复：酶促抗原修复在很大程度上已被 HIER 所取代，因为 HIER 操作简便，重复一致性好，且适用于绝大部分的抗原修复。酶促抗原修复即将组织切片置于特定浓度、pH 和温度下的蛋白水解酶溶液孵育一定时间以修复抗原的方法。通常在恒温的容器如水浴锅中进行。酶促抗原修复很大程度上取决于合适温度和 pH，因为温度和 pH 对酶的蛋白水解效率影响十分明显，从而影响抗原修复的程度。用于酶促抗原修复的常见酶类包括胰蛋白酶、胃蛋白酶、链霉蛋白酶和蛋白酶 k 等。与 HIER 一样，抗原的过度修复可导致组织切片解离，抗原的破坏导致假阴性染色并增加非特异性/假阳性染色的程度。使用酶促修复时还需要考虑的因素是不同批次间蛋白水解活性的差异。

（2）阻断非特异性染色物质：阻断内源性过氧化物酶、内源性生物素和阻断非特异性结合位点是消除背景非特异性染色的关键。在脱蜡程序后立即通过 $H_2O_2$- 甲醇溶液淬灭内源性过氧化物酶，或在 3% 过氧化氢中短暂温育 5min。使用抗生物素蛋白 - 生物素阻断剂或使用脱脂乳作为替代阻断剂，孵育 10min，阻断内源性生物素。如果需要，还可使用与二抗相同物种的正常血清来阻断非特异性结合位点。

（3）洗涤步骤：除了用正常血清阻断步骤之外，彻底清洗对于每个步骤都是至关重要的，这也是保持细胞内抗原、细胞渗透压和 pH 稳定，达到良好的染色效果的重要环节。应用最为广泛的洗涤试剂是 pH 7.4 的 Tris-PBS 缓冲液。在装有 PBS 液的罐子或载玻片染色皿中将载玻片浸泡洗涤两次，每次 5min；或者在湿盒中于载玻片滴加 PBS 覆盖满 10min，并更换一次 PBS。自动化 IHC 技术操作平台中，洗涤程序也是自动化的，并且同样为多次洗涤。另外，部分制造商提供专有的稀释剂和洗涤溶液。

（4）一抗孵育：一抗的浓度在参考试剂商的说明书的同时，更重要的是基于实验室对该抗体的滴度研究。可以在 37℃ 的湿盒中进行温育来缩短孵育时间，目前一些自动化平台也是通过在 37℃ 或 42℃ 下操作来加速孵育过程。

孵育时间主要取决于所用一抗的灵敏度和浓度以及组织切片的质量。通常冷冻组织切片比 FFPE 组织切片需要的孵育时间更短。使用多阶段方法，反复的孵育和洗涤导致整个过程耗时冗长。过夜或延长孵育，一抗稀释度可以很高，且染色中非特异性背景染色可以显著减少，染色效果相对好。比如孵育 30min 时染出的令人满意结果的抗体，将其再稀释十倍甚至百倍后，孵育 12h 或更长时间，一样可以得出满意的染色效果。

无论温度如何，建议在湿盒中孵育载玻片。在实践中，如果滴加抗体后的载玻片变干，则由于抗体有效浓度增加而发生过度的非特异性背景染色。建议使用含有水平滑动架的湿盒。染色架应保持水平，以避免抗体从组织切片覆盖面倾出到其他区域甚至流出载玻片以外。当使用自动孵育平台时，应将组织切片放置在载玻片的中心而不要靠近顶部、底部或侧面，否则部分组织抗体覆盖不上而导致假阴性结果。组织切片的质量也是获得 IHC 成功的主要因素，高质量的切片对于孵育中一抗的有效结合十分重要，但在工作中常忽视了这一点。建议将石蜡组织切片切成 4～5μm 厚，无皱纹或撕裂，并且所有切片应在载玻片上以相同方向取向。

（5）检测试剂的孵育：如前所述，所有试剂的最佳浓度是十分重要的。遵循试剂商关于每种试剂浓度的说明以及检测系统的推荐方案。孵育通常在室温下进行，每个步骤包括链接和标记各 30min。滴加试剂完全覆盖组织切片是一个简单但关键的过程，必须注意确保整个组织切片包括边缘被试剂覆盖，并且没有气泡，特别是在使用自动化平台时。RTU 方法中一抗和标记试剂通常都包括在预稀释中。但是，在自动化平台上使用另一个供应商的 RTU 一抗时，需要重新优化该抗体的最佳工作稀释度。

（6）显色反应：用于 IHC 的色原或产色基质有十多种如 DAB、带增强基团的 DAB、AEC、4-CN 等，最常用的是 DAB，因为其棕色反应产物是耐酒精的，适用于各种复染剂和封固剂等。注意，如果选择醇溶性色原，应使用非酒精性苏木精如 Mayer 而不使用 Harris，以避免过程中复染时除去了醇溶性的显色产物。

（7）复染和封片：IHC 过程的最后一步是复染和封片。苏木精用作大多数常规 IHC 实验的核复染剂。免疫染色定位为核的情况下，必须避免苏木精的过度染色而掩盖免疫着色，较淡的苏木精染色对于辨别任何核定位的免疫反应是至关重要的。苏木精复染的时间部分取决于染料溶液的新鲜度，新制备的苏木精溶液需要比旧溶液所需反应时间短得多，因此，有必要通过显微镜监测复染的着色情况以确定最佳复染时间。对于醇溶性色原如 AEC 或 AEC- 碱性磷酸酶，使用水性封固剂。应注意避免在盖玻片和组织部分之间存留气泡。对于不溶于醇的色原体如 DAB 或 New Fuchsin，可以使用永久性封固剂如中性树胶封片剂。首先将载玻片浸入 90% 和 100% 的梯度乙醇中，每种浓度乙醇中浸洗两次，然后在二甲苯中浸洗两次，每次 3min，使组织切片脱水。请注意，二甲苯和中性树胶封片剂应在通风橱中使用。

3．免疫组化基本方案　实验步骤标准化发展和实验室的质量控制，使得目前免疫组化方案已经相当成熟，可提供染色的可靠性和一致性的结果。举例方案如下：

（1）SP 三步法

1）石蜡切片，常规脱蜡至水化。

2）0.3% 或 3% $H_2O_2$ 孵育 10～30min，阻断灭活内源性过氧化物酶活性。

3）蒸馏水冲洗，PBS 浸泡 5min。

4）抗原修复：微波、高压、酶修复方法。自然冷却。

5）血清封闭：室温 15～30min，尽可能与二抗来源一致。倾去，勿洗。

6）滴加适当比例稀释的一抗，37℃孵育 2～3h 或 4℃过夜（最好复温）。PBS 冲洗，3min×5 次。

7）滴加生物素标记的二抗，室温或 37℃孵育 10～30min。

8）PBS 冲洗，3min×5 次。

9）滴加 SP（链霉亲和素 - 过氧化物酶），室温或 37℃孵育 10～30min。

10）PBS 冲洗，3min×5 次。

11）显色剂显色（DAB 等）。

12）自来水充分冲洗。

13）可进行复染，脱水，透明。

14）选择适当的封片剂封片。

（2）即用型二步法

1）石蜡切片，常规脱蜡至水化。

2）根据所应用的一抗的特殊要求，对组织切片进行预处理。

3）0.3% 或 3% $H_2O_2$ 去离子水孵育 5～30min，以阻断内源性过氧化物酶，PBS 或 TBS 冲洗。

4）滴加一抗，室温或 37℃孵育 30min～1h，或 4℃过夜，PBS 或 TBS 浸洗 3min×5 次。

5）滴加增强剂，37℃ 20～30min，PBS 或 TBS 浸洗 3min×5 次。

6）滴加通用型 IgG 抗体 -Fab 段 -HRP 多聚体，室温 /37℃孵育 30min，PBS 或 TBS 冲洗，3min×5 次。

7）DAB 显色。

8）蒸馏水冲洗、复染、脱水、透明、封片。

随着免疫组化技术的自动化发展，一些商业化的自动化检测平台已可供临床病理诊断选择使用，大部分步骤均可在平台上自动完成。

## 第五节　神经肿瘤诊断标志物及其检测结果评估

### 一、神经肿瘤常用免疫组织化学诊断标志物

IHC 是一种成熟的日常病理诊断工作中使用的重要辅助手段，用于复杂的外科神经病理学病例，特别是在肿瘤神经病理领域。根据抗体的类别和功能不同，神经肿瘤标志物的免疫组化标记具有不

同的意义：①判定肿瘤的起源或分化方向，包括胶质细胞起源、神经元起源以及 CNS 其他细胞类型起源的标志物；②辅助肿瘤的亚型诊断；③辅助判断肿瘤细胞的增殖活性；④辅助判断肿瘤的生长方式；⑤辅助判断血管增生；⑥替代或提示神经肿瘤分类中涉及的部分分子遗传学变异，包括诊断相关分子替代标志物、分型相关的分子替代标志物、预后相关的分子替代标志物以及靶向治疗相关的分子替代标记物等。

1. 判断肿瘤细胞起源或分化方向

（1）胶质标记：中间丝蛋白胶质原纤维酸性蛋白（GFAP）的表达是胶质细胞源性肿瘤的特征。星形细胞肿瘤中强表达，也见于含有微小肥胖细胞和胶质纤维样少突胶质细胞的少突胶质细胞瘤、室管膜瘤、垂体瘤等。在脉络丛肿瘤、髓母细胞瘤和其他中枢神经系统（CNS）胚胎性肿瘤、非典型畸胎样 / 横纹肌样瘤、胶质神经元肿瘤、神经细胞瘤和畸胎瘤中也可见 GFAP 阳性表达的胶质分化的细胞。此外，GFAP 极少情况下在其他非胶质源性肿瘤如许旺氏细胞、肌上皮细胞和软骨细胞起源的肿瘤中表达。

少数星形细胞肿瘤因为胞质稀少和中间丝合成减少，GFAP 仅局灶弱表达甚至完全缺失表达。S-100 蛋白是一种高度敏感的广谱神经胶质标记物，但特异性较低。神经外胚层起源的肿瘤通常都阳性表达，包括黑色素细胞肿瘤、胶质瘤、神经鞘瘤、软骨瘤 / 软骨肉瘤和副神经节细胞瘤、嗜铬细胞瘤和嗅神经母细胞瘤的支持细胞等。偶尔，在神经元肿瘤和纤维性脑膜瘤中亦有表达。

胶质细胞分化的其他标志物包括在发育期间表达的转录因子，在非肿瘤性脑组织中仅表达于成熟的少突胶质细胞。具有代表性的转录因子包括 Olig-2 和 SOX10，两者在大多数星形细胞和少突胶质细胞肿瘤的细胞核中表达。虽然高度敏感但并不特异，前者在部分幕上胚胎性肿瘤也可表达，而后者也是许旺氏细胞和黑色素细胞肿瘤的标志物。MAP2 也不特异，但弥漫强阳性的胶质细胞表达有时可以帮助区分胶质瘤和反应性胶质细胞增生。对于室管膜瘤而言，没有一个抗体是高度特异的，但 EMA 核旁点状和 / 或小环状阳性模式具有重要的诊断意义。CD99 和 D2-40 的表达对于诊断室管膜瘤也具有一定的参考价值。与星形细胞瘤和少突胶质细胞瘤相比，室管膜瘤通常不表达或局灶弱表达 Olig-2 和 SOX10，在鉴别诊断中具有重要的意义。

（2）神经元标记：Syn 代表突触前囊泡膜的成分，是神经病理最常用的神经元标志物之一。它是神经元和神经内分泌细胞分化的敏感标志物，并且在最原始的神经元肿瘤中也可表达，如髓母细胞瘤和大多数其他 CNS 胚胎性肿瘤。然而，神经毡的特征性染色常常使其难以解释这种背景是肿瘤的一部分或仅是包含其中的非肿瘤组织。另外，Syn 的特异性并不高，越来越多地发现在多种胶质瘤和其他肿瘤类型表达。因此，仅基于 Syn 的表达诊断神经胶质细胞肿瘤应谨慎。CgA 同样可用于标记肿瘤性神经节细胞，以及神经内分泌肿瘤如转移性小细胞癌、垂体腺瘤、类癌和副神经节瘤等，该标记比 Syn 相对特异，但敏感性较低。

NeuN 是成熟神经元分化的标志物，表达于细胞核，有时细胞质也可表达但神经毡不表达。需要注意的是，节细胞胶质瘤内的大多数肿瘤性神经节细胞不表达该标记物，因此，NeuN 可用于区分肿瘤性神经节细胞与陷入肿瘤内的皮质神经元，后者总是强阳性表达。浦肯野细胞和松果体细胞通常也是阴性的。总的来说，NeuN 是一个相对可靠的神经元标记物，虽然被认为是成熟神经元的标志物，但在原始神经元肿瘤如髓母细胞瘤和其他 CNS 胚胎性肿瘤中可见局灶表达。

NF 是由三个亚基组成的中间丝，其对神经元和神经内分泌细胞相对特异，通常主要表达于轴突中。不同神经丝蛋白（NFP）亚型和磷酸化变异型抗体的表达谱不同。一般而言，正常脑组织中轴突对 NFP 为强阳性表达，而神经元胞体阴性。在节细胞瘤 / 节细胞胶质瘤中，NFP 不同程度地表达于节细胞胞体，而胚胎性肿瘤可小灶状表达或完全阴性。

（3）上皮和脑膜上皮标记物：细胞角蛋白 CK 是一类代表上皮分化的中间丝。抗细胞角蛋白的抗体最常用于转移性癌的诊断，但也可用于鉴定原发性上皮或含上皮的 CNS 肿瘤，如颅咽管瘤、脊索瘤、畸胎瘤、上皮囊肿、脉络丛肿瘤、分泌型脑膜瘤以及腺样或鳞状化生的胶质母细胞瘤等。

EMA 也是正常和肿瘤性上皮细胞的常见成分，但特异性很低。除了上述在室管膜瘤中核旁点状或小环状模式表达之外，EMA 也是脑膜瘤诊断的有用标记物，与真正的上皮肿瘤不同，脑膜瘤很少表现出 CK 的表达模式，大多数脑膜瘤仅表现出斑片状的弱表达。

生长抑素受体 2a（SSTR2a）是最近用于脑膜上皮肿瘤诊断的标志物，相对 EMA 而言敏感性更高，在所有脑膜瘤中包括间变性脑膜瘤通常均是弥散强阳性表达。多数神经内分泌肿瘤和部分神经胶质肿瘤中 SSTR2a 也有表达，因此，在鉴别诊断中并不特异。但对于神经内分泌肿瘤而言，它也可用于预测肢端肥大症垂体腺瘤患者对生长抑素类似物的反应；鉴别脑膜瘤与孤立性纤维性肿瘤 / 血管外皮瘤有重要意义，后者核 STAT6 表达而不表达 SSTR2a，前者相反。

2. 辅助判断肿瘤浸润性模式的标记物　WHO 根据肿瘤细胞的生长模式将脑肿瘤分为弥漫浸润性和局限性肿瘤，局限性肿瘤预后相对较好，多为 I 级，而浸润性胶质瘤往往是 II 级或更高级别，浸润性生长模式的肿瘤还包括 IV 级的髓母细胞瘤和 CNS 淋巴瘤等。轴突的染色对于判定肿瘤的生长模式非常有用，NF 和 Syn 染色可以显示正常的轴突，特别是在白质中的病变。Syn 由于神经毡的弥漫阳性染色对于显示轴突常难以明确判断，而 NF 相对于轴突的染色较为特异，界限清楚的肿瘤如转移瘤和室管膜瘤会推挤带轴突的脑实质向旁侧移位，而弥漫性胶质瘤或其他浸润性生长模式的肿瘤中显示 NF 阳性的轴突包含于肿瘤之内。

3. 细胞增殖标记物　大多数增殖抗原是在细胞周期的一个或多个非 G0 期期间活跃表达的核蛋白。这些标记物通常用作简单核分裂计数的辅助手段。Ki-67 结合在细胞周期的 $G_1$、S、$G_2$ 和 M 期期间表达的核蛋白，Ki-67 染色显示细胞周期中所有阶段的增殖细胞，是用于量化脑肿瘤中增殖的常用辅助标记。增殖指数（PI）是抗原阳性细胞的数量除以肿瘤的取样区域中的细胞总数，不同类型的肿瘤增殖指数高低不同，一般而言低、中、高增殖指数分别视为小于 5%、5%～10% 和大于 10%。正确标准化 PI，有助于预测具有特定类型肿瘤患者的结果。尽管如此，WHO 在肿瘤分级标准中并未采纳指定任何特定的标记指数阈值，因为实验室间染色结果和计数方法存在较大差异，很难将研究结果应用于其他医疗机构。

应用于细胞增殖评估的另一种方法是磷酸化组蛋白 -H3（pHH3）免疫组化，该抗体特异性标记有丝分裂期细胞，这是一种较好的 Ki-67 PI 替代标记。众所周知，病理医师在 H-E 切片中计数核分裂象非常麻烦且耗时，有时还很难区分退化细胞与核分裂等。通过 pHH3 免疫组织化学，可快速可靠地识别核分裂期细胞。然而，如果使用 pHH3 计数的话，传统的核分裂象计数阈值必须针对每种肿瘤类型重新建立，因为免疫组织化学方法计数核分裂的敏感性很高，部分 H-E 下核分裂形态改变尚不足以被直接计数的细胞，pHH3 均可标记出来。此外，一些病例显示核染色的背景增加，明显不在有丝分裂期的细胞也可能阳性表达，因此，只应计算具有核分裂象形态特征的阳性细胞。

4. 分子遗传学替代免疫组化标记物　肿瘤发生被认为是多基因多步骤突变或"打击"而发生，部分肿瘤相关的突变已经影响到肿瘤的病理诊断方法，特别是那些被认为是驱动基因的突变，大大扩展了分子病理学的实际应用范围。最新 WHO 肿瘤分类中整合分子遗传学特征定义的实体肿瘤，在诊断时除了直接的分子遗传学检测之外，替代分子检测的免疫组化标记更是日常实践中不可或缺的方法，尤其是在尚不具备分子病理检测实验平台的基层医疗机构。

IDH1 R132H 是其中最重要的替代分子检测的免疫组化标记物，是弥漫性胶质瘤中表达最常见的 *IDH* 基因突变蛋白，约占所有可检测的 *IDH1* 和 *IDH2* 基因突变的 90%。IDH1 免疫组化是一种实用的筛查标记物，用于判定 *IDH* 突变型星形细胞肿瘤和少突胶质细胞瘤，阳性者则无须再进行测序。对于免疫组化阴性的其他 10% 的突变方式的胶质瘤，则需进一步行基因测序，尤其是具有以下特征的病例：①年龄较小的患者（<55 岁）；②具有较长的临床病史（1 年以上）；③有较低级别的（WHO 2～3 级）弥漫性胶质瘤的既往病史；④影像学上无增强；⑤ IHC 显示 ATRX 表达缺失者。*IDH* 突变的部分其他少见位点也有相应的免疫组化替代标记物，如 IDH1 R132C、IDH2 R172K。

ATRX 蛋白检测是 *ATRX* 启动子区域突变的替代标记物，反映了 *ATRX* 基因突变或缺失。ATRX

的产物是 DNA 解旋酶和染色质重塑蛋白，主要功能是与组蛋白伴侣蛋白死亡相关蛋白 6（DAXX）协同将组蛋白 H3.3 单体掺入染色质中。在 *IDH* 突变型星形细胞瘤中常表达缺失，而少突胶质细胞瘤中几乎没有 ATRX 表达缺失。另外，也可以在 IDH- 野生型星形细胞瘤的部分病例或儿童胶质母细胞瘤中缺失表达，尤其是具有 *H3 G34* 突变者。*ATRX* 突变与胶质瘤中的 1p/19q 共缺失相互排斥，且与 *TP53* 突变密切相关，因此可以用于星形细胞肿瘤和少突胶质细胞肿瘤的鉴别诊断。

　　*TP53* 突变也常见于 *IDH* 突变型星形细胞瘤，部分 *IDH* 野生型胶质母细胞瘤也可有 *TP53* 突变，而在 *IDH* 突变型少突胶质细胞瘤中 *TP53* 突变很少见。P53 蛋白过表达不如 ATRX 蛋白特异性高，研究发现超过 10% 的肿瘤细胞核 p53 弥漫强阳性提示 *TP53* 突变。

　　EGFRvⅢ突变蛋白的免疫组化阳性对 IDH 野生型胶质母细胞瘤具有特异性，但敏感性较低，并且只有很小一部分此类病例具有这种突变。

　　H3K27M 蛋白标记物为 H3K27M 突变型弥漫中线胶质瘤中的特异性抗体，免疫组织化学检测的 H3K27M 阳性者在细胞核表达。由于这种改变几乎总是伴随着同一密码子 H3K27me3 中三甲基化赖氨酸残基的丢失，因此通过 IHC 证明 H3K27me3 丢失也是一种有用的辅助判断方法。但 H3K27me3 的特异性不如 H3K27M，在其他几种肿瘤类型中也可以看到相同的表观遗传甲基化缺失表达，如恶性外周神经鞘瘤等。

　　β-catenin 和 GAB1 免疫组化分别可用于判定髓母细胞瘤分子亚型 WNT 活化型和 SHH 活化型的分子亚型。此外，YAP1 阳性也提示可能为这两种分子亚型之一，髓母细胞瘤的分子分型较为复杂，需要一系列免疫组化标记物组合综合判定，且特异性仍然较差。

　　INI1 或 BRG1 的表达缺失是非典型畸胎样 / 横纹肌样瘤的诊断特异性抗体。其他部位的横纹肌样肿瘤、鼻窦癌、上皮样肉瘤等也可缺失表达。

　　LIN28A 或 Olig-2 可表达于少部分具有多层菊形团的胚胎性肿瘤、CNS 神经母细胞瘤或节神经母细胞瘤中。LIN28A 在具有多层菊形团的胚胎性肿瘤中的弥漫强阳性表达提示 C19MC 突变可能。

　　L1CAM 在幕上室管膜瘤中的阳性表达提示 RELA 融合阳性室管膜瘤的可能。

　　BRAF V600E 免疫组化阳性是 BRAF V600E 突变的特异性替代标记物，但敏感性较差，可表达于多种 CNS 肿瘤如节细胞胶质瘤、多形性黄色瘤型星形细胞瘤、上皮样胶质母细胞瘤等。

## 二、神经肿瘤免疫组织化学结果判定

　　正确的免疫组化结果判断是神经肿瘤诊断的重要环节。不同类型的标记物在正常和肿瘤组织中的表达模式不一致，大部分蛋白标记物在肿瘤和其起源的细胞均有表达，正是这种相似的表达模式提示肿瘤的分化方向，如 GFAP、S100、Olig-2、SOX10、MAP2、Syn、NF、CK 等；部分标记物在正常组织或非肿瘤细胞中表达，而在肿瘤细胞中缺失表达具有诊断或预后意义，如 ATRX（图 4-1）、INI1（图 4-2）、BRG1、H3K27me3 等；部分在正常组织或非肿瘤细胞中并无表达，肿瘤细胞表达提示具有诊断意义，如 IDH1（图 4-3）、H3K27M（图 4-4）等。另外，判断标记物的准确表达定位也是至关重要的。部分标记物表达定位于细胞质或细胞突起，如 GFAP、MAP2、Syn 等；部分表达于细胞核，如 Olig-2、NeuN、SOX10、ATRX、H3K27M、H3K27me3、P53、Ki-67、INI1、BRG1；部分标记物细胞核和细胞质均有染色，如 S100、IDH1 等；部分标记物在肿瘤细胞表达中发生核浆转位具有诊断意义，如 β-catenin。不正确的表达部位可能为假阳性着色，或者为意义不明的异位 / 异常表达。

　　需要注意的是，对照组织的设立是判断免疫组化质量的关键，是有效避免判读中假阳性或假阴性影响的重要手段之一。对于神经肿瘤而言，镜下往往成分多样复杂，部分非肿瘤成分可能就是很好的内对照成分，如正常皮质神经元、血管内皮细胞等。IDH1、H3K27M、p53、Ki-67 等正常皮质神经元和内皮细胞应该为阴性；ATRX、INI1、BRG1 等正常内对照应为阳性；NeuN 在正常皮质神经元应为阳性等。

　　神经肿瘤常用标记物及其在表达谱系、定位以及主要的临床病理意义如表 4-1。

表 4-1　神经肿瘤常用蛋白标志物表达模式及其临床病理意义

| 蛋白标志物 | 阳性表达或表达缺失的肿瘤 | 细胞定位 | 用途 |
|---|---|---|---|
| GFAP | 星形细胞和室管膜起源肿瘤、少突 - 星形细胞肿瘤、星形母细胞瘤、第三脑室脊索瘤样胶质瘤及血管中心型胶质瘤均可表达 | 细胞质和突起 | 显示胶质分化，诊断与鉴别的重要参考指标 |
| S-100 | 星形细胞和少突胶质细胞起源肿瘤、少突 - 星形细胞肿瘤、室管膜起源肿瘤、脉络丛起源肿瘤均可表达 | 细胞核和细胞质 | 显示神经上皮分化，诊断和鉴别诊断的重要参考指标 |
| Olig-2 | 所有少突胶质细胞起源肿瘤、多数星形细胞起源肿瘤表达 Olig-2，室管膜瘤一般不表达或局灶弱表达 | 细胞核 | 重要的鉴别诊断参考指标 |
| SOX10 | 神经鞘瘤、星形细胞和少突胶质细胞起源肿瘤、少突 - 星形细胞肿瘤、室管膜起源肿瘤均可表达，但脉络丛肿瘤不表达 | 细胞核 | 重要的鉴别诊断参考指标 |
| MAP2 | 胶质瘤、神经细胞瘤、髓母细胞瘤和其他胚胎性肿瘤表达 | 细胞质 | 鉴别神经上皮起源的肿瘤与其他来源肿瘤的主要参考指标 |
| EMA | 室管膜起源肿瘤、星形母细胞瘤、第三脑室脊索样胶质瘤及血管中心型胶质瘤均可在胞质中点状表达 | 细胞质内核旁 | 细胞质内核旁点状表达 EMA 模式，是诊断及鉴别诊断的重要参考指标 |
| CK | 脉络丛肿瘤、颅咽管瘤、上皮源性囊肿以及各种转移癌表达，具有上皮分化的胶质母细胞瘤、部分室管膜瘤及脑膜瘤不同程度表达 | 细胞质和细胞膜 | 鉴别神经上皮性肿瘤与上皮源性或具有上分化的肿瘤的重要参考指标 |
| SSTR2a | 脑膜瘤、垂体腺瘤、神经内分泌肿瘤和部分胶质瘤表达 | 细胞质 | 鉴别脑膜瘤与其他脑膜非脑膜上皮源性肿瘤的重要参考指标 |
| NeuN | 正常及相对分化成熟的肿瘤性神经细胞的特异性标志物 | 细胞核 | 弥漫性胶质瘤与胶质 - 神经元和神经细胞来源肿瘤鉴别的重要参考指标 |
| Syn | 正常及肿瘤性神经细胞的标志物 | 细胞质和突起 | 诊断和鉴别诊断神经细胞相关起源肿瘤的重要参考指标 |
| NF | 正常及相对分化的肿瘤性神经细胞的特异性标志物 | 细胞质 | 诊断和鉴别诊断神经细胞相关起源肿瘤的重要参考指标之一，也是辅助判断胶质弥漫浸润性生长模式的重要指标 |
| IDH1-R132H | 胶质瘤阳性表达说明其有 IDH1 基因 R132H 型突变，并预示患者预后明显好于无突变者 | 细胞核和细胞质 | 判断有无 IDH1 基因 R132H 型突变及胶质瘤分子分型和患者预后评价 |
| ATRX | 弥漫性和间变性星形细胞瘤、继发性胶质母细胞瘤及 H3 K27M 突变型弥漫性中线胶质瘤均可出现 ATRX 表达缺失，少突胶质细胞瘤、胶质神经元混合性肿瘤一般不缺失 | 细胞核 | 星形细胞瘤与毛细胞型星形细胞瘤及少突胶质细胞瘤鉴别诊断的重要参考指标 |
| p53 蛋白 | 弥漫性和间变性星形细胞瘤、继发性胶质母细胞瘤及少突 - 星形细胞肿瘤常有 TP53 基因突变 | 细胞核 | >10% 肿瘤细胞强阳性提示 TP53 基因突变；与 I 级星形细胞起源肿瘤及反应性胶质细胞增生的鉴别标记 |
| EGFRvⅢ | 表皮生长因子受体Ⅲ型突变体特异抗体，在少部分 IDH 野生型胶质母细胞瘤中表达 | 细胞质 | 靶向治疗判断特异性指标 |
| H3 K27M | H3 K27M 突变型弥漫性中线胶质瘤和其他 H3K27M 突变的少数肿瘤中特异性表达 | 细胞核 | 诊断及鉴别诊断的可靠标志物 |

续表

| 蛋白标志物 | 阳性表达或表达缺失的肿瘤 | 细胞定位 | 用途 |
| --- | --- | --- | --- |
| BRAF$^{V600E}$ | 节细胞胶质瘤、多形性黄色瘤型星形细胞瘤（PXA）、间变性 PXA 及上皮样型胶质母细胞瘤等具有 BRAF$^{V600E}$ 突变的肿瘤均可表达 | 细胞质 | BRAF$^{V600E}$ 突变的肿瘤与其他肿瘤鉴别的重要参考指标 |
| CD34 | 节细胞胶质瘤、PXA 和间变性 PXA 可表达 | 细胞膜或细胞突起 | 诊断和鉴别诊断的重要参考指标 |
| L1CAM | RELA 融合基因阳性型室管膜瘤高表达 | 细胞质 | 提示室管膜瘤可能 RELA 融合的重要参考指标 |
| TERT | 55% 的胶质瘤高表达，少突胶质细胞瘤和 IDH 野生型胶质母细胞瘤阳性表达率最高 | 细胞核 | 诊断部分胶质瘤和提示预后的重要参考指标 |
| TTF-1 | 第三脑室脊索瘤样胶质瘤、神经细胞肿瘤、神经垂体来源肿瘤及部分室管膜下巨细胞型星形细胞瘤可表达 TTF-1 | 细胞核 | 诊断和鉴别诊断重要指标 |
| MGMT | 因 MGMT 基因启动子甲基化而不表达 MGMT 的胶质瘤，对以替莫唑胺为代表的烷化剂敏感 | 细胞核 | 提示 MGMT 基因启动子甲基化状态的指标 |
| β-catenin | 部分脑膜瘤、造釉细胞型颅咽管瘤、WNT 活化型髓母细胞瘤中核表达 | 细胞核和细胞质 | 诊断和鉴别诊断的参考指标 |
| GAB1 | SHH 活化型髓母细胞瘤中表达 | 细胞质 | 髓母细胞瘤分子分型的重要指标 |
| YAP1 | 可表达于多种肿瘤，在中枢神经系统中 WNT 活化型和 SHH 活化型髓母细胞瘤中表达 | 细胞核和细胞质 | 髓母细胞瘤分子分型的重要指标 |
| INI1 | 横纹肌样肿瘤包括 AT/RT 中缺失表达 | 细胞核 | AT/RT 诊断的特异性指标 |
| BRG1 | 横纹肌样肿瘤包括 AT/RT 中缺失表达 | 细胞核 | AT/RT 诊断的特异性指标 |
| Lin28A | 生殖细胞肿瘤表达，伴多层菊形团的胚胎性肿瘤中表达提示 C19MC 变异可能 | 细胞质 | 生殖细胞肿瘤、C19MC 变异型伴多层菊形团的胚胎性肿瘤的重要参考指标 |
| pHH3 | 分裂期肿瘤细胞 | 细胞核 | 计数肿瘤增值指数的重要参考指标 |
| Ki-67 | 增殖期肿瘤细胞 | 细胞核 | 评价胶质瘤良恶性级别的重要参考指标 |

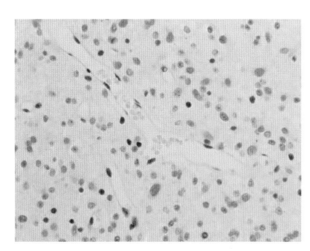

图 4-1　ATRX 免疫组化标记表达模式及意义

ATRX 免疫组化显示肿瘤细胞缺失表达，内对照血管内皮细胞阳性，代表 ATRX 启动子区突变。

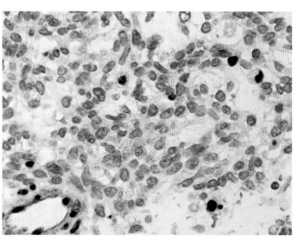

图 4-2　INI1 免疫组化标记表达模式及意义

INI1 免疫组化缺失表达代表 SMARCB1 突变，内对照血管内皮细胞阳性表达。

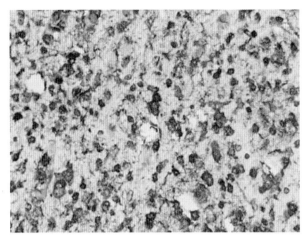 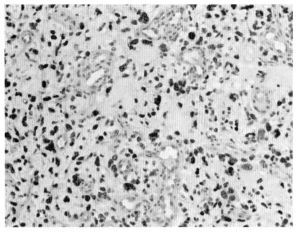

图 4-3 IDH1R132H 免疫组化染色
阳性代表 IDH1 R132H 突变。

图 4-4 H3K27M 免疫组化染色
H3K27M 核表达代表 H3K27M 突变,内对照血管内皮细胞和正常神经元不表达。

## 第六节 神经肿瘤分子病理学技术

### 一、神经肿瘤常用分子病理技术

在神经肿瘤检测过程中,常用的分子病理检测技术包括原位杂交、基因突变检测、免疫组化等。分子病理将形态学观察从定性走向定位、定量,更具客观性和可重复性。且分子病理学技术能为病理诊断提供更准确、更客观的依据,从而更好地指导神经肿瘤的靶向治疗和预后判断等,是现代病理学发展的方向和必不可少的手段。

1. 原位杂交技术(in situ hybridization,ISH) 原位杂交是用经标记的核苷酸片段作为探针,通过杂交直接在组织切片、细胞涂片或培养细胞爬片上检测和定位某一特定靶基因存在与否的技术。ISH 的原理是 DNA 变性、复性和碱基互补配对结合。根据所选用的探针和待测靶序列的不同,分为 DNA-DNA 杂交、DNA-RNA 杂交和 RNA-RNA 杂交。根据探针标记物的不同,又分为荧光原位杂交,显色原位杂交,银染原位杂交等。

(1) 荧光原位杂交(fluorescence in situ hybridization,FISH):FISH 可以检测基因(染色体)在较大的范围内发生的异常改变,如基因扩增、基因缺失、染色体转位或染色体数目变化等,因其性能稳定和结果直观等优点,已有很多商品化的试剂盒。FISH 一般采用双色探针标记,即红色信号和绿色信号;当这两个信号融合时可产生黄色信号,可用于融合或转位基因的判断。其缺点是需要配备荧光显微镜及采图软件(FISH 工作站),且玻片不能长期保存。

(2) 显色原位杂交(chromogenic in situ hybridization,CISH):CISH 即一般意义的原位杂交。细胞或组织中存在的某种核酸序列可以用地高辛标记的 DNA 探针通过原位杂交法检测,杂交导致受检样本中存在的序列与特异的基因探针形成互补的双链体。经非特异阻断后,探针形成的双链体被标记地高辛抗体识别,然后与用辣根过氧化物酶(HRP)标记的抗体结合,以 DAB 系统显色,生成棕褐色沉淀,就可在组织切片上把目的 DNA 标记出来。显色原位杂交与免疫组织化学相比,具有高度特异性,尤其在无法得到可靠抗体时,是一种较好的检测方法。在普通光学显微镜下即可观察且能长期保存是其独特的优势。缺点是操作步骤多,易出现不稳定因素和人为差异。

(3) 银染原位杂交(sliver in situ hybridization,SISH):SISH 技术是在荧光原位杂交方法的基础上发展起来的非荧光标记的一种新的原位杂交方法。基本原理是将 DNA(或 RNA)探针用二硝基苯(DNP)标记,然后通过变性、退火、复性,形成靶 DNA 与探针的杂交体,再用探针上标记的 DNP 半抗原与单克隆 DNP 抗体进行结合，然后通过一种多聚体溶液、二级抗体与辣根过氧化物酶（HRP）检测 DNP 抗体，使用产生黑色析出物的酶（HRP）催化的银沉淀来显示联结的二抗。银析出物位于细胞核上，这样靶序列显示为一个黑点，通过光学显微镜显示出来。SISH 具有安全、快速、灵敏度高，结果能在光学显微镜下观察且可长期保存的优点。

2. 基因突变检测    基因突变检测是指通过建立一系列电泳，分析 DNA 构象或解链特性，或者利用 DNA 变性和复性等特性，进行 DNA 突变的分析。

（1）焦磷酸测序法（pyrosequencing）：焦磷酸测序技术是一种新型的酶联级联测序技术，适用于对已知的短序列的测序分析。该测序技术是由 4 种酶催化的同一反应体系中的酶级联化学发光反应。焦磷酸测序技术的反应体系由反应底物、待测单链、测序引物和 4 种酶构成。该技术的原理是：引物与模板 DNA 退火后，在 DNA 聚合酶（DNA polymerase），ATP 硫酸化酶（ATP sulfurylase）、荧光素酶（luciferase）和三磷酸腺苷双磷酸酶（apyrase）4 种酶的协同作用下，将引物上每一个 dNTP 的聚合与一次荧光信号的释放偶联起来，通过检测荧光的释放和强度，达到实时检测 DNA 序列的目的。该方法的优点是不需要制胶和毛细管，也不需要荧光染料和同位素；且 10min 内可分析 96 个样品的 SNP，可满足高通量分析的要求；每个样品孔可进行独立的测序，序列分析简单，结果准确可靠。其缺点是测序过程复杂，试剂成本高。

（2）甲基化特异性 PCR（methylation-specific PCR，MSP）：MSP 是一种简便、特异和敏感的检测单基因甲基化的方式。其基本原理是用亚硫酸氢钠处理基因组 DNA，未甲基化的胞嘧啶变成尿嘧啶，而甲基化的胞嘧啶不变，然后用 3 对特异性的引物对所测基因的同一核苷酸序列进行扩增。扩增产物用 DNA 琼脂糖凝胶电泳、凝胶扫描观察分析结果。如果用针对处理后的甲基化 DNA 链的引物能得到扩增片段，则说明该位点存在甲基化；反之，说明被检测的位点不存在甲基化。MSP 的优点是其从非甲基化模板背景中检测甲基化模板的敏感性大大提高，是最敏感的甲基化测定方法。其缺点是需要预先知道待测片段 DNA 的序列；若待测 DNA 中 5- 甲基胞嘧啶分布极不均衡，则检测较为复杂；且这种方法只能作定性研究，即只能明确是否存在甲基化，若要求定量，则需用其他的方法进行进一步检测；存在重亚硫酸盐处理不完全导致的假阳性修饰，因此试剂 pH 要绝对准确，所有试剂要求新鲜配制，并且需要反复摸索找出合适的反应时间。

（3）Sanger 测序：Sanger 测序利用一种 DNA 聚合酶来延伸结合在待定序列模板上的引物。直到掺入一种链终止核苷酸为止。每一次序列测定由一套四个单独的反应构成，每个反应含有所有四种脱氧核苷酸三磷酸（dNTP），并混入限量的一种不同的双脱氧核苷三磷酸（ddNTP）。由于 ddNTP 缺乏延伸所需要的 3-OH 基团，使延长的寡聚核苷酸选择性地在 G、A、T 或 C 处终止。终止点由反应中相应的双脱氧而定。每一种 dNTPs 和 ddNTPs 的相对浓度可以调整，使反应得到一组长几百至几千碱基的链终止产物。它们具有共同的起始点，但终止在不同的核苷酸上，可通过高分辨率变性凝胶电泳分离大小不同的片段，凝胶处理后可用 X- 光胶片放射自显影或非同位素标记进行检测。

该方法在临床上常针对已知致病基因的突变位点设计引物，进行 PCR 扩增直接测序。单个突变点的扩增（包括该位点在内的外显子部分片段的扩增）不必将该点所在基因的全部外显子都扩增。所以在单基因或部分基因控制的疾病样本检测中，Sanger 测序可以发挥精准和成本低的优势。

（1）实时荧光定量 PCR 技术（quantitative real-time PCR）：是指在 PCR 反应体系中加入荧光基团，利用荧光信号积累实时监测整个 PCR 进程，最后通过标准曲线对未知模板进行定量分析的方法。由于在 PCR 扩增的指数时期，模板的 Ct 值和该模板的起始拷贝数存在线性关系，所以成为定量的依据。

将标记有荧光素的 Taqman 探针与模板 DNA 混合后，完成高温变性，低温复性，适温延伸的热循环。并遵守聚合酶链反应规律，与模板 DNA 互补配对的 Taqman 探针被切断，荧光素游离于反应体系中，在特定光激发下发出荧光，随着循环次数的增加，被扩增的目的基因片段呈指数规律增长。通过实时检测与之对应的随扩增而变化荧光信号强度，求得 Ct 值，同时利用数个已知模板浓度的标准品作对照，即可得出待测标本目的基因的拷贝数。

（2）扩增阻滞突变系统 -PCR（amplification refractory mutation system PCR，ARMS-PCR）：ARMS-PCR 又称等位基因特异性 PCR（allele-specific PCR，AS-PCR），该技术建立在等位基因特异性延伸反应基础上，只有当某个等位基因特异性引物的 3′ 末端碱基与突变位点处碱基互补时，才能进行延伸反应。该技术是利用 Tap DNA 聚合酶缺少 3′ 到 5′ 外切酶活性，聚合酶链反应引物的 3′ 端末位碱基必须与其模板 DNA 互补才能有效扩增的原理。通过设计适当的引物以检测突变基因。因此，根据已知点突变设计 3 条引物，其 3′ 端碱基分别与突变和正常的模板碱基互补，从而将有某种点突变的模板与正常模板区分开来。此法已用于点突变的检测。

（3）二代测序（next-generation DNA sequencing, NGS）：二代测序技术的核心思想是边合成边测序（sequencing by synthesis），即通过捕捉新合成的末端的标记来确定 DNA 的序列。该方法是在 Sanger 等测序方法的基础上，通过技术创新，用不同颜色的荧光标记四种不同的 dNTP，当 DNA 聚合酶合成互补链时，每添加一种 dNTP 就会释放出不同的荧光，根据捕捉的荧光信号并经过特定的计算机软件处理，从而获得待测 DNA 的序列信息。

（4）高分辨率溶解曲线分析技术（high-resolution melting analysis，HRM）：利用不同长度或不同碱基组成的 DNA 序列溶解曲线不同的原理，在聚合酶链反应后直接运行高分辨率溶解即可完成对样品突变分析。因其操作简便快速，使用成本低，结果准确，实现了真正的闭管操作，该技术受到普遍关注。其主要应用于单核苷酸多态性的筛查；新突变的筛查、甲基化的筛查等。

（5）免疫组织化学：见第四节、第五节。

## 二、神经肿瘤常用分子病理检测结果分析

1. 荧光原位杂交检测　1p/19q 首先进行质控分析：①检测 6 份阴性参考品，检测结果应为阴性。②检测除了 1p 和 19q 基因缺失以外的其他基因缺失参考品，检测结果应为阴性。③检测 5 份野生型参考品，检测结果应为阴性。④检测 5 份 1p 和 19q 缺失参考品，检测结果应为 1p 和 19q 缺失。⑤对同一份重复性参考品进行重复检测，结果应一致，均为缺失。

将此探针用于肿瘤样本进行检测，计数 50 个合格的细胞，所谓合格的细胞就是指细胞核完整，边界清晰，无细胞核堆叠，绿色信号清楚且至少有一个绿色信号的细胞。观察细胞内信号情况，绿色 = 红色为阴性细胞，绿色 > 红色为阳性细胞，即该细胞发生 1p/19q 缺失。最终统计阳性细胞在总细胞中的占比大于 30% 即可把该样本结果判读为阳性，反之则为阴性。也可以统计 50 个细胞核中，总的红色信号数除以绿色信号数，结果 <0.8，则判读为阳性，反之则为阴性。同时设定阴性对照（计数结果应为阴性）和阳性对照（计数结果应为阳性）（图4-5）。

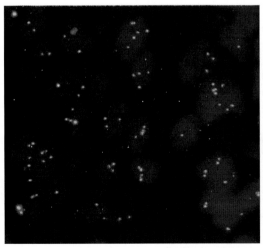
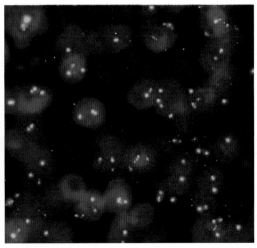

**图4-5　荧光原位杂交检测 1p/19q**
左图示 1p/19q 未缺失，右图示 1p/19q 共缺失。

2. Sanger 测序检测 *IDH1/2*　神经肿瘤样本通过 DNA 提取、PCR 扩增、PCR 产物酶解、测序 PCR 扩增和测序产物沉淀纯化等过程后，上机电泳。使用测序分析软件 Chromas 对结果进行分析。对比正常外显子序列，看是否存在突变。如果不存在突变，则判读为野生型；反之，则判读为突变型。

①打开测序图，找到序列"CATGCTTATGGG"，该序列的前面 1 个氨基酸即为 IDH1R132 位点，若该位点仅为 Arg（CCT），则判读为野生型。反之则发生了 *IDH1* 突变。②打开测序图，找到序列"ATCATCATAGG"，该序列的前面 1 个氨基酸即为 IDH1R127 位点，若该位点仅为 Pro（CCT），则判读为野生型。反之则发生了 IDH1 突变。③打开测序图，找到序列"AACATCCTGGGGGGG"，该序列的前面 1 个氨基酸即为 IDH2 R140 位点，若该位点仅为 Arg（CGG），则判读为野生型。反之则发生了 *IDH2* 突变。④打开测序图，找到序列"CACGCCCATGGC"，该序列的前面 1 个氨基酸即为 IDH2 R172 位点，若该位点仅为 Arg（AGG），则判读为野生型。反之则发生了 *IDH2* 突变（图 4-6）。

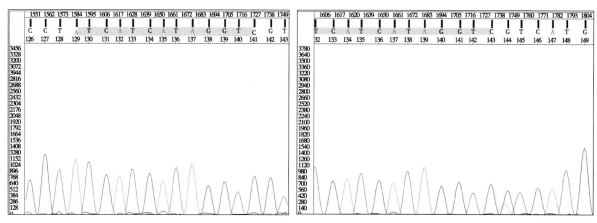

**图 4-6　Sanger 测序检测 IDH1/2**
左图示 IDH1/2 野生型，右图示 IDH1/2 突变型。

3. 甲基化特异性 PCR 检测 *MGMT*　神经肿瘤组织中提取的 DNA 经重亚硫酸盐处理后，核对 DNA 标本编号与送检患者是否一致；在每次检测中，必须对试剂盒中的 MGMT 阴性、MGMT 阳性对照同时进行检测。检测结束后，对样本进行分析：①内标质控品：所有反应孔内标通道均应检测出明显的扩增曲线（且 Ct≤35），如无明显扩增曲线，建议重新进行检测。②阴性对照：FAM 信号通道应无明显扩增曲线。③弱阳性对照：FAM 信号通道应有明显扩增曲线，Ct≤40，但可能会由于机型的不同会出现波动，这并不影响结果的判读。④样本分析：依次确定反应管各自 FAM 通道的 Ct 值（CtM），然后确定该样本 HEX 通道的 Ct 值（CtG），见表 4-2 和图 4-7。

**表 4-2　胶质瘤 MGMT 甲基化结果分析**

| 有效条件 | Ct 值 | 结果判读 |
|---|---|---|
| $Ct_1 \leq 32$，$Ct_2 \leq 32$ | $Ct_3$ 为 "NO Ct" | 阴性 |
| | $Ct_3 - Ct_2 \leq 7$ | 阳性 |
| | $Ct_3 - Ct_2 > 7$ | 低于检测下限 |

1. 结果参考国内首个 NPMA 批准的石蜡样本 MGMT 甲基化检测试剂盒。（国械注准 20193400101）
2. $Ct_1$ 为内控 Ct 值（VIC），$Ct_2$ 为外控 Ct 值（FAM），$Ct_3$ 为 MGMT 甲基化扩增的 Ct 值（FAM）。
3. 空白对照反应管中的 FAM 和 HEX 信号应无曲线抬升。
4. 阴性对照的 MGMT 扩增反应管中 FAM 信号应无抬升，HEX 信号应抬升（$Ct_1 \leq 32$）。
5. 阳性对照的 MGMT 扩增反应管中 FAM 信号应抬升（$Ct_3 \leq 32$）。

4. 实时荧光定量 PCR 检测 *TERT* 启动子区突变　神经肿瘤组织经 PCR 扩增程序开始扩增检测，检测结束后根据实际情况调节 Threshold 至扩增曲线升起的拐点处，得到突变（FAM）信号或内控（ROX）信号的 Ct 值。计算 ΔCt 值 = 突变 Ct 值 − 内参 Ct 值（ΔCt=Ct FAM−Ct ROX）。设置空白对照品：ROX、FAM通道应无扩增曲线，否则试验结果无效。设置阳性对照品：FAM信号Ct值应≤18；ROX信号在9～16；ΔCt≤9，检测结果应为阳性，否则试验结果无效。最后，确认空白对照品、阳性对照品有效后，再判断待测样本ROX信号是否有明显指数增长期的扩增曲线，且Ct值应在9～16，否则视为无效结果。若待测样本ΔCt≤9，样本为阳性，若待测样本9<ΔCt≤16或FAM通道无Ct值，样本为阴性（图4-8）。

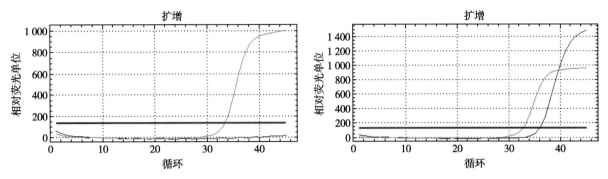

**图4-7 甲基化特异性PCR检测MGMT**
左图示MGMT无甲基化，右图示MGMT甲基化。

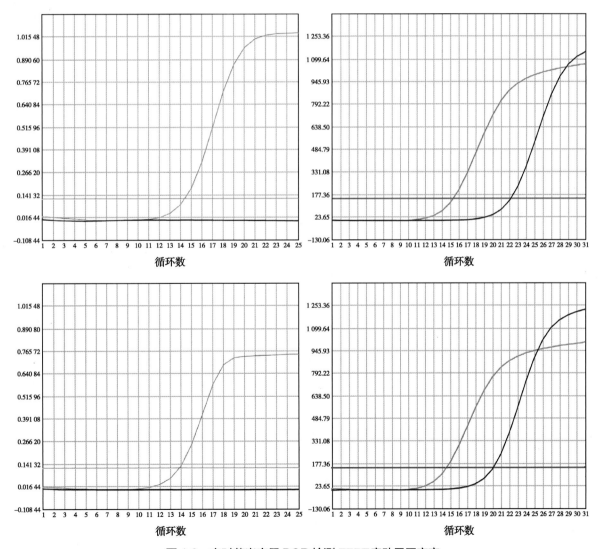

**图4-8 实时荧光定量PCR检测 *TERT* 启动子区突变**
左上图示TERT C228T未突变；右上图示TERT C228T突变；左下图示TERT C250T未突变；右下图示TERT C250T突变。

## 第七节　神经肿瘤分子病理诊断指标及其临床意义

近年,神经肿瘤分子病理取得了重大进展,目前已发现一系列有助于脑肿瘤临床诊断和预后判断的分子标记物。有充分的证据显示,组织特征相同或相似的脑肿瘤可以具有不同的分子遗传学背景,导致 WHO 分级相同的个体间预后有着较大的差异。2016 年中枢神经系统肿瘤分类首次提出分子分型。特别提出在脑胶质瘤临床病理诊断中,必须进行分子分型。现将在临床病理诊断中常用的神经肿瘤分子标记物及其临床意义阐述如下。

### 一、异柠檬酸脱氢酶

异柠檬酸脱氢酶(isocitrate dehydrogenase,IDH)是三羧酸循环中的一种关键性限速酶,催化异柠檬酸(isocitrate)氧化脱羧生成 α- 酮戊二酸(α-KG)及 $CO_2$,为细胞新陈代谢提供能量和生物合成的前体物质。*IDH* 基因家族有三种异构酶(IDH1,IDH2 和 IDH3)。*IDH1* 和 *IDH2* 的突变在原发性胶质母细胞瘤(GBM)中发生率很低(5.0%),但是在继发性 GBM(84.6%)和 WHO Ⅱ、Ⅲ级胶质瘤中的发生率高,弥漫星形胶质细胞瘤(83.3%),少突胶质细胞瘤(80.4%),少突星形细胞瘤(100%),间变性星形细胞瘤(69.2%),间变性少突胶质细胞瘤(86.1%)。*IDH1/2* 突变发生在胶质瘤形成的早期,随后根据星形细胞或少突胶质细胞的谱系分化不同可以分别伴随 *TP53* 基因突变或 1p/19q 联合性缺失。*IDH1/2* 基因的突变通常发生在年轻患者,超过 90% 的 *IDH* 基因突变为 *IDH1* 突变(以 R132 类型最为常见),其余的为 *IDH2* 突变,*IDH2* 突变发生在同源的密码子 R172,目前未有 *IDH3* 突变的报道。在临床实践中常采用 Sanger 测序检测。考虑到目前使用的突变体特异性抗体的可靠性和实用性,可以用免疫组织化学方法评估 *IDH1*(R132H)蛋白表达,若染色结果显示阳性,可以看作存在突变;若染色结果显示阴性,可以进一步检测 132 和 172 氨基酸的 IDH1 和 IDH2 序列来排除突变。推荐使用 Sanger 测序。

2016 年 WHO 中枢神经系统肿瘤分类已将 *IDH* 基因作为胶质瘤的一个独立的分子分型。含有 IDH 基因突变的高级别胶质瘤有显著较好的预后。*IDH* 突变状态对胶质瘤预后的影响被认为优于组织学分级。在各级别胶质瘤中,相对于 *IDH* 野生型,*IDH* 突变型的患者预后好。*IDH1/2* 基因突变的弥漫性星形胶质细胞瘤具有更好的总生存期(OS)及无瘤进展期(PFS)。*IDH1/2* 突变的胶质瘤对替莫唑胺(TMZ)治疗方案敏感。

### 二、染色体 1p/19q 联合缺失

染色体 1p/19q 联合性缺失(1p/19q co-deletion)是指 1 号染色体短臂和 19 号染色体长臂同时缺失。少突胶质细胞瘤与染色体 1p/19q 联合性缺失具有强烈的相关性。染色体 1p/19q 联合性缺失在少突胶质细胞瘤中的发生率为 80%~90%;在间变性少突胶质细胞瘤中的发生率为 50%~70%。临床检测 1p/19q 状态的方法包括荧光原位杂交和 STR 微卫星片段分析法。推荐使用荧光原位杂交(FISH)。

2016 年 WHO 中枢神经系统肿瘤分类提出,对于少突胶质细胞瘤的准确诊断,应同时具备 *IDH1/2* 突变和染色体 1p/19q 联合缺失,仅仅依靠组织学诊断的 WHO Ⅱ级和 WHO Ⅲ级少突胶质细胞瘤,归为非特指(not otherwise specified,NOS)。

已有研究显示,具有 1p/19q 联合缺失的胶质瘤常伴随 *IDH1/2* 突变,MGMT 启动子甲基化;但其与 *TP53* 突变相互独立,并与 *ATRX* 突变相互排斥,这有助于星形胶质细胞瘤和少突胶质细胞瘤的相互鉴别。存在 1p/19q 联合性缺失和 *IDH1/2* 突变的少突胶质细胞瘤生长速度较慢,并对 PCV 联合化疗和 TMZ 化疗更加敏感,总生存期明显延长。

### 三、*ATRX* 基因突变

X 连锁智力低下伴地中海贫血综合征基因(alpha thalassemia/mental retardation syndrom X-lined gene，*ATRX* 基因）是 ATP 依赖性重塑染色体蛋白 SNF2 家族中一员，在染色体重组，核小体装配，以及端粒长度的维持方面具有重要作用。*ATRX* 基因功能的丧失（蛋白表达缺失）可导致细胞永生及肿瘤的发生。*ATRX* 基因突变（蛋白表达缺失）的病例多见于 WHO Ⅱ/Ⅲ 级星形胶质细胞瘤（90%），而在少突胶质细胞瘤、原发性 GBM 中其突变率很低，几乎都呈 ATRX 蛋白表达阳性。目前临床常用免疫组织化学法检测 ATRX 蛋白表达情况来预测 *ATRX* 基因突变情况，即 *ATRX* 基因突变，ATRX 蛋白表达缺失（定位于细胞核）。

*ATRX* 基因突变常与 *IDH* 和 / 或 *TP53* 基因突变共存，但与染色体 1p/19q 缺失互相排斥，因此可以用于低级别胶质瘤的鉴别诊断。存在 *ATRX* 基因突变的星形胶质细胞瘤患者具有更好的预后。

### 四、*TP53* 基因突变

TP53 为肿瘤抑制蛋白也称为 p53 蛋白或 p53 肿瘤蛋白，属于肿瘤抑制基因。p53 蛋白能调节细胞周期和避免细胞癌变发生，保持基因组的稳定性，避免突变发生。研究显示，在低级别星形细胞瘤和继发性 GBM 中，*TP53* 基因突变多在胶质瘤形成早期发生。而在原发性 GBM 中，*TP53* 基因突变多在胶质瘤形成后期发生，主要是由于基因组的不稳定性增加导致。在弥漫性胶质瘤患者中 *TP53* 突变是生存率降低、预后差的原因，但是对 GBM 而言，其并没有预测价值。

目前 p53 蛋白的免疫组织化学染色已被作为诊断的生物标志物。目前仍无证据证明 *TP53* 基因突变和蛋白的过度表达具有相关性，蛋白的过度表达并不能用来推断 *TP53* 突变状态。因此，免疫组织化学的结果必须结合详尽的临床信息进行分析。为了更准确判断 p53 状态，推荐对外显子区域进行 PCR、Sanger 测序。

### 五、BRAF$^{V600E}$ 错义突变

*BRAF* 基因编码一种丝 / 苏氨酸特异性激酶（serine/threonine specific kinase），是 RAS/RAF/MEK/ERK/MAPK 通路重要的转导因子，介导细胞生长、增殖和分化。BRAF 蛋白由 783 个氨基酸组成，在中枢神经系统肿瘤中主要发生 BRAF$^{V600E}$ 错义突变和 *KIAA549-BRAF* 基因融合。

BRAF$^{V600E}$ 错义突变是第 600 个氨基酸位点的突变，以谷氨酸替换缬氨酸。多形性黄色星形细胞瘤（66%）、伴间变特征的多形性黄色星形细胞瘤（65%）、神经节神经胶质瘤（18%）和上皮样型胶质母细胞瘤（50%）均存在较高的 BRAF$^{V600E}$ 突变。检测 BRAF$^{V600E}$，有助于上述胶质瘤的鉴别诊断。在治疗方面，针对 BRAF$^{V600E}$ 突变的药物，如维莫非尼（vemurafenib），为存在 *BRAF* 突变的胶质瘤治疗提供了新的方式。临床常采用实时荧光定量 PCR 和免疫组织化学检测 BRAF$^{V600E}$ 突变。

### 六、*KIAA1549-BRAF* 基因融合

*KIAA1549-BRAF* 基因融合在毛细胞型星形细胞瘤中高发（50%~70%），而在其他中枢神经系统肿瘤中极为少见。染色体 7q34 位点的串联重复可引起 *KIAA1549-BRAF* 融合。采用 FISH 或 RT-PCR 进行检测。由于毛细胞型星形细胞瘤也存在微血管的增生，在组织学上难以与高级别胶质瘤进行区分，如果检测有 *KIAA1549-BRAF* 融合则高度提示为毛细胞型星形细胞瘤。

### 七、*MGMT* 启动子甲基化

06- 甲基鸟嘌呤 -DNA- 甲基转移酶（06-methylguanine-DNA methyltransferase，MGMT）是一种 DNA 修复酶，可以保护染色体免受烷化剂的致突变作用、致癌作用和细胞毒作用的损伤，同时也对烷基化药物形成耐药。正常组织中，*MGMT* 启动子一般处于非甲基化状态。

细胞的修复能力取决于 MGMT 在细胞内的含量和合成速率，而 *MGMT* 基因启动子甲基化可以导致基因沉默和抑制蛋白合成，阻碍 DNA 的修复，增加对烷基化药物的敏感性。*MGMT* 启动子甲基化与 *IDH* 基因突变和 1p/19q 缺失呈正相关。*MGMT* 启动子甲基化在少突胶质细胞瘤中发生率为 60%~80%。

*MGMT* 启动子甲基化具有独立的预后意义。具有 *MGMT* 启动子甲基化的胶质瘤患者对放、化疗敏感，生存期较长。高级别胶质瘤放疗联合 TMZ 同步化疗后，影像学上常常出现和肿瘤进展酷似的假性进展，*MGMT* 启动子甲基化患者假性进展的发生率明显高于非甲基化者，同时假性进展的出现提示预后较好。因此，具有 *MGMT* 启动子甲基化的胶质瘤患者接受 PCV 或 TMZ 辅助治疗预后好，NCCN 临床实践指南指出发生 *MGMT* 启动子甲基化病例具有生存优势。

由于通过免疫组化检测 MGMT 蛋白表达来推测 *MGMT* 启动子甲基化状态缺乏特异性，临床常采用甲基化特异性 PCR 或焦磷酸测序检测 *MGMT* 启动子甲基化。

## 八、*TERT* 启动子突变

端粒酶逆转录酶（telomerase reverse transcriptase，TERT）和端粒酶 RNA 构成端粒酶（telomerase），起着合成和维持端粒重复序列的作用。TERT 是人类细胞端粒酶调控的限制成分，在大多数正常人体细胞中不表达，因此正常人体细胞缺乏端粒酶活性。*TERT* 启动子突变可启动 TERT 基因转录，持续激活端粒酶从而使肿瘤细胞获得无限增殖能力。*TERT* 启动子突变在胶质瘤中普遍存在，在少突胶质细胞瘤（78%）和 GBM（83%）中发生率高，而在星形胶质细胞瘤中发生率低（10%）。

已有研究发现，*TERT* 启动子突变联合 *IDH* 可用于胶质瘤预后判断：有 *TERT* 启动子突变，而无 *IDH* 突变的胶质瘤呈侵袭性生长，易于复发，生存时间约 1 年；无 *TERT* 启动子突变，有 *IDH* 突变的胶质瘤病人的生存时间可延长至 3 年；既有 *TERT* 启动子突变，又有 *IDH* 突变的胶质瘤病人生存期为 6～10 年。目前采用实时定量荧光 PCR 对 *TERT* 启动子 C228T 和 C250T 进行检测。

## 九、H3K27M 突变

组蛋白 3.3（基因 *H3F3A*）和组蛋白 H3.1（基因 *HIST1H3B*）可发生突变，位于第 27 个氨基酸的赖氨酸可被蛋氨酸替换（K27M），与儿童胶质母细胞瘤的发生密切，并与其预后相关。

2016 年 WHO 中枢神经系统肿瘤分类中增加了儿童弥漫型胶质瘤分类：弥漫型中线胶质瘤（diffuse midline glioma），H3K27M 突变。此肿瘤好发于儿童，偶见于成人，位于丘脑、脑干和脊髓等中线结构，呈弥漫型生长，具有较短生存期，预后差。目前 H3K27M 突变检测方法为 DNA 测序和免疫组织化学染色（核阳性）。

## 十、*CDKN2A/B* 纯合性缺失

细胞周期蛋白依赖性激酶抑制基因 2A（*CDKN2A*）是位于 9 号染色体 p21.3 上的基因。该基因编码两种蛋白质，包括 INK4 家族成员 p16（或 p16INK4a）和 p14arf。两者均通过调节细胞周期而充当肿瘤抑制因子。p16 抑制细胞周期蛋白依赖性激酶 4 和 6（CDK4 和 CDK6），从而激活视网膜母细胞瘤（Rb）家族的蛋白质，进而阻止细胞从 $G_1$ 到 S 期的转变。*CDKN2A* 的体细胞突变在人类恶性肿瘤中常见，已有研究显示，*CDKN2A* 是恶性肿瘤中仅次于 p53 的第二大常见失活基因。*CDKN2A* 的同源基因是 *CNKN2B*，它们的生物学功能相似。

多项研究已证实 *CDKN2A/B* 纯合缺失是 *IDH* 突变型星形细胞瘤患者预后不良的标志。*CDKN2A/B* 纯合性缺失发生率在 WHO Ⅱ级、WHO Ⅲ级和 WHO Ⅳ级的 *IDH* 突变型星形细胞瘤分别为 0～12%，6%～20%，16%～34%。*CDKN2A/B* 纯合性缺失可导致多种细胞周期调控检查点的缺失和更大程度的肿瘤增殖。

cIMPACT5 和 6 更新要点建议 *IDH* 突变的弥漫星形细胞瘤应根据病理是否存在核分裂、微血管增生、组织坏死或者是否存在 *CDKN2A/2B* 缺失分子特征将其分成"星形细胞瘤，*IDH* 突变型、Ⅱ级、星形细胞瘤，*IDH* 突变型，Ⅲ级和星形细胞瘤，*IDH* 突变型，Ⅳ级"。这一定义导致"*IDH* 突变型，胶质母细胞瘤"的分类将不存在，这些分型被统一归纳为"星形细胞瘤，*IDH* 突变型，Ⅳ级"的胶质瘤。临床上，常用 FISH 检测 *CDKN2A/B* 纯合性缺失。

## 十一、EGFR 扩增

表皮生长因子受体（epidermal growth factor receptor，EGFR）基因定位于染色体 7p12，编码一种跨膜酪氨酸激酶受体。*EGFR* 扩增会导致细胞的增殖和分化调控失常，诱发和促进肿瘤生长。有研究显示，EGFR 扩增率随脑胶质瘤病理级别的升高而升高，在 WHO Ⅳ 级 *IDH* 野生型胶质母细胞瘤患者中约为 53.5%。*EGFR* 基因扩增的胶质母细胞瘤也可存在基因重排，有些编码截短的组成性激活突变体，其中最常见的是 *EGFR* Ⅲ 型变异体（*EGFRvⅢ*）。已有研究证实，伴有 *EGFR* 扩增的 *IDH* 野生型弥漫性星形细胞瘤的临床病程更具有侵袭性。

cIMPACT3 更新要点建议：无血管增生和坏死的 *IDH* 野生型弥漫性 / 间变性星形细胞瘤具有 *EGFR* 扩增、7 号染色体扩增 /10 号染色体丢失或 *TERT* 启动子突变中任一种或多种，可诊断为"弥漫星形细胞瘤，*IDH* 野生型，具有胶质母细胞瘤的分子特征，WHO Ⅳ 级"。免疫组化染色无法准确识别 *EGFR* 扩增，临床常用 FISH 检测 *EGFR* 扩增。

## 十二、*RELA* 基因融合

*RELA* 基因（也称为 p65 或 NFKB3）位于 11 号染色体 q13.1 区域，编码一种 551 个氨基酸的 NF-κB 转录因子蛋白家族成员 p65。NF-κB 家族通过与多种基因的启动子和增强子序列位点特异性结合，调节基因的转录和表达，参与免疫、炎症、应激等反应，同时也参与调控细胞分化、增殖、凋亡等过程。染色体 11q13.1 碎裂可引起 *RELA* 基因与非典型基因 *C11orf95* 融合形成 *C11orf95-RELA* 融合基因。*C11orf95-RELA* 融合可产生 7 个融合转录本及融合蛋白，第一个融合蛋白亚型（RELAFUS1）与幕上室管膜瘤的关系最为密切。

70% 发生于儿童幕上的室管膜瘤存在 *C11orf95-RELA* 融合基因。2016 年 WHO 中枢神经系统肿瘤分类已经将室管膜瘤，*RELA* 融合阳性作为一个独立的分子类型，其组织学表现相当于室管膜瘤（WHO Ⅱ 级）或间变性室管膜瘤（WHO Ⅲ 级）。其预后比其他幕上室管膜瘤差，10 年无进展生存率不足 20%。

但值得注意的是，*RELA* 与 *C11orf95* 在基因组中距离很近，假如 11q13.1 碎裂重排覆盖的区域较小，*RELA* 断裂探针的红绿信号可能分不开，导致 FISH 镜下很难识别阴 / 阳性细胞；如果碎裂重排区域较大，则 *RELA* 断裂探针红绿信号可明显区分，镜下容易判读。FISH 法检测 *RELA* 断裂或 *C11orf95* 断裂阴性病例，如果发生于儿童幕上建议进一步进行 PCR 法检测。此外，已有研究显示细胞黏附分子（L1CAM）是 *C11orf95-RELA* 融合基因的作用靶点，可用免疫组织化学检测。

## 十三、WNT 通路

WNT/wingless 信号通路在胚胎中枢神经系统发育过程中具有重要作用，该通路具有多个分子调节点，约有 11% 的髓母细胞瘤存在 WNT 信号通路激活。髓母细胞瘤是儿童最常见的恶性脑肿瘤，大约有 85% 的髓母细胞瘤发生于 18 岁以下的儿童。目前已认识到髓母细胞瘤不是单一的疾病，而是多种不同分子亚型组成的脑肿瘤。2016 年 WHO 中枢神经系统肿瘤分类将髓母细胞瘤分为四个亚型：即 WNT、SHH、Group 3 和 Group 4 型。其中 WNT 亚型具有典型的髓母细胞瘤组织形态，较少发生转移，大多发生于儿童，85% 的病例存在 6 号染色体完全或部分缺失。

识别不同亚型不仅对理解髓母细胞瘤有很大的意义，而且还可为临床诊治提供帮助。在儿童和成人患者中，WNT 亚型预后最好，儿童和成人患者的 10 年生存率可以达到 95% 和 100%，其可能是因为 WNT 亚型髓母细胞瘤对术后放化疗敏感性较其他亚型更高。

WNT 信号分子本身的突变，*APC* 突变和 β-catenin 自身突变（*CTNNB1* 外显子 3 突变）都可引起 WNT 信号通路激活，促进 β-catenin 蛋白水平稳定。此外，DKK1 蛋白表达对于 WNT 通路激活同样具有较高的特异性（98%）。目前 WNT 亚型髓母细胞瘤的诊断的主要参考标准包括：6 号染色体单倍体、*CTNNB1* 基因突变、DKK1 和核内 β-catenin 免疫组织化学染色阳性。

### 十四、SHH 通路

SHH 信号通路在胚胎发育尤其是神经系统发育中发挥重要作用。SHH 型髓母细胞瘤约占 30%，多累及婴幼儿和成人，发病率无性别差异，青少年相对少见，很少发生转移。该亚型的预后与 Group 4 相当，比 Group 3 预后好。其通路中的 *PTCH*，*SMO*，*SUFU* 发生突变以及 *GLI1/2* 基因扩增可使 SHH 信号通路持续激活。诊断 SHH 型髓母细胞瘤主要参考其基因表达图谱、*GLI2* 扩增、*TP53* 突变和 *MYCN* 基因的扩增。SFRP1 和 GAB1 的免疫组化染色阳性也能辅助诊断。

根据患者的年龄不同，SHH 型髓母细胞瘤具有以下特征：婴儿患者常表现为 *PTCH* 和 *SUFU* 基因突变，少见 *MYCN* 和 *GLI2* 扩增及 *TP53* 突变；儿童患者常表现为 *TP53* 变异，*GLI2* 和 *MYCN* 扩增；成人患者常见 *SMO* 基因突变。

### 十五、INI1 表达缺失

*INI1*（integrase interactor 1）/*hSNF5*/*BAF47*/*SMARCB1* 基因位于染色体 22q11.2。INI1 蛋白是 SW1/SNF 染色质重构复合物的组成部分。在非典型性畸胎瘤样 / 横纹肌样瘤（AT/RT），定位于染色体区 22q11.2 的相关基因 *hSNF5*/*INI1* 发生突变。*INI1* 突变或缺失是 AT/RT 发病机制的关键步骤，是其分子病理特征性改变。由于 AR/RT 肿瘤 *INI1* 基因缺失或突变导致失活，其编码的 INI1 蛋白表达缺失。几乎所有 AT/RT 病例的 INI1 免疫组化染色细胞核均为阴性。

### 十六、C19MC 扩增

*C19MC*（chromosome19 microRNA cluster）是胚胎中印记基因，位于染色体 19q13.42 区域，为目前人类最大的 microRNA 基因簇。在胚胎性肿瘤中，约 25% 患者发生 *C19MC* 扩增。2016 年 WHO 中枢神经系统肿瘤分类中基于 19 号染色体（19q13.42）*C19MC* 区域有无扩增对伴有多层菊形团的胚胎性肿瘤进行重新分类，将其分为：伴多层菊形团的胚胎性肿瘤，*C19MC* 扩增亚型和伴多层菊形团的胚胎性肿瘤，NOS 亚型。伴多层菊形团的胚胎性肿瘤，*C19MC* 扩增亚型预后差。大部分病例存在 LIN28A 蛋白高表达，可作为其诊断的特异性标记物。目前临床常用 FISH 检测 *C19MC* 扩增结合免疫组织化学方法检测 LIN28A 蛋白表达对其进行诊断。

（王行富    姚小红    卞修武）

# 第五章

# 神经系统遗传代谢疾病

遗传代谢疾病（inherited metabolic diseases，IMDs 或 inborn errors of metabolism，IEMs）属于单基因病，由于基因突变使酶、受体、载体等蛋白功能缺陷，导致机体生化物质包括氨基酸、有机酸、碳水化合物、脂肪酸、核酸、金属元素、维生素等在合成、代谢、转运和存储等方面出现障碍，产生一系列临床症状的一大类疾病。根据 OMIM 网站统计，目前约有 5 000 多种遗传代谢疾病的分子基础和临床表现被确定，其中 80% 以上会引起神经系统的功能缺陷，由此，以神经系统受累为主要临床表现的 IEMs 称为神经系统遗传代谢病。

## 第一节　神经系统遗传代谢疾病概述

IEMs 大多数属于常染色体隐性遗传，少数为常染色体显性遗传、X 连锁遗传，或者线粒体遗传。虽然单一病种的患病率较低，但 IEMs 的总体患病率达活产婴儿的 1/500，我国的调查发现甲基丙二酸血症、苯丙酮尿症、原发性肉碱缺乏等为常见的遗传代谢疾病。IEMs 的起病年龄可以从胎儿期至老年期，通常以 1 岁为界将其分为早发型和晚发型。

IEMs 有多种分类方法，常见根据小分子代谢物进行分类，小分子代谢异常一般发病早，起病急，病程可间断反复，也可缓慢进展。在外周血可测定到异常的标志代谢分子，如氨基酸、有机酸、脂肪酸、糖类等。常见的 IEMs 小分子代谢物异常的分类及疾病如表 5-1。

表 5-1　遗传代谢病的小分子代谢物分类

| 分类 | 疾病举例 |
| --- | --- |
| 氨基酸代谢异常 | 苯丙酮尿症，枫糖尿病，瓜氨酸血症 |
| 碳水化合物代谢异常 | 半乳糖血症，糖原贮积症 |
| 脂肪酸氧化障碍 | 多种酰基辅酶 A 脱氢酶缺乏症，极长链酰基辅酶 A 脱氢酶缺乏症，原发性肉碱转运障碍 |
| 尿素循环障碍 | 鸟氨酸氨甲酰转移酶缺乏症，瓜氨酸血症，精氨酸血症，氨甲酰磷酸合成酶 1 缺乏症 |
| 有机酸代谢异常 | 甲基丙二酸血症，戊二酸血症 1 型，丙酸血症，生物素酶缺乏症 |
| 核酸代谢异常 | 着色性干皮病，Lesch-Nyhan 综合征 |
| 金属元素代谢异常 | 肝豆状核变性（Wilson 病），Menkes 病 |
| 脂蛋白代谢异常 | 家族性低 α 脂蛋白血症，家族性无 β 脂蛋白血症 |
| 其他 | 卟啉病，胆汁酸代谢障碍 |

根据代谢异常影响的细胞器部位进行分类，包括溶酶体病、线粒体病、过氧化物体病、核糖体病和高尔基体病。目前已知溶酶体包含有 60 多种酸性水解酶，可降解各种生物大分子，如核酸、蛋白质、脂质、黏多糖和糖原等，溶酶体酶缺陷可出现 50～60 种疾病。线粒体疾病是一大类疾病，线粒体 DNA 和核 DNA 突变导致细胞氧化磷酸化功能缺陷，能量合成障碍。常见的细胞器疾病如表 5-2。

表 5-2　按照细胞器受累及的遗传代谢病分类

| 分类 | 疾病举例 |
| --- | --- |
| 溶酶体病 | 异染性脑白质营养不良、球形细胞脑白质营养不良、GM1 神经节苷脂贮积病、戈谢病、尼曼 - 皮克病、黏多糖贮积病等 |
| 过氧化物体病 | X 连锁肾上腺脑白质营养不良、Refsum 病、Zellweger 病等 |
| 线粒体病 | Leigh 综合征、MELAS 综合征、Leber 视神经病、Alpers 综合征等 |

IEMs 由于基因突变导致特定蛋白功能缺陷，这种蛋白可以是细胞膜蛋白、某种代谢酶蛋白、酶辅助因子等，影响酶蛋白的催化功能或细胞转运功能，引起一系列代谢改变，IEMs 的发病机制包括：①由于代谢酶缺陷，代谢终末产物减少或缺乏，导致正常生理功能障碍。例如线粒体复合体酶缺陷，氧化磷酸化障碍，能量产生减少。②代谢酶缺陷致使正常代谢途径受阻，代谢底物和旁路代谢产物堆积，对神经系统产生毒害作用。例如苯丙酮尿症由于苯丙氨酸羟化酶缺陷，导致代谢底物苯丙氨酸增高，旁路代谢产物苯乙酸、苯乳酸增高，这些物质损害神经系统。③由于特定酶缺陷，生物大分子不能正常降解，在细胞器中贮积。例如 GM1 神经节苷脂在溶酶体中必须在酸性 β- 半乳糖苷酶作用下降解，酶缺陷导致 GM1 神经节苷脂降解障碍，在溶酶体中贮积，损害细胞和脏器功能，出现 GM1 神经节苷脂贮积病。

IEMs 临床表现复杂多样，以神经系统和消化系统的表现较为突出。小分子病患者多因突然的饮食结构改变、饥饿、过度劳累、感染、注射疫苗、外伤手术、妊娠等应激因素而诱发急性代谢危象，病程可反复发作，缺乏特殊体貌和特异性病理学改变。细胞器病多慢性起病，进行性加重，常有相对特异性的体貌和病理学改变。下列神经系统临床情况应该进行 IEMs 筛查：①新生儿进行性脑病；②智力落后，精神行为异常，或成人期认知能力下降伴有精神行为异常、性格改变；③难以控制的新生儿或婴儿癫痫，肌阵挛癫痫；④锥体外系运动障碍，如帕金森样综合征，进行性肌张力障碍，舞蹈症，肌张力低下，共济失调等；⑤成人期痉挛性截瘫；⑥眼外肌麻痹，眼动危象，视力下降；⑦自主神经障碍，如多涎、肠道运动障碍、体温调节障碍；⑧运动不耐受，肌肉疼痛痉挛等。特别是除了神经系统表现外，还存在其他系统表现，如肝脾大、心肌病、黄疸、皮疹、呼吸异常、酸中毒、高氨血症、低血糖等。

一些体貌特征和临床体征对 IEMs 的诊断具有提示意义，体检发现身材矮小（如线粒体病），高弓足、高腭弓、脊柱侧弯或强直脊柱（如 Pompe 病），肥厚型心肌病（如 Danon 病、Fabry 病），肝脾大（如戈谢病、黏多糖贮积病、尼曼 - 皮克病），皮肤毛发异常（MELAS 体表多毛、苯丙酮尿症的毛发枯黄、Menkes 病的卷发、Fabry 病的皮肤血管角化瘤、类脂蛋白沉积病的皮肤粗糙及眼睑串珠样丘疹、Refsum 病的皮肤鱼鳞样改变、生物素酶缺陷的脓疱样皮损、卟啉病的光敏性皮疹等），角膜改变（如半乳糖血症、脑腱黄瘤病的角膜混浊、Wilson 病的角膜 K-F 环、家族性高胆固醇血症的角膜弓），眼底视网膜色素变性（如 Kearns-Sayre 综合征、NARP 综合征），眼底樱桃红斑（如唾液酸沉积症 1 型、GM2 神经节苷脂沉积症），小头畸形（葡萄糖转运体 1 缺陷、Menkes 病），自毁面容（如 Lesch-Nyhan 综合征），跟腱黄瘤（脑腱黄瘤病），短指（趾）畸形（如假性甲状旁腺功能减退）等。

# 第二节　神经系统遗传代谢性疾病体液标志物

## 一、生化标志物

IEMs 的准确诊断必须依赖实验室检查，常规实验室检查获得的小分子生化标志物可为诊断提供重要的线索，大分子酶学检查是一些疾病的重要诊断依据。常用的检测内容和标志物见表 5-3～表 5-6。

表5-3　神经系统遗传代谢疾病血液和尿液常用的检查

| 检查内容 | 项目举例 |
|---|---|
| 基本实验室检查 | 血糖、血氨、乳酸、丙酮酸、尿酮体、血气分析、肝肾功能 |
| 常规生化检查 | 钙、磷、镁、铜、尿酸、铜蓝蛋白、碱性磷酸酶 |
| 干血滤纸片串联质谱 | 氨基酸、有机酸、脂肪酸、肉碱等 |
| 尿液气相色谱/质谱 | 有机酸、氨基酸、单糖、嘧啶、嘌呤、肌酸、卟啉、核酸等 |
| 过氧化物体分析 | 极长链脂肪酸 |
| 血清蛋白糖基化检测 | 转铁蛋白等电聚焦分析糖基化 |
| 溶酶体酶活性检测 | 芳基硫酯酶A、半乳糖神经酰胺酶、β-半乳糖苷酶、β-己糖苷酶A，β-己糖苷酶B等 |
| 生物素酶活性测定 | 生物素酶 |
| 血清催乳素 | 催乳素呈多巴胺依赖性分泌 |
| 全血5-羟色胺 | 蝶呤代谢障碍、单胺氧化酶缺陷 |

表5-4　神经系统遗传代谢疾病脑脊液常用的检查

| 检测内容 | 临床举例 |
|---|---|
| 生化、细胞学 | 脑脊液葡萄糖低于2.7mmol/L提示葡萄糖转运蛋白缺陷 |
| 乳酸、丙酮酸 | 线粒体病 |
| 氨基酸 | 非酮性高甘氨酸血症时脑脊液/血浆甘氨酸比率升高 |
| 生物胺及其代谢物 | 神经递质代谢疾病 |
| 蝶呤谱 | 高苯丙氨酸血症 |
| 5-甲基四氢叶酸 | 脑叶酸转运缺陷 |

表5-5　常见可检测的小分子遗传代谢疾病

| 分类 | 疾病 |
|---|---|
| 氨基酸代谢病 | 高苯丙氨酸血症（苯丙酮尿症和四氢生物蝶呤缺乏症）、枫糖尿症、氨甲酰磷酸合成酶缺乏症、鸟氨酸氨甲酰转移酶缺乏症、瓜氨酸血症、精氨酸血症、同型半胱氨酸血症、非酮性高甘氨酸血症等 |
| 有机酸血症 | 甲基丙二酸血症、丙酸血症、戊二酸血症、异戊酸血症、生物素酶缺乏症、全羧化酶合成酶缺乏症等 |
| 脂肪酸氧化障碍 | 原发性肉碱缺乏，肉碱棕榈酰转移酶Ⅰ缺乏症、肉碱棕榈酰转移酶Ⅱ缺乏症、短链酰基辅酶A脱氢酶缺乏症、中链酰基辅酶A脱氢酶缺乏症、极长链酰基辅酶A脱氢酶缺乏症、多种酰基辅酶A脱氢酶缺乏症等 |

表5-6　常见溶酶体贮积病的酶缺陷

| 疾病 | 酶的缺陷 |
|---|---|
| 1. 神经鞘磷脂贮积病 | |
| 　异染性脑白质营养不良 | 芳基硫酯酶A |
| 　球形细胞脑白质营养不良 | 半乳糖神经酰胺酶 |
| 　GM1神经节苷脂贮积病 | β-半乳糖苷酶 |
| 　GM2神经节苷脂贮积病（Tay-Sachs病） | β-己糖苷酶A |
| 　GM2神经节苷脂贮积病（Sandhoff病） | β-己糖苷酶B |
| 　Fabry病 | α-半乳糖苷酶 |
| 　戈谢病 | β-葡萄糖苷酶 |
| 　半乳糖酸唾液酸贮积病 | β-半乳糖苷酶 |

续表

| 疾病 | 酶的缺陷 |
|---|---|
| 2.糖原贮积症 | |
| 糖原贮积症Ⅱ型 | α-葡萄糖苷酶 |
| 3.黏多糖贮积病 | |
| 黏多糖贮积病Ⅰ型 | α-L-艾杜糖酶 |
| 黏多糖贮积病Ⅱ型 | 艾杜糖醛酸硫酸酯酶 |
| 黏多糖贮积病ⅢA型 | 乙酰肝素-N-硫酸酯酶 |
| 黏多糖贮积病ⅢB型 | α-N-乙酰氨基葡萄糖苷酶 |
| 黏多糖贮积病ⅢC型 | α-氨基葡萄糖乙酰转移酶 |
| 黏多糖贮积病ⅢD型 | N-乙酰氨基葡萄糖硫酸酯酶 |
| 黏多糖贮积病ⅣA型 | 半乳糖胺-6-硫酸酯酶 |
| 黏多糖贮积病ⅣB型 | β-半乳糖苷酶 |
| 黏多糖贮积病Ⅵ型 | 芳基硫酸酯酶B |
| 黏多糖贮积病Ⅶ型 | β-葡糖醛酸酶 |

## 二、分子标志物

通过对 DNA 序列分析或拷贝数变异分析，找出结构异常，称为分子诊断或者基因诊断。分子诊断的标本可为外周血白细胞、活检组织细胞、毛发、脱落细胞、羊水细胞和绒毛膜绒毛细胞等。根据 DNA 序列变化的碱基变化，基因突变可分为点突变、大片段突变和动态突变三大类：①点突变指一些小的 DNA 序列变异，包括少数几个碱基的插入、缺失和碱基替换等，根据对蛋白质功能的影响，点突变包括同义突变、错义突变、无义突变、移码突变、启动子突变、剪切位点突变等；②大片段突变指较大物理尺度的 DNA 变异，包括缺失、插入、重复、重排等，变化可从数十个碱基至数十万个碱基的变化，使整个基因缺如或者功能丧失；③动态突变指 DNA 中的一些特定碱基重复序列拷贝数发生扩增而导致的突变。在人类基因中，正常等位基因的这种重复序列的拷贝数较低，重复序列的拷贝数有一定范围，超过这个范围，重复序列将变得不稳定，而突变等位基因的拷贝数明显增加，就有可能对基因转录或表达产物产生影响，表现出疾病症状或在染色体上表现出脆性位点。

根据临床需要可以采用不同的基因检测策略，点突变、微小插入或缺失突变的基因检测技术包括：①一代 DNA 测序技术（Sanger 测序），适用于检测目标基因的点突变、片段缺失或重复；②二代测序技术，按照测序目标不同，可分为靶向测序（targeted sequencing）和全基因组测序（whole genome sequencing）。靶向测序可分为全外显子组测序（whole exome sequencing）和疾病基因包（gene panel sequencing）。

拷贝数变异的检测方法：拷贝数变异（copy number variation，CNV）指长度为 1kb 到几个 Mb 范围内的基因组大片段的拷贝数重复及缺失。致病性拷贝数变异可导致遗传代谢性疾病。检测方法主要有：①基于芯片的比较基因组杂交（array-based comparative genomic hybridization，aCGH）；②微阵列单核苷酸多态检测（single nucleotide polymorphism array，SNP-array）；③染色体拷贝数变异检测（copy number variations sequencing，CNV-seq）；④多重连接依赖式探针扩增（multiplex ligation dependent probe amplification，MLPA）；⑤荧光原位杂交法（fluorescence in situ hybridization，FISH）；⑥实时荧光定量核酸扩增试验（real time quantitative polymerase chain reaction，qPCR）等。

动态突变的检测方法：微卫星序列扩增，特别是三核苷酸重复扩增，可导致多种遗传性疾病，称为三核苷酸重复性疾病。三核苷酸重复可存在于外显子、内含子、5' 非编码区或者 3' 非编码区，三核苷酸重复性疾病的严重程度及发病年龄与三核苷酸重复序列大小、重复频率密切相关。检测方法有：毛细管电泳、Southern blot 杂交、重复引物 PCR 和三代测序技术。

遗传代谢性疾病大部分是单基因疾病,常见疾病的致病基因明确,举例如表 5-7。

表 5-7　常见神经遗传代谢疾病的分子标志物

| 疾病 | 基因(OMIM) | 临床特征 |
|---|---|---|
| 苯丙酮尿症 | *PAH*(612349) | 智能低下,头发黄,肤色浅淡,尿鼠臭味,血苯丙氨酸升高 |
| 甲基丙二酸尿症合并同型半胱氨酸尿症 cblC 型 | *MMACHC*(609831) | 亚急性联合变性,痉挛型截瘫,脑白质病,周围神经病 |
| 戊二酸血症 1 型 | *GCDH*(608801) | 大头畸形,神经系统退行性病变,出汗多 |
| 全羧化酶合成酶缺乏症 | *HLCS*(609018) | 脱发,皮疹,神经肌肉病,易感染 |
| 糖原贮积症 2 型 | *GAA*(606800) | 肌病,心肌病,呼吸困难 |
| 肝豆状核变性 | *ATP7B*(606882) | 肝硬化,角膜 K-F 环,锥体外系表现 |
| 戈谢病 | *GBA*(606463) | 肝脾大,神经系统表现,发育障碍 |
| 法布里病 | *GLA*(300644) | 肢体感觉异常、疼痛,脑血管病,肾病 |
| 异染性脑白质营养不良 | *ARSA*(607574) | 精神异常,癫痫,智能下降,痉挛性截瘫,周围神经病 |
| 球形细胞脑白质营养不良 | *GALC*(606890) | 运动和智能障碍,周围神经病 |
| GM1 神经节苷脂贮积症 | *GLB1*(230650) | 共济失调,肌张力障碍 |
| Tay-Sachs 病 | *HEXA*(272800) | 共济失调,智能衰退,眼底樱桃红斑 |
| Sandhoff 病 | *HEXB*(268800) | 共济失调,智能衰退,肌无力,肌萎缩 |
| 肾上腺脑白质营养不良 | *ABCD1*(300100) | 智能下降,癫痫发作,视力下降,痉挛步态,周围神经病 |
| 线粒体脑肌病伴乳酸血症和卒中样发作 | *mtDNA* 3243 | 反复卒中样发作,表现为视野缺损、偏瘫失语、头痛、癫痫发作 |

# 第三节　神经系统遗传代谢性疾病病理学特征

## 一、细胞学特征

神经系统遗传代谢性疾病是系统性疾病,可出现多系统受累,通过组织细胞学活检和特殊组织细胞学染色可为疾病的诊断提供依据。举例如表 5-8。

表 5-8　常见神经系统遗传代谢疾病的细胞学特征

| 疾病 | 器官或组织 | 细胞学特征 / 染色方法 |
|---|---|---|
| GM1/2 神经节苷脂贮积症 | 直肠黏膜上皮细胞,血液淋巴细胞,肝、肾、脾和淋巴结组织细胞 | 气球样细胞,泡沫样胞质,PAS 和 luxol fast blue 染色显示物质贮积 |
| 神经元蜡质样脂褐素沉积病 Batten 病 | 淋巴结巨噬细胞、骨骼肌、汗腺上皮细胞、血淋巴细胞 | 胞质内聚集性边界清楚的空泡,PAS 染色呈苍白色,苏丹黑染色呈灰色 |
| 尼曼 - 皮克病(NPD) | 骨髓穿刺,成纤维细胞 | 尼曼匹克细胞,海蓝组织细胞 /Giemsa 或 Wright 染色;Filipin 染色在荧光显微镜下可见核周溶酶体强荧光信号为 NPD-C 阳性细胞。 |
| 戈谢病 | 脾、淋巴结、骨髓、甲状腺 | 戈谢细胞 /PAS 染色 |
| 黏多糖贮积病 | 肝细胞、库普弗细胞、淋巴结、扁桃体、皮肤纤维母细胞、血液等 | 血中性粒细胞 Alder 颗粒,呈粗糙红紫色颗粒;或胞质内泡沫样物质贮积 /Giemsa 或 Wright 染色,PAS 染色 |
| 异染性脑白质营养不良 | 周围神经施万细胞、淋巴结巨噬细胞、肝库普弗细胞 | 硫脂物质沉积 /PAS 和 luxol fast blue 染色,cresyl violet 染色异染 |

## 二、组织学和超微结构特征

### （一）溶酶体疾病

神经节苷脂贮积症主要组织病理学特征为神经细胞呈气球样肿胀，类脂质物质沉积，H-E 染色胞质呈泡沫状，luxol fast blue 染色呈蓝色，冷冻切片胞质内物质 PAS 阳性（图 5-1）。电镜下可见膜性胞质内包涵体（membranous cytoplasmic body）。

戈谢病是由于酸性 β- 葡萄糖苷酶基因突变，导致体内 β- 葡萄糖苷酶缺乏，造成其底物葡萄糖脑苷脂在肝、肾、骨骼、脑及肺的巨噬细胞溶酶体中贮积。累及神经系统的主要病理改变为：脑组织血管周围间隙存在大量戈谢细胞，胞质丰富，H-E 染色呈毛玻璃样，PAS 阳性，起源于单核巨噬细胞（图 5-2）。神经元丢失，噬神经节及胶质细胞增生，侵及皮质、皮质下，小脑齿状核和脑干被盖部。髓鞘斑片状脱失。电镜下可见膜包绕的细胞质包涵体。

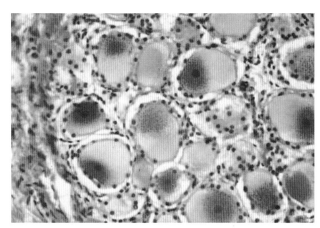

**图 5-1　GM2 神经节苷脂沉积病的气球样细胞**
感觉神经元，苏木精 - 伊红染色，×400。

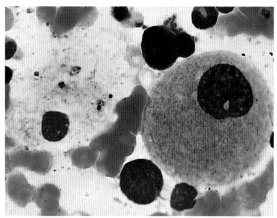

**图 5-2　戈谢细胞**
胞体大，直径约 20～100μm，核呈卵圆形或不规则形，胞核小，偏于一侧，1 个或多个（可达 10 余个），核染色质呈粗网状，胞质丰富，染色呈灰蓝色、浅红色，无空泡，内含呈交织成网状的大波纹纤维样物质，排列成洋葱皮样。骨髓 Giemsa 染色，×1 000。

尼曼 - 皮克病是由于溶酶体内酸性鞘磷脂酶基因突变后导致鞘磷脂贮积，存在不同临床类型（A、B、C、D 亚型），B 型一般不累及大脑，累及神经系统的主要病理改变为神经元胞体肿大，细胞内大量非酯化胆固醇贮积，H-E 染色胞质苍白，大量空泡形成（图 5-3）。电镜下可见层状膜包绕的包涵体。

神经元蜡质样脂褐素沉积病是一组涉及溶酶体蛋白分解代谢的酶或跨膜蛋白缺陷所致的疾病，根据基因变异可分为 NCL1（neuronal ceroid lipofuscinosis）、NCL2、NCL3 等 10 余种，目前仍在不断地发现新的类型。病理改变主要为：严重脑萎缩，成人型以额叶和小脑萎缩为特征。镜下广泛的海绵样变性，神经元丢失，髓鞘脱失，luxol fast blue 染色、苏丹黑染色、PAS 染色等可显示神经元内脂褐素样物质贮积，电镜下可见胞质内球样、曲线样或指纹样包涵体结构。

黏多糖贮积病是由于多种不同的酶缺陷引起的酸性黏多糖的代谢障碍而使其在溶酶体内贮积致病。黏多糖可在角膜、虹膜、晶状体、肝脾肾脏和心脏、脑组织等多种器官沉积（图 5-4），尤其是软骨细胞及成骨细胞内沉积，脑皮质萎缩，镜下神经细胞胞质呈空泡状，细胞核偏心，血管周围许多泡沫细胞，神经元丢失，星形细胞增生，髓鞘脱失。电镜下可见细胞的溶酶体内大量颗粒状沉积物质。

异染性脑白质营养不良症多是由于芳基硫酸酯酶 A 基因突变导致酶活性缺乏所致疾病，少数是由于该酶的热稳定因子 saposin B 异常所致。主要病理改变为脑白质病变，灰白质边界清楚，镜下脑

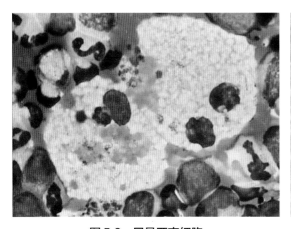

**图5-3　尼曼匹克细胞**

胞质充满泡沫样脂类小滴，细胞核偏位，染色质疏松。
骨髓 Giemsa 染色，×1 000。

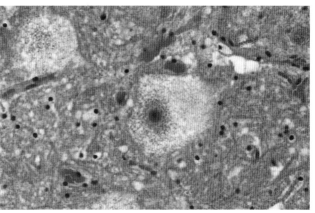

**图5-4　半乳糖唾液酸贮积病**

神经元呈气球样，胞质内 PAS 阳性物质贮积。脑组织，PAS 染
色，×400。

白质髓鞘脱失，少突胶质细胞丢失，星形细胞增生，大量的 PAS 和 luxol fast blue 阳性染色的巨噬细胞
聚集。由于神经元内硫脂物质贮积，冷冻切片甲苯胺蓝染色可见不显紫蓝色而呈棕红色的异染颗粒。
电镜下可存在棱柱体样、凝灰岩样和片层样包涵体结构。

法布里病是 X 连锁隐性遗传的溶酶体病，由于 α- 半乳糖苷酶基因突变导致细胞溶酶体内该酶功
能部分或全部缺失，导致神经鞘脂类物质（主要为三聚己糖神经酰胺）的正常降解受阻，在神经、血
管、肾脏、眼、心脏、皮肤等器官中大量贮积，引起一系列脏器病变。神经系统主要病理改变脑血管
PAS 或苏丹黑染色阳性物质贮积，血管腔闭塞，脑或神经组织缺血。电镜下可见血管壁细胞内大量嗜
锇酸物质堆积。

（二）过氧化体疾病

肾上腺脑白质营养不良症是由于 *ABCD1* 基因突变导致过氧化物体脂肪酸氧化障碍，致饱和极长
链脂肪酸在组织和体液中聚集，引起进行性神经系统和肾上腺功能不全。脑切片可见广泛对称的脑
白质异常，枕叶白质病变常常重于额叶。镜下皮质下白质、视神经、内囊、连合纤维脱髓鞘，U 形纤维
相对保留。新近病变可见脱髓鞘而神经轴索保留，散在 PAS 阳性巨噬细胞。陈旧病变可见显著的血
管周围单核细胞浸润及大量巨噬细胞。电镜下可见神经细胞胞质内针样多层形包涵体结构。

（三）线粒体疾病

线粒体病是因遗传性氧化磷酸化功能缺陷使 ATP 合成障碍而导致的一组疾病，线粒体基因或细
胞核基因突变均可发生该类疾病。因此遗传方式可为常染色体显性、隐性、X 连锁遗传，也可为母系
遗传。线粒体疾病存在慢性进行性眼外肌麻痹（CPEO）、Kearns-Sayre 综合征（KSS）、肌阵挛性癫痫
伴破碎红边纤维（MERRF）、线粒体脑肌病伴乳酸血症和卒中样发作（MELAS）、Leber 遗传性视神经
病、Leigh 病、Alper 病等多种临床类型。其主要病理改变简述如下：

线粒体基因突变可出现肌肉病理改变，如 CPEO、KSS、MELAS、MERRF 等肌肉活检，改良
Gomori 三色染色可发现破碎红边肌纤维，SDH 染色可能发现深染色的肌肉、血管。电镜下肌膜下和
肌原纤维之间可发现大量结构异常的线粒体或晶格样包涵体。

MELAS 脑病理改变：枕叶皮质为常见累及部位，所有大脑皮质均可受累。脑膜、皮质下小血管
异常增多，脑组织多发性灶状海绵样改变，神经元丢失，星形胶质细胞增生，小血管增生并结构异常。
电镜下脑血管壁平滑肌和内皮细胞内线粒体显著增多、结构异常。

Leigh 病的主要脑病理见于丘脑、基底节（壳核）、中脑（黑质、导水管周围灰质）、脑桥、延髓被盖
和脊髓、小脑齿状核以及脑神经核团，表现为双侧对称性海绵状坏死灶、空泡变性、灶性神经元丢失、
巨噬细胞浸润、伴有异常的小血管增生和星形胶质细胞增生。

Alper 病的脑组织病理显示显著的皮质损害，尤其是枕叶皮质，出现皮质神经元丢失，海绵样变性和胶质细胞增生。

（四）氨基酸代谢病

苯丙酮尿症是 *PAH* 基因突变致苯丙氨酸羟化酶活性降低或缺乏，苯丙氨酸不能转化为酪氨酸。血苯丙氨酸体内聚集。神经病理改变为脑白质海绵状改变，不同程度的皮质神经元丢失。丘脑、苍白球和外侧膝状体神经元丢失、胶质细胞增生。

（张在强）

# 第六章

# 中枢神经系统感染

## 第一节　化脓性脑膜炎

化脓性脑膜炎（purulent meningitis）是由各种生物性病原体引起的脑膜急性化脓性炎症，一般指急性细菌性脑膜炎（acute bacterial meningitis），其致病菌与地域、年龄和疫苗接种等情况有关。流行性脑脊髓膜炎（简称流脑）一直严重危害人民群众的健康，是我国法定乙类传染病，本节主要以流脑为例介绍化脓性脑膜炎。流脑是由脑膜炎双球菌通过呼吸道传播引起，冬春季节病例高发，一般在11～12月份病例开始增多，第二年的2～5月份为发病高峰期。婴幼儿、儿童和青少年最容易感染流脑，特别是居住、生活、学习环境拥挤的人群。中华人民共和国成立以来曾发生3次全国性流脑大流行，自1985年开展大规模流脑疫苗接种后，未再出现全国性大流行。近七年来我国流脑发病率控制在0.02/10万以内，病死率为5%～10%，但一些省份曾发生过流脑的局部暴发疫情，出现较大范围流行的风险仍然存在。

### 一、临床表现、病因与发病机制

（一）症状与体征

潜伏期：1～10d，短者仅为数小时，多为2～3d。此后，根据临床表现，可分为普通型、暴发型和轻型三种类型。

1. 普通型　此型约占90%。按病情可分为上呼吸道感染期、败血症期和脑膜炎期，但难以严格区分。上呼吸道感染期有发热、咽痛、鼻炎和咳嗽等上呼吸道感染症状。败血症期常无前驱症状，出现恶寒、高热、头痛、呕吐、乏力、肌肉酸痛及神志淡漠等，多数病人出现瘀点、瘀斑。脑膜炎期多与败血症期症状同时出现，除高热及毒血症外，主要表现为中枢神经系统症状，如剧烈头痛、呕吐、烦躁不安、脑膜刺激征阳性、颅内压增高等，严重者可进入谵妄、昏迷。婴幼儿症状多不典型，可表现为高热、拒食、烦躁、啼哭不安、惊厥、腹泻及咳嗽，前囟未闭者大多突出，而脑膜刺激征可能不明显。

2. 暴发型　此型进展迅速，病情凶险，6～24h内即可危及生命。可表现为以下类型。

（1）休克型：起病急骤，寒战、高热或体温不升，严重中毒症状，短期内（12h内）出现遍及全身的广泛瘀点、瘀斑并迅速扩大，或出现瘀斑中央坏死。休克表现为面色灰白，唇及指端发绀，四肢厥冷，皮肤花斑状，脉细速和血压下降。易并发弥散性血管内凝血（DIC），但多无脑膜刺激征，脑脊液检查多无异常。

（2）脑膜脑炎型：主要表现为脑实质炎症和水肿。除有高热、头痛和呕吐外，可迅速陷入昏迷，频繁惊厥，锥体束征阳性，血压持续升高，球结膜水肿。部分病人出现脑疝（小脑幕切迹疝或枕骨大孔疝），有瞳孔不等大，对光反应迟钝或消失。可出现呼吸不规则，快慢深浅不一或骤停，肌张力增强等。

（3）混合型：同时具备休克型和脑膜脑炎型的临床表现。此型最为凶险，治疗亦较困难，预后差，病死率高。

3. 轻型　其临床表现为低热，轻微头痛、咽痛等上呼吸道感染症状，皮肤黏膜可有少量细小出血点，亦可有脑膜刺激征。

（二）病因与发病机制

化脓性脑膜炎的致病菌与年龄有关。新生儿最常见的病原菌是需氧革兰氏阴性杆菌，包括大肠杆菌、克雷伯氏菌属、柠檬酸杆菌属、铜绿假单胞菌、B 族 β 溶血性链球菌、单核细胞增生李斯特氏菌、表皮葡萄球菌和金黄色葡萄球菌，定殖于上呼吸道的肺炎链球菌、流感嗜血杆菌和脑膜炎双球菌感染也可发生于新生儿。大于 1 个月的儿童最常见的病原菌是脑膜炎双球菌，其次为肺炎球菌、B 族 β 溶血性链球菌和流感嗜血杆菌。2～12 个月大婴儿最常见病原菌是肺炎链球菌，而脑膜炎双球菌是年龄较大的儿童和青少年最常见的病原菌。成人最常见病原菌为肺炎链球菌，其次为脑膜炎双球菌、流感嗜血杆菌。此外，猪链球菌也可引起成人急性脑膜炎。

脑膜炎双球菌具有荚膜，能抵抗体内白细胞的吞噬作用，并通过逃避机体分泌型 IgA 的防御机制定殖于上呼吸道。病人或带菌者鼻咽部分泌物中的细菌通过咳嗽、喷嚏等，由飞沫经呼吸道侵入人体，但大多数不发病，或仅有轻度局部卡他性炎。当机体抗病能力低下或菌量多、毒性大时，细菌在局部大量繁殖，同时产生内毒素，引起小血管或毛细血管的出血、坏死，致使皮肤、黏膜出现瘀点或瘀斑，导致短期菌血症或败血症。约 2%～3% 机体抵抗力低下的患者，病原菌进入蛛网膜下腔引起流脑。因病原菌可在蛛网膜下腔的脑脊液循环中迅速繁殖、播散，因此脑膜炎症一般呈弥漫分布。此外，在有中耳炎、乳突炎病史的患者中，病原菌也可以蔓延至脑膜引起继发性的耳源性脑膜炎，病原体以葡萄球菌、肺炎链球菌、变形杆菌、大肠杆菌为主。

## 二、诊断标准、诊断流程、鉴别诊断

### （一）化脓性脑膜炎的诊断

化脓性脑膜炎的诊断主要依据病史、临床表现以及脑脊液的实验室检查。患者急性起病，出现高热、头痛、呕吐、颈项强直等表现，同时伴有全身皮肤、黏膜瘀点、瘀斑或紫癜。脑脊液浑浊呈化脓样改变，中性粒细胞明显增加，蛋白明显增加，糖和氯化物含量降低。若病原学检查到致病菌即可明确是何种细菌引起的脑膜炎，必要时可应用免疫学方法辅助诊断。

### （二）鉴别诊断

1. 流行性乙型脑炎（epidemic encephalitis B）　由乙型脑炎病毒引起，多见于夏秋季节，临床表现为发热，多不伴寒战，体温在发热 3～5d 达到高峰，以后逐渐下降，起病 2～5d 可出现惊厥、意识障碍等，皮疹、瘀点、疱疹少见。脑脊液较澄清，细胞多小于 $0.5 \times 10^9$/L。起病初以中性粒细胞为主，以后则以淋巴细胞占优势，蛋白和糖含量正常或稍高，氯化物含量无明显变化。补体结合试验、血细胞凝集抑制试验或抗体检测可确诊。

2. 虚性脑膜炎（meningism）　又称假性脑膜炎，多继发于败血症、伤寒、大叶性肺炎、恶性疟疾等全身严重感染及毒血症时，可出现脑膜刺激征。脑脊液检查脑压升高，常规及生化检查均无明显异常。

3. 结核性脑膜炎（tuberculous meningitis）　起病较缓慢，患者有结核病史或和结核患者的密切接触史。起病初期多有低热、盗汗、乏力、消瘦等临床表现，1～2 周后可出现头痛、呕吐等脑膜刺激征。脑脊液呈无色透明或毛玻璃状，静置后有白膜出现，涂片可检出抗酸杆菌。细胞小于 $0.5 \times 10^9$/L，以淋巴细胞为主，糖和氯化物含量降低，蛋白质含量增加。

4. 落基山斑疹热　病原体为立克次氏体，患者有蜱叮咬史，起病急骤，临床表现为头痛、全身痛、烦躁、高热、脑膜刺激征、震颤、角弓反张等，甚至可出现昏迷，第 4d 在腕部、手掌、前臂、足跟部等出现玫瑰红斑样丘疹，并向上下肢、胸部蔓延，压之不褪色。

5. 真菌性脑膜炎　主要以新型隐球菌（cryptococcus neoformans）为主，常见于白血病，糖尿病，长期使用免疫抑制剂、激素及抗生素的患者继发感染。本病起病缓慢，出现低热、头痛、呕吐，脑膜刺激征并逐渐加重，脑脊液压力增加，外观微浑，细胞数增加，以淋巴细胞为主，蛋白含量增加，糖及氯化物降低，脑脊液墨汁染色查见隐球菌即可确诊。

### 三、实验室检查指标

#### （一）外周血常规检查

白细胞总数明显增加，一般是（15～30）×$10^9$/L，部分患者可高达 40×$10^9$/L，其中中性粒细胞比例达 80% 以上，可见中毒颗粒及空泡，严重感染者可出现类白血病反应。若出现白细胞总数正常或减少常提示预后不良。

#### （二）脑脊液检查

疾病早期脑脊液压力增加，外观正常。典型化脓性脑膜炎压力可高达 200～600mm$H_2O$，脑脊液外观呈浑浊或脓样，细胞常大于 1×$10^9$/L，以中性粒细胞升高为主，蛋白质含量明显增加，糖及氯化物含量降低。败血症型和暴发休克型化脓性脑膜炎脑脊液多无明显变化，呈无色透明，压力增加，细胞以中性粒细胞为主。

#### （三）菌学检查

1. 涂片检查　脑脊液涂片显微镜检查病原菌可确诊化脓性脑膜炎。

2. 细菌培养　血培养对于败血症型和暴发休克性诊断阳性率较高。对于阳性结果，可进一步行生化及血清凝集试验，进行菌株鉴定。

3. 免疫学检查　常用 ELISA、对流免疫电泳以及反向间接凝集试验进行血液、脑脊液中抗原或抗体检测。检测血清中特异性抗体，恢复期效价较急性期增高 4 倍以上有诊断价值。

#### （四）病理学检查

化脓性脑膜炎的最重要的诊断手段是腰椎穿刺行脑脊液实验室检查，通常病理学检查获得的是尸检病例标本。不同的病原菌导致的化脓性脑脊髓膜炎病理学改变没有明显区别。

对于临床表现为暴发型的病例，患者往往 24h 内死亡，虽然病灶处含有大量的病原菌，但渗出物稀少，软脑膜小动脉周围可以见到明显的中性粒细胞浸润。起初，脑脊膜没有脓液出现，但可以看到血管显著扩张充血，提示蛛网膜下腔可能存在出血。暴发型病例并不只是限于脑膜炎双球菌感染，肺炎球菌、流感嗜血杆菌和其他一些少见细菌（如炭疽等）感染也可以发生暴发型脑膜炎。

对于呈急性脑膜炎表现的病例，由于自发病起患者存活已至少 2d，中性粒细胞能够从血管中迁移出来，在脑膜表面形成脓液。脓液最先出现在脑沟的基底部，且肉眼可能难以发现，往往需要通过镜检或细菌培养证实。3～7d 后死亡的病例（多为未经治疗或过度劳累患者）脑脊膜血管高度扩张充血，病变严重的区域及蛛网膜下腔充满灰黄色脓性分泌物，覆盖于脑沟回，以至其结构模糊不清，边缘病变较轻的区域可见脓性渗出物沿血管分布，脑膜和其下方的大脑皮质对比明显（图 6-1）。镜下蛛网膜血管高度扩张充血，蛛网膜下腔增宽，其中有大量中性粒细胞、浆液及纤维素渗出和少量淋巴细胞、单核细胞浸润（图 6-2）。临近的脑皮质可有轻度水肿和少量的中性粒细胞浸润皮质血管周围间隙，皮质神经元可呈缺血性改变。

对于临床表现为亚急性的病例（未及时治疗、治疗无效或出现耐药时），患者死亡发生在起病 1 周后。此时，中性粒细胞数量减少，而淋巴细胞、浆细胞、单核细胞和纤维素出现在渗出物中。部分血管出现纤维素样坏死和血栓形成，导致皮质小灶状坏死。皮质血管周围可见炎症细胞进入，并且出现软脑膜下小胶质细胞和星形细胞增生。当病原菌感染脑室时，脑室内出现脓液，室管膜和室管膜下区域可见脓肿灶。脓液附着于脑室壁上，使室管膜上皮剥脱，室管膜下血管周围出现炎症细胞浸润。脑组织水肿，脑室扩张，随后发生脑积水。感染也能够蔓延至脑神经和脊神经根。

对于临床表现为慢性或隐匿性感染的病例，患者死亡发生在起病数周或数月后，通常合并脑积水和皮质灶状梗死，患者可能存活，但往往遗留神经功能缺损。

#### （五）检查指标的临床应用

浑浊或化脓性脑脊液临床上常考虑化脓性脑膜炎，患者脑脊液中性粒细胞增加，可高达每微升数千个细胞，伴有严重血脑屏障障碍，鞘内免疫球蛋白以 IgA 和 IgG 合成为主，溶菌酶升高，常 >1mg/L，

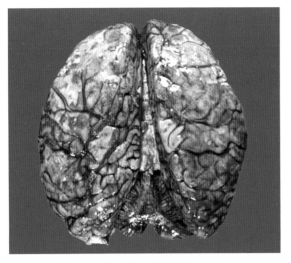

**图6-1　流行性脑脊髓膜炎大体观**

示大脑表面（软脑膜）有脓苔附着，脑膜血管扩张，蛛网膜下腔因充满脓性分泌物致大脑沟回结构不清晰。

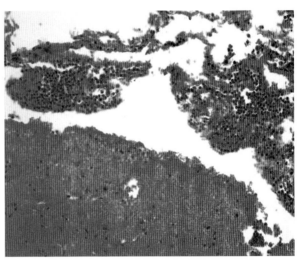

**图6-2　流行性脑脊髓膜炎镜下观**

示蛛网膜下腔增宽，其中有大量中性粒细胞及浆液渗出，少量淋巴细胞、单核细胞浸润（×200）。

乳酸＞3.5mmol/L。脑脊液涂片镜检常可查见革兰氏阴性球菌。分离培养通常采用巧克力平板或选择性培养基，通过进一步细菌鉴定确诊化脓性脑膜炎感染病原菌的种类。

# 第二节　结核性脑膜炎

结核病（tuberculosis）是结核分枝杆菌（mycobacterium tuberculosis）引起的严重威胁人类健康的重要传染性疾病之一，是因单一病原体感染造成死亡的主要原因。2016 年全球有 1 040 万例新发结核病病例，该年度我国报告肺结核发病 835 193 例，死亡 2 823 例，发病率为 60.528 3/10 万人，死亡率 0.204 6/10 万人。结核病可累及中枢神经系统，引起弥漫性的结核性脑膜炎或局灶性的结核瘤（tuberculoma）。结核性脑膜炎（tuberculous meningitis）约占所有结核病的 1%，其发病率与肺结核病有直接关系。结核性脑膜炎可见于各个年龄阶段，但更多见于幼儿和未经治疗的 HIV 感染者。

## 一、结核性脑膜炎的临床表现、病因与发病机制

### （一）临床表现

结核性脑膜炎的发病高峰出现在 2～4 岁的幼儿。虽然结核性脑膜炎的早期诊断和治疗是决定预后的最重要因素，但是由于其临床表现的非特殊性，在临床上早期诊断非常困难，往往出现延误，导致预后不良。典型的结核性脑膜炎为亚急性起病的脑膜病变表现。儿童可表现为咳嗽、低热、不伴腹泻的呕吐、精神倦怠、体重不增；婴儿的早期症状主要与肺结核原发综合征有关；成人的前驱症状表现为全身乏力、体重减轻、低热、大于 1～2 周的进行性头痛，进而出现头痛加重、呕吐、意识障碍，最终昏迷，甚至死亡。

儿童结核性脑膜炎的体征最初为神情淡漠或烦躁，然后出现假性脑膜炎、意识降低、颅内压增高（常表现为前囟隆起和外展神经麻痹）和局灶性神经体征（偏瘫最为常见）；成人查体可发现不同程度的颈部强直，随疾病进展的脑神经麻痹（Ⅵ＞Ⅲ＞Ⅳ＞Ⅶ），意识模糊和深度昏迷，单瘫、偏瘫或截瘫。

值得注意的是，儿童结核性脑膜炎的发病早期常不出现颈部强直，需要在非特殊性症状中鉴别出结核性脑膜炎，而不能仅仅关注脑膜炎的典型症状。然而，有助于鉴别结核性脑膜炎与流感等普通疾病的早期临床症状只有起病时间，结核性脑膜炎患者初次就诊时症状一般持续了 5d 以上。

（二）病因与发病机制

结核分枝杆菌是结核性脑膜炎的病原菌，一般认为对人类致病的有人型、牛型和非洲型。典型的结核分枝杆菌菌体细长、略弯曲，两端圆钝，长 $1\sim4\mu m$，宽 $0.3\sim0.6\mu m$。因结核分枝杆菌的细胞壁含有大量脂质，抗酸染色呈红色。菌体无菌毛和鞭毛，不形成芽孢，有荚膜。结核分枝杆菌对干燥的抵抗力强，对酸碱有较强的抵抗力，易产生耐药性变异及 L 型细菌。结核分枝杆菌不产生内、外毒素，其致病物质与荚膜、脂质和蛋白质有关，致病性可能与细菌在组织细胞内大量繁殖引起的炎症反应、菌体成分和代谢物质的毒性以及机体对菌体成分产生的免疫损伤有关。结核分枝杆菌是细胞内感染菌，其免疫主要是以 T 细胞为主的细胞免疫。T 细胞不能直接和细胞内菌作用，而是先与感染细胞反应，引起细胞崩解，释放出结核分枝杆菌。机体对结核分枝杆菌虽能产生抗体，但抗体只能与释出的细菌接触起辅助作用。$CD4^+$ T 细胞在机体抗结核感染起着重要作用，当机体受 HIV 感染时，由于缺乏 $CD4^+$ T 细胞，结核感染往往不能得到控制，所以 HIV 感染患者更容易发生结核性脑膜炎。

结核病是经空气传播的传染病，肺往往是首个被感染的器官。结核分枝杆菌在肺内繁殖后，播散到淋巴结，然后经血道播散形成包括中枢神经系统在内的肺外结核病。血道播散可能发生在适应性免疫应答尚未完全建立的感染早期阶段。白细胞（单核细胞和中性粒细胞）内外的结核分枝杆菌能够沿血流到达脑部毛细血管，黏附在血管内皮细胞之上，或直接感染血管内皮细胞，破坏血管内皮细胞之间的连接及基底膜，从而使受感染的白细胞渗出。随后，浸润到脑实质的白细胞感染小胶质细胞，并与其共同产生炎症趋化因子使血脑屏障进一步破坏，进而未感染的白细胞（T 淋巴细胞和 B 淋巴细胞）漏出，形成结核性肉芽肿（结核结节）。尸检发现，中枢神经系统结核病常为全身粟粒性结核病的一部分，表现为脑膜或其周围形成孤立的结核结节，因此结核分枝杆菌进入脑脊液的途径可能是局限性的。动物实验表明，直接在颈内动脉注入大量结核菌，只是在脑、脑膜和身体其他部位出现粟粒状结核结节，并不造成结核性脑膜炎；若在蛛网膜下腔内直接注入结核菌就会引起泛发性脑膜炎。所以，迄今尚不认为结核性脑膜炎是直接由血道播散引起的，而是由结核结节向蛛网膜下腔释放结核分枝杆菌导致，但结核分枝杆菌经血道进入中枢神经系统的确切机制现在仍不清楚。结核结节破溃后，播散至整个脑膜，也可引起脑实质结核瘤形成或相应的血管炎改变。

## 二、诊断标准、诊断流程、鉴别诊断

### （一）结核性脑膜炎诊断标准

结核性脑膜炎早期诊断是获得良好预后的关键，但是由于结核性脑膜炎早期临床表现、脑脊液改变及影像学特征不典型，给诊断带来极大的困难。根据专家共识将结核性脑膜炎诊断分为以下三种情况：

1. 确诊的结核性脑膜炎

（1）符合临床标准，同时具备一项或多项条件，即脑脊液查出抗酸杆菌；脑脊液结核培养阳性；脑脊液结核分枝杆菌核酸扩增试验阳性。

（2）脑组织或脊髓组织发现抗酸杆菌生长或出现结核病病理改变，同时存在临床征象和相应的脑脊液改变，或尸检呈现脑膜炎症反应。

2. 很可能的结核性脑膜炎　符合临床标准同时具备以下各项条件，即临床评分≥10 分（无神经影像学表现），或临床评分≥12 分（伴神经影像学表现）；脑脊液或神经影像学评分≥2 分；排除其他类型脑膜炎。

3. 可能的结核性脑膜炎　符合临床标准，同时具备以下各项条件，即临床评分 6～9 分（无神经影像学表现），或临床评分 9～11 分（伴神经影像学表现），未行腰椎穿刺脑脊液检查或神经影像学检查者。临床各项评分标准详见表 6-1。

表6-1    结核性脑膜炎临床评分系统

| 诊断标准 | 分数 |
| --- | --- |
| **临床标准（最大分数 = 6 分）** | |
| 症状持续时间 > 5d | 4 |
| 结核全身症状至少 1 项：体重减轻，夜间盗汗，持续咳嗽 > 2 周 | 2 |
| 过去 1 年肺结核接触史或 PPD 阳性或 IGRA 阳性（仅仅 < 10 岁儿童） | 2 |
| 局灶神经系统损害（不含脑神经麻痹） | 1 |
| 脑神经麻痹 | 1 |
| 意识障碍 | 1 |
| **脑脊液标准（最大分数 = 4 分）** | |
| 外观清亮 | 1 |
| 细胞数：10～500/μl | 1 |
| 淋巴细胞为主（≥50%） | 1 |
| 蛋白浓度 > 1g/L | 1 |
| 脑脊液糖 / 血清糖 < 50% 或脑脊液糖绝对浓度 < 2.2mmol/l | 1 |
| **脑影像学标准（最大分数 = 6 分）** | |
| 脑积水 | 1 |
| 基底膜强化 | 2 |
| 结核瘤 | 2 |
| 脑梗死 | 1 |
| 增强前颅底高信号 | 2 |
| **其他部位结核证据（最大分数 = 4 分）** | |
| 胸部影像学提示活动性结核：肺结核征 = 2，粟粒性结核 = 4 | 2/4 |
| CT/MRI/ 超声显示 CNS 外结核证据 | 2 |
| 抗酸染色或结核分枝杆菌培养（如痰、淋巴结、胃液、尿和血培养）阳性 | 4 |
| 神经系统外结核菌核酸检测阳性 | 4 |

*TST：结核杆菌感染 T 细胞斑点试验；IGRA：干扰素 -γ 释放试验。

（二）诊断流程

如图 6-3。

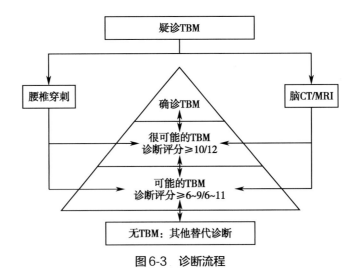

图6-3    诊断流程

（三）鉴别诊断

1. 化脓性脑膜炎 化脓性脑膜炎发病急、症状重，有高热，体温高达40℃，常伴寒战、头痛、呕吐、脑膜刺激征明显；脑脊液浑浊，易凝结成块，细胞明显增加，以中性粒细胞为主。而结核性脑膜炎发病较缓，症状较轻，体温多在38～39℃之间，头痛较轻，可出现喷射性呕吐，脑脊液呈毛玻璃状，细胞增加，以淋巴细胞为主。

2. 隐球菌性脑膜炎 该病的临床表现以及脑脊液的生化检查和结核性脑膜炎十分相似，因此此病常被误诊。因而对抗结核治疗不明显的患者应考虑隐球菌脑膜炎的可能。本病确诊方法是脑脊液墨汁染色查隐孢子菌。

3. 毛霉菌脑部感染 脑脊液检查结果与结核性脑膜炎相似，但该病在脑部呈占位性病变，脑电图、脑血管造影和头颅CT扫描可有阳性改变。鼻内病灶或分泌物涂片镜检可查见毛霉菌。

4. 淋巴脉络丛脑膜炎 该病的临床表现和脑脊液生化检查与结核性脑膜炎非常相似，极易混淆。但该病为病毒感染引起，脑脊液可分离出病毒、补体结合试验阳性、预后较好、病程较短等可与结核性脑膜炎鉴别。

### 三、实验室检查指标

结核性脑膜炎多数会伴有不同程度的颅内压增高，所以腰椎穿刺时有一定的风险，为了诊断和治疗的需要，脑脊液检查应慎重，避免发生脑疝。

脑脊液外观清亮或微浑呈毛玻璃样，其特点是放置24h后形成薄膜。多数患者脑脊液中细胞数增加，为$(30～500)×10^6/L$，以淋巴细胞为主，急性期多见多核细胞。蛋白质含量增加，一般在2～3g/L，个别患者和疾病晚期可高达20～30g/L。葡萄糖含量降低，多小于1.665mmol/L。氯化物含量小于169.2mmol/L。葡萄糖和氯化物两者同时降低是结核性脑膜炎的典型表现。

X线发现有粟粒型结核或眼底检查发现视网膜上有结核结节时，要及时行腰椎穿刺检查是否并发结核性脑膜炎。脑脊液结核分枝杆菌培养是结核性脑膜炎诊断的可靠依据，但阳性检出率较低，因此不能单纯依靠脑脊液中查出抗酸杆菌确定诊断。需要综合分析脑脊液各项生化指标，综合判断其临床意义。

### 四、病理学检查

（一）病理学检查方法

1. 大体检查 软脑膜充血、水肿、增厚，可见灰白色胶样渗出物及灰白色/半透明的小结节。受重力影响，渗出物多积聚在脑底部的脚间池和视交叉附近。当累及脑实质时，引起脑组织坏死，也可出现脑软化灶，多分布在纹状体、中脑和丘脑下部等处。脑室扩张，室管膜增厚并呈颗粒状增生，脉络丛充血并覆有少量渗出物。当脑底部渗出物和干酪样坏死较多、肉芽组织形成时，常阻塞第四脑室的正中孔和外侧孔，引起脑室扩张和脑室内积水，环池内可见多量渗出和粘连。脊髓的软脊膜上可见渗出物和灰白色小结节，脊髓内也可发现软化灶。

2. 镜下检查 结核病可表现为渗出性、增生性和坏死性（变质性）病变。上述三种病理变化常混杂存在，多以某种病理变化为主并相互转化。渗出性病变为浆液性或浆液纤维素性炎，主要表现为局部组织小血管扩张、充血，浆液、中性粒细胞及淋巴细胞渗出，渗出液中主要为浆液和纤维蛋白，之后出现中性粒细胞减少，代之以淋巴细胞和巨噬细胞为主。增生性病变主要表现为肉芽肿形成，包括坏死性和非坏死性肉芽肿。结核性肉芽肿（结核结节）(tuberculous granuloma)（图6-4A）的主要成分为上皮样细胞及多核巨细胞，外侧为淋巴细胞及反应性增生的纤维母细胞。上皮样细胞由巨噬细胞吞噬菌体脂质后形成，并可以相互融合形成多核巨细胞(Langerhans giant cell，朗格汉斯多核巨细胞)（图6-4B）。肉芽肿中心可出现坏死，结核性坏死属凝固性坏死的一种，因坏死组织中含有脂质，呈淡黄色、均匀细腻、细颗粒状，形似奶酪，故称干酪样坏死(caseous necrosis)（图6-4C）。干酪样坏死及其周围组织中含有数量不等的结核分枝杆菌。

在结核性脑膜炎中，蛛网膜下腔表现以渗出为主的病变，主要是单核细胞、淋巴细胞和纤维素，急性起病者可见中性粒细胞渗出，病情进展后常可见结核性肉芽肿。结核性脑膜炎的并发症有脑积水、脑血管意外和结核瘤形成，而在临床外科病理工作中，结核瘤更为常见。典型的结核瘤中央为干酪样坏死，周围围绕上皮样细胞、淋巴细胞、浆细胞和多核巨细胞，伴不同程度的纤维化。周围脑组织水肿、胶质增生、血管周围炎症细胞浸润（图6-4D）。长期的结核瘤可囊性变、纤维化和钙化，分枝杆菌和炎性渗出可能会减少、消失，肉芽肿形态不明显。

需要注意的是，结核病的大体和组织学表现虽然具有一定的特异性，但也可出现在其他感染性和非感染性肉芽肿性病变中。所以常规的病理学检查手段并非结核病诊断的"金标准"，必须通过其他辅助检查找到结核病病原学依据方可确诊。

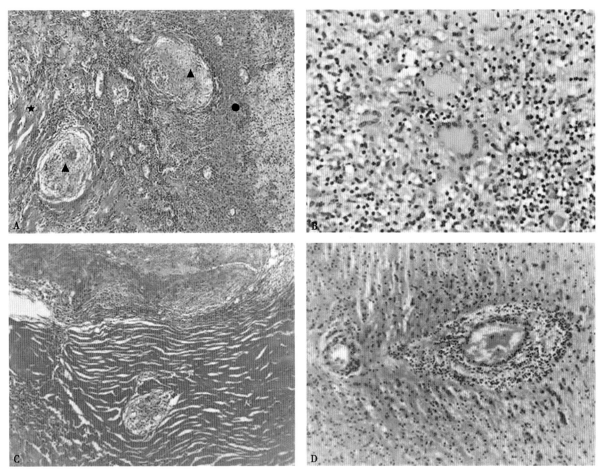

图6-4    结核性脑膜炎常规H-E染色

A. 脑组织（●）和硬脑膜内（★）可见结核结节（▲）（×100）；B. 由上皮样细胞构成的肉芽肿病灶内可见朗格汉斯多核巨细胞（×400）；C. 伴有干酪样坏死的肉芽肿病灶（×100）；D. 血管周围可见炎症细胞聚集浸润，周围脑组织胶质增生（×200）。

3. 组织化学染色（特殊染色）

（1）抗酸染色：抗酸染色是诊断结核病最常用的特殊染色方法。由于结核分枝杆菌的分枝菌酸与染料结合后难以被酸性脱色剂脱色，故抗酸染色呈阳性（红色）。最常用的抗酸染色方法是齐-内（Ziehl-Neelsen）染色法。结核分枝杆菌多位于坏死区和/或坏死区周围组织（图6-5）。油镜下菌体一般呈红染的两端钝圆稍弯曲的杆状或串珠状。抗酸染色需要注意：除结核分枝杆菌外，麻风分枝杆菌和非结核分枝杆菌也呈抗酸染色阳性，且肉眼难以辨别，需要进一步进行分子病理检测或分枝杆菌培养加以鉴别；除分枝杆菌外，诺卡菌属及军团菌属部分细菌也可呈抗酸染色阳性；此外，抗酸染色阳性率一般较低，阴性结果不能排除结核分枝杆菌的存在。为提高阳性率，组织标本应尽可能厚切片行抗酸染色。

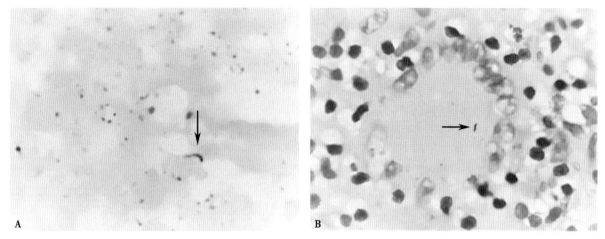

**图6-5　结核性脑膜炎的抗酸染色（齐-内染色法）**
A．干酪样坏死灶内查见抗酸染色阳性的杆菌（×1 000）；B．朗格汉斯多核巨细胞胞质内查见抗酸染色阳性的杆菌（×1 000）。

（2）网状纤维染色：该染色可显示坏死的范围和程度。凝固性坏死中网状纤维明显减少，干酪样坏死中网状纤维可完全消失。

（3）六胺银（Grocott-Gomori's methenamine silver stain，GMS）及过碘酸盐希夫（periodic acid-Schiff stain，PAS）染色：真菌病是除结核病外最为常见的感染性肉芽肿性疾病。GMS 和 PAS 染色是最常用的识别真菌的染色方法，可用作与真菌病的鉴别诊断。

4. 免疫组织化学染色　目前，尚没有针对结核分枝杆菌特异性抗原的商品化抗体，结核性脑膜炎中所使用的免疫组化抗体主要帮助识别不同类型的细胞。结核性脑膜炎中常用的免疫组织化学抗体有：

（1）CD68：可帮助识别组织细胞/小胶质细胞，标记上皮样细胞，确认肉芽肿结构（图 6-6A）。

（2）GFAP：标记神经胶质纤维，用于识别脑组织并观察其破坏情况（图 6-6B）。

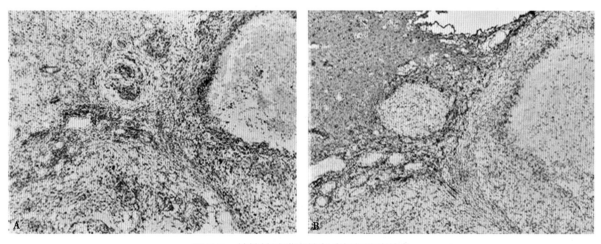

**图6-6　结核性脑膜炎的免疫组织化学染色**
A．CD68 标记阳性的上皮样细胞聚集构成大小不等的肉芽肿病灶，其中大者伴干酪样坏死（×100）。B．GFAP 标记阳性脑组织内可见结核结节（×100）。

5．分子病理学检测　近年来，基于甲醛固定石蜡包埋组织的分子病理学检测技术发展迅速，具有简单、快捷、特异、敏感及快速等优点，可有效提高组织标本中结核分枝杆菌的检出率，帮助鉴别结核病与非结核分枝杆菌病，还可以帮助诊断耐药结核病，为结核病病理学精准诊断提供了更多的辅助手段。目前常用的技术如下。

（1）实时荧光定量 PCR（realtime fluorescence quantitative PCR，qPCR）：主要原理是用荧光标记的特异性探针与引物扩增区域中的一段 DNA 模板发生特异性结合，对 PCR 产物进行标记跟踪，结合相应软件对产物进行分析，从而将荧光技术和 PCR 技术结合起来，实现了对结核分枝杆菌核酸的自动化检测（图 6-7）。该方法的主要局限性为病原体基因存在变异的可能，尽管选择扩增检测的区域为相对保守区，变异概率小，但理论上无法避免这种可能性。

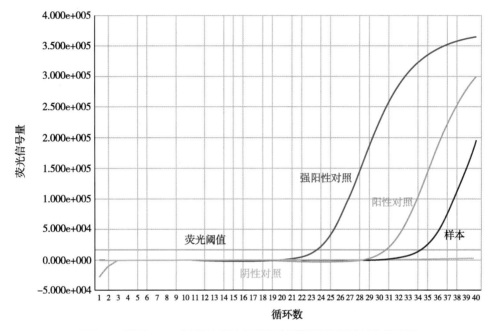

图 6-7　采用 qPCR 法结核分枝杆菌复合群核酸检测试剂盒的检测

结果示样本于 35 循环内触发荧光信号，检测结果阳性（阳性结果判定需参考检测试剂盒说明书，本例所采用试剂盒阳性结果为小于 35 循环出现荧光信号）。结核性脑膜炎甲醛固定石蜡包埋组织。

（2）核酸杂交（nucleic acid hybridization）：主要原理是探针与待测核酸分子在一定的条件下通过氢键形成双链分子，然后用同位素、荧光物质或生物素标记该双链分子，最后通过放射自显影或显色反应进行检测。

（3）高分辨熔解曲线（high resolution melting）：主要原理是通过实时检测双链核酸分子熔解过程中荧光信号值的变化，再借助软件分析待测核酸分子的序列多态性。

（二）病理学检查诊断标准、诊断流程、鉴别诊断

1．诊断标准　病变组织形态符合结核性脑膜炎的组织病理学特征，且具有结核病病原学证据时作出明确的病理诊断。病变组织形态符合结核性脑膜炎的组织病理学特征，但没有结核病病原学证据时作出提示性诊断，如"符合结核""考虑为结核""提示为结核""疑为结核""不能除外结核"等。病变组织形态不足以诊断为结核病时，进行病变形态的描述性诊断。当送检标本过小、破碎、固定不当、自溶、严重变形等情况没有可供辨认的组织形态时，无法作出病理学诊断。

2．诊断流程　在我国，病理学检查多基于甲醛固定石蜡包埋组织，参考《中国结核病病理学诊断专家共识》中病理学诊断结核病的推荐流程：首先进行常规 H-E 切片镜下观察，当病变具备至少一种结核病基本病理变化时，再行抗酸染色与结核分枝杆菌基因检测。若抗酸染色与基因检测均阳性则

诊断结核病；仅抗酸染色阳性应作出提示性诊断；若基因检测及抗酸染色均阴性，需行真菌特殊染色（GMS 染色和 PAS 染色）。

3．鉴别诊断

（1）抗酸染色阳性的其他感染性肉芽肿：包括麻风分枝杆、非结核分枝杆菌、诺卡菌属及军团菌属部分细菌，需要进行分子病理检测。

（2）真菌病：H-E 常规切片可以识别真菌，进一步识别需要结合特殊染色。GMS 染色真菌为棕黑色，PAS 染色真菌为红色。

（3）结节病：常与结核性肉芽肿相似，为非坏死性肉芽肿。结节体积一般比较小，大小相近，各自界限清楚且规则。结节病抗酸染色及结核分子病理检测均阴性。

（4）韦格纳肉芽肿：是一种属于自身免疫性疾病的坏死性肉芽肿性血管炎。组织学表现为坏死性肉芽肿性炎伴血管炎及大片坏死区，坏死区呈嗜碱性不规则地图样。病变区的小动脉和静脉出现血管炎改变。抗酸染色、PAS 染色可与分枝杆菌病及真菌病鉴别。

（5）寄生虫感染：寄生虫感染也可引起肉芽肿病变。中枢神经系统较为常见寄生虫感染有血吸虫病、肺吸虫病、囊尾蚴病、棘球蚴病（包虫病）、裂头蚴病等，可引起动脉阻塞及坏死性肉芽肿病变，有时还可见到大量嗜酸性粒细胞浸润和虫体、虫卵。

（6）高级别胶质瘤：肿瘤细胞通常呈弥漫分布，核有异型，没有肉芽肿性炎的结节状结构，有微血管增生。

## 五、评估临床价值、成本效益分析

由于缺乏病原学证据，仅凭借结核性肉芽肿等典型结核病的形态学表现，仍不足以明确结核病的诊断，而抗酸染色阳性亦不能除外麻风、非结核分枝杆菌等微生物感染，需要进行必要的结核分枝杆菌相关分子病理检测以提供病原学依据。结核病的抗酸染色的阳性率很少超过 60%，由于结核性脑膜炎含菌量少，其抗酸染色阳性率更低。实时荧光定量 PCR 技术是目前临床应用最为广泛的结核分枝杆菌分子病理检测技术，其敏感性约为 60%，特异性约为 98%，所以该检测的结果能够肯定结核病的诊断但不能除外结核病。核酸杂交技术一次实验可以检测多个基因位点，因此在分枝杆菌菌种鉴定中具有独特优势，此外，该技术可以实现一次检测多种抗结核药物的耐药相关基因突变。高分辨熔解曲线技术的特点是敏感度高、可检测单碱基差异、成本低和闭管操作等，也可应用于分枝杆菌菌种鉴定及耐药结核病的诊断。

## 六、检查指标的临床应用

结核性脑膜炎在临床上多为亚急性发作，因而经常被忽略。脑脊液淋巴细胞增加，偶尔出现不同的淋巴细胞形态以及相对大的中性粒细胞和嗜酸性粒细胞形成混合细胞群，伴有严重血脑屏障功能障碍。鞘内免疫球蛋白以 IgA 合成为主，很少出现 IgM 和 IgG 的合成增加。脑脊液腺苷脱氨酶（ADA）明显增加，葡萄糖常低于血清葡萄糖的 50%，乳酸含量明显大于血清。临床疑似结核性脑膜炎首选实验室检查为：脑脊液涂片查抗酸杆菌和结核分枝杆菌培养，阳性即可确诊。次选实验室检查：结核分枝杆菌的分子生物学诊断，其可用于结核性脑膜炎快速诊断但假阳性率也较高。

# 第三节　单纯性疱疹病毒性脑炎

引起中枢神经系统病毒性疾病的病毒种类繁多，如疱疹病毒、肠源性病毒（小型 RNA 病毒，包括脊髓灰质炎病毒、Coxackie 病毒、ECHO 病毒）、虫媒病毒（RNA 病毒，包括乙型脑炎病毒、森林脑炎病毒）、狂犬病病毒以及人类免疫缺陷病毒（HIV）等。

可引起人类感染的疱疹病毒包括：单纯疱疹病毒、水痘 - 带状疱疹病毒、巨细胞病毒和 EB 病毒，均属于 DNA 病毒。此组病毒经过接触黏膜表面传染，也可以通过胎盘屏障或器官移植传播，巨细胞病毒及 EB 病毒亦可经过输血感染。病毒感染后可以终身寄生体内，在机体内抵抗力降低，免疫抑制等情况下可被再次激活，并可与肿瘤和脱髓鞘性疾病有一定关系。单纯性疱疹病毒性脑炎（herpes simplex virus encephalitis, HSE）常呈散发型，为非流行性脑炎中最常见病因。

## 一、单纯性疱疹病毒性脑炎的病因、发病机制与临床表现

HSE 发病率为每年 2/100 万人。一旦发生，患者如未经治疗，病情迅速进展，通常在 7～14d 内死亡，死亡率高达 70%，存活者将遗留有严重的神经功能受损。

HSE 的发生主要取决于两个重要因素，一个是宿主的免疫力，另一个是病毒的侵袭力和毒力，目前对于 HSE 的发病机制了解并不是很多。动物实验证实单纯疱疹病毒可以从外周神经侵入中枢神经系统。疱疹病毒引发急性坏死性脑炎，由疱疹病毒可分为两个抗原亚型。Ⅰ型主要经过嗅神经和三叉神经侵入并寄生于半月神经节，发病时常选择性损伤额叶基底部和颞叶，以成人及少年儿童感染为多。Ⅱ型病毒主要见于新生儿，与生殖道的感染，在分娩过程中经产道感染，潜伏期为 4～21d，常见受损部分为皮肤、肝脏、肺、脑等。神经方面表现为难喂养、激惹、嗜睡、局限性或全身性癫痫发作、囟门隆起、角弓反张、瘫痪、去大脑僵直、昏迷等，病死率高。胎儿早期的感染常造成畸形如小头、畸形小眼球、颅内钙化等。病毒寄生骶神经节，主要的临床表现为神经根痛、腰背痛。

单纯疱疹Ⅰ型病毒的感染，无季节性、地区性和性别差异。多见于成年人。急性或亚急性起病病程长短不一，多数在 2～3 周内稳定以后逐渐好转，少数病程迁延达数月。重症者病情凶险数日内死亡。病毒感染前驱症状，常见如上呼吸道卡他性症状，头痛、发热，38～40℃ 等。重症患者精神症状明显，表现为人格改变、记忆力下降、定向力障碍、行为异常或妄想等。意识障碍几乎无一例外地表现为中重度昏迷或特殊的意识障碍（去大脑强直发作或去皮质状态）。病人可出现癫痫发作或癫痫持续状态，常见发作形式多为全身强直痉挛发作。锥体外系损害的表现，多种多样，如扭转性的痉挛、手足徐动或舞蹈样多动症，其他还可见偏瘫失语等神经功能缺失，脑膜刺激征不明显，当颅内压升高，形成脑疝时则危及生命。

HSE Ⅱ型多见于新生儿为急性暴发性疾病，病情凶险，主要表现为广泛性的脑损害和多脏器坏死。子宫内胎儿感染后遗留先天性畸形如精神迟滞、小头畸形、小眼球、视网膜发育不全等。

## 二、诊断标准、诊断流程及鉴别诊断

（一）实验室检查

1. 血常规　外周白细胞明显增加，可达 $10×10^9$/L，淋巴细胞增高明显。

2. 脑脊液检查　多数患者脑脊液压力增高，白细胞数增加，一般为 $500×10^6$/L，偶尔有患者白细胞可高达 $1\,000×10^6$/L。早期以中性粒细胞占优势，后迅速转变为淋巴细胞为主。由于 HSE 有出血性坏死，脑脊液中常见红细胞，当红细胞达到 $(50～1\,000)×10^6$/L 可使脑脊液呈浅黄色。此现象在其他病毒性脑炎中不多见，因此被认为是 HSE 的特点之一。脑脊液蛋白质轻度至中度增加，平均在 $1\,500$mg/L 以下，部分患者可高达 $20\,000$mg/L，糖及氯化物含量正常，但随病情进展可表现氯化物降低而被误诊为结核性脑膜炎。

3. 脑电波（EEG）检查　EEG 的阳性率很高，经活检证实的单纯性疱疹病毒性脑炎中约为 4/5 有 EEG 的改变。早期表现为颞叶局限性慢波，以后在广泛慢波的背景上出现周期性棘慢综合波或周期性痫性放电（periodic lateralizing epileptiform discharge, PLEDs），最具诊断价值的改变是以颞叶为中心的局限性脑电波异常。

4. CT　可见局灶性的脑肿胀。

5. MRI　在 $T_1$W 可见额叶和 / 或颞叶低信号，$T_2$W 可见高密度异常信号。部分患者头颅磁共振不能发现异常信号。放射性核素检查，可见颞叶受累区核素摄入增加。

6. 脑组织活检  中枢神经系统病毒感染具有下列特点：①绝对细胞内寄生，不同的病毒可定位于不同的细胞，或定位于不同的核团。例如疱疹病毒主要寄生于颞叶及顶叶眶部的神经元，②病毒感染的细胞病变可有：细胞溶解，噬神经元现象（图6-8A），小胶质细胞增生可形成小胶质细胞结节（图6-8B）；③浸润的炎症细胞以淋巴细胞（包括 T、B 细胞）、巨噬细胞和浆细胞为主，常环绕血管，集聚于 V-R 间隙形成血管套，亦称为袖套现象（vascular cuffing）（图6-8C）。病变处于修复期则可以出现星形胶质细胞结节。疱疹病毒感染病理改变主要是脑组织水肿，软化出血性坏死。神经细胞核内 Cowdry A 型包涵体或电镜下看到病毒颗粒。单纯疱疹病毒也可应用抗病毒抗体进行免疫荧光或免疫组织化学检测脑组织中单纯疱疹病毒抗原，为最终肯定诊断提供依据。

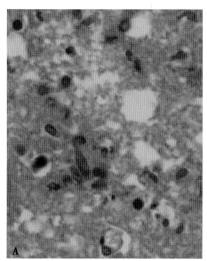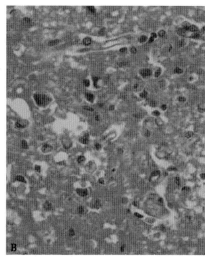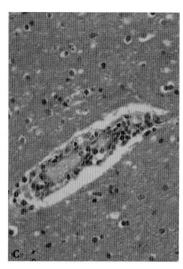

**图6-8  HSV 病毒感染后脑组织内细胞反应（H-E）**

A. 噬神经元现象：坏死的神经元（箭头）被炎症细胞，主要是淋巴及小胶质细胞包围吞噬；B. 胶质细胞结节，脑内具有吞噬功能的小胶质细胞聚集增生形成的细胞结节；C. 淋巴细胞血管套，血液来源的炎症细胞主要集中在血管周围。

7. HSV 抗体的定量测定  与抗原检测相比更为常用，国际上通常采用高敏感性的 ELISA 方法检测。取双份血清和双份脑脊液做单纯疱疹病毒抗体的动态观察。诊断依据：双份脑脊液抗体有增高趋势，滴度在 1：80 以上；双份脑脊液抗体升高四倍以上，单份血与脑脊液抗体比值＜40。

（二）诊断主要依据

急性起病、发热、意识障碍伴或不伴抽搐，脑电图异常和头颅 CT 或 MRI 见到额、扣带回、颞叶的炎症性异常信号，可作出临床诊断。脑脊液细胞数增多、抗单纯疱疹病毒抗体阳性、病毒抗体分泌细胞检测阳性及活检脑组织单纯疱疹病毒抗原检测阳性，可肯定诊断。

（三）鉴别诊断

鉴于肯定病因诊断检测方法的局限，临床上多为拟似诊断。必须与流行性乙型脑炎、肠道病毒脑炎、其他疱疹病毒性脑炎和中枢神经系统其他炎症性疾病相鉴别。近年来关于疱疹病毒脑导致免疫脑病病例不断增加。

三、预后

急性和暴发性单纯疱疹病毒脑炎危险性大，病死率高。但轻型和中等严重者尤其自应用抗病毒药物以来预后已经大大改观，但仍有 1/3～1/2 患者遗留不同程度的后遗症，如癫痫、偏瘫、痴呆等，需长期药物治疗和进行护理。

四、检查指标的临床应用

病毒性脑炎起病急骤，脑脊液外观清亮或微浑浊，脑脊液细胞增加，以淋巴细胞增加为主，一般

在 $(0.1\sim1.0)\times10^9$/L。中度血脑屏障功能破坏，鞘内免疫球蛋白以 IgM 合成为主，葡萄糖和乳酸水平一般在正常范围内。临床考虑病毒性脑膜炎首选实验室检查为病毒特异性抗体检测，确诊实验为病原学检测，脑脊液细菌学检查阳性可排除病毒性脑炎。脑脊液病毒抗原或核酸检测都可用于疾病的早期诊断。

（王代忠　刘　颖　汪　寅　刘　磊　李贵星）

## 第四节　COVID-19 相关脑炎

COVID-19（corona virus disease 2019）即新型冠状病毒肺炎（novel coronavirus pneumonia，NCP），是一种急性呼吸道传染性疾病。虽然呼吸系统损害是 COVID-19 的原发病变和主要死亡原因，但患者也可出现神经系统临床表现。已有报道，患者可出现不同程度的味觉和嗅觉异常、认知障碍和精神异常，甚至发生急性脑血管疾病或播散性脑脊髓炎等。由于 COVID-19 脑部病毒感染情况和病理机制尚缺乏深入研究，本节将该病脑病变暂称作 COVID-19 相关脑炎（COVID-19-associated encephalitis）。

### 一、病因与发病机制

COVID-19 是由严重急性呼吸综合征冠状病毒 2（severe acute respiratory syndrome coronavirus 2，SARS-CoV-2）感染引起。SARS-CoV-2 病毒是一种单链正义 RNA 病毒，由膜（M）糖蛋白、核衣壳（N）蛋白、刺突（S）糖蛋白和包膜（E）糖蛋白四种蛋白组成。COVID-19 相关脑炎可能是全身失控性炎症反应（"炎症因子风暴"）所致，或与脑直接感染 SARS-CoV-2 相关。SARS-CoV-2 在 S 蛋白和跨膜蛋白丝氨酸蛋白酶 2（TMPRSS2）存在的情况下与血管紧张素转换酶 2（ACE2）受体结合，感染表达 ACE2 受体的靶细胞。有研究证实，人脑神经元和胶质细胞表达 ACE2。临床证据显示，SARS-CoV-2 感染患者不仅出现呼吸系统症状，约有 1/3 患者出现嗅觉、味觉丧失、头痛和意识丧失等神经症状。动物实验发现，SARS-CoV-2 能通过鼻内感染途径进入表达了人类 ACE2 的小鼠脑组织，但目前存在人脑神经元和/或胶质细胞感染 SARS-CoV-2 的直接证据尚不足。基于已有患者尸检和动物实验脑病理研究结果，COVID-19 相关脑炎的发生可能与以下因素有关：①SARS-CoV-2 可能通过嗅黏膜 - 嗅束投射 - 轴突运输或通过感染的白细胞跨越血脑屏障直接感染脑组织；②脑组织炎细胞浸润和小胶质细胞激活；③脑血管血栓栓塞引起的缺氧相关病变。COVID-19 相关脑炎病理特征和发生机制尚待进一步研究。

### 二、临床表现

COVID-19 除呼吸系统和其他器官损伤引起的临床表现外，神经系统可出现相关表现，如嗅觉或味觉丧失或改变，头晕、头痛、乏力、肌肉疼痛、意识减退、性欲减退、癫痫发作、共济失调和神经痛等。部分患者出院后仍可能出现记忆力障碍、行为障碍等神经精神症状。中枢神经系统病变的严重程度与新冠肺炎患者肺部病变的严重程度并不总是相关的。即使是轻症患者，仍可出现神经系统潜在的严重损伤和并发症。有慢性基础疾病的重症患者，常伴发脑栓塞等缺血性卒中以及脑出血。

### 三、病理学检查

#### （一）大体改变

脑膜充血，脑沟变浅，脑回肿胀。灰、白质切面见散在分布的出血和软化灶。年长患者或有脑基础疾患，可见脑萎缩、动脉粥样硬化病变。

#### （二）镜下改变

神经元呈不同程度的变性和缺血性改变，可见尼氏体溶解或神经元坏死、丢失，并见噬神经细胞现象和卫星现象及小胶质细胞结节形成（图 6-9A，B）。内皮细胞肿胀，血管周隙增宽（图 6-9C），并见单核细胞浸润和淋巴细胞为主的淋巴细胞浸润（图 6-9D）。电镜下可见神经元线粒体肿胀、内质网扩张或破裂；内皮细胞紧密连接松解、细胞溶解；基底膜疏松、胶质膜肿胀、大泡形成。脑静脉和毛细血管内见血栓形成，脑膜、蛛网膜及脑实质内小灶或大片出血，可见脑软化灶形成。

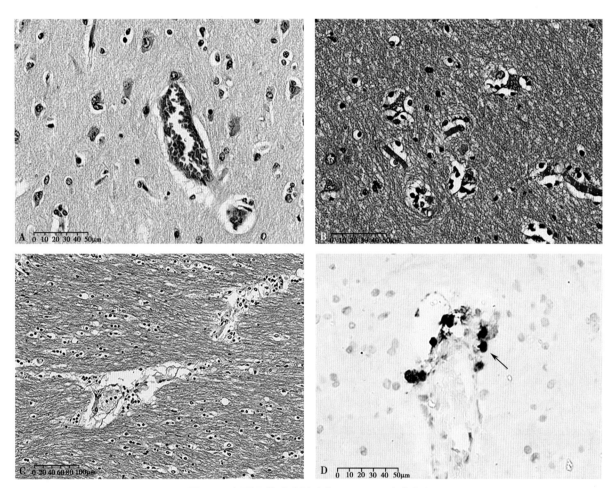

**图 6-9　新型冠状病毒肺炎（COVID-19）脑病变**

A. 神经元变性，尼氏体溶解；B. 可见噬节现象及小胶质细胞结节形成；C. 大脑白质小血管扩张，小血管周隙扩张，血管周围见少量淋巴细胞及单核细胞浸润，内皮细胞肿胀；D. 免疫组化染色显示小血管周围 CD8[+] 淋巴细胞浸润（黑色箭头所示）。

## 四、诊断依据

具有流行病学史，同时具有以下三项方可确诊为 COVID-19 相关脑炎：

（一）已明确诊断为新型冠状病毒肺炎。

（二）出现累及中枢神经系统的症状和体征，如嗅觉、味觉丧失；意识减退；共济失调和神经痛等。

（三）脑组织病理学改变（其中二三项至少有一项）：

1. 神经元呈不同程度的变性、坏死。

2. 噬神经细胞现象和小胶质细胞结节形成。

3. 血管周围间隙见少量淋巴细胞及单核细胞浸润。

4. 灶性出血和软化灶。

5. 脑血管内血栓形成。

## 五、预后

COVID-19 重症及危重症患者恢复后,可能会出现大脑功能损害。

此外,无症状感染者或新冠肺炎轻症患者,也需要长期随访 SARS-CoV-2 感染对大脑的影响,特别是认知功能的改变。

(姚小红 卞修武)

# 第七章

# 神经系统变性疾病

## 第一节　神经系统变性疾病概论及分类

神经系统变性疾病（neurodegenerative diseases，ND）（国内文献中，有人使用"神经退行性疾病"术语）是神经系统疾病中，以进行性神经细胞退变及功能障碍为特征的一大组疾病，包括散发与家族遗传性两大类型。神经变性疾病的共同特点是：①选择性地破坏一个或多个系统的神经元及相关结构，病灶常对称分布；少数疾病以胶质细胞受累为著；②病变发展呈不可逆性，进行性加重；③临床和病理表现可以典型或不典型，往往呈多样性，不同疾病间可以互有重叠现象。其基本的组织病理改变包括：①神经细胞萎缩，退变及功能障碍或脱失；②胶质细胞反应性增生如星形胶质细胞增生、肥大，纤维增生，小胶质细胞增生为棒状细胞；③无炎性细胞反应；④多数疾病存在特征性神经元或胶质细胞包涵体结构，含有特定的异常折叠蛋白质聚集成分。对大多数散发型神经变性疾病而言，其病因仍然不清楚。

神经变性疾病的分类包括：传统的"临床-组织学"分类以及分子遗传学及蛋白质病理分类。传统的"临床-组织学"分类主要依据患者的临床优势症状及体征，组织病理类型及分布特征。这种分类曾经在临床及病理实践中占据主导地位。其病理组织学检查，仍然被专家们公认为多数神经变性疾病诊断的"金标准"。神经变性疾病的临床-组织学分类大致情况如下：根据临床优势症状和体征将神经变性疾病分为认知功能障碍（痴呆）和运动功能障碍两大组类型，分别称为神经变性性痴呆（neurodegenerative dementia）和运动障碍疾病（movement disorders）。①以认知功能进行性减退或痴呆为突出症状或主要临床表现的疾病：阿尔茨海默病（Alzheimer disease，AD）、皮克病（Pick disease，PiD）、额颞叶痴呆（frontotemporal dementia，FTD）等。②以运动功能症状为突出表现的疾病：帕金森病（Parkinson disease，PD）、多系统萎缩（multiple system atrophy，MSA）、运动神经元病（motor neuron disorders，MND）、亨廷顿病（huntington disease，HD）等。③临床表现为既有痴呆，同时运动功能症状也比较突出的疾病。常见疾病的类型如路易体痴呆（dementia with Lewy bodies，DLB）、进行性核上性麻痹（progressive supranuclear palsy，PSP）、皮质基底节变性（corticobasal degeneration，CBD）、prion病（如 Creutzfeldt-Jakob disease，CJD）等。

随着神经影像、蛋白质病理及分子生物学技术的快速发展与临床应用，神经变性疾病的分类迈入蛋白质及分子病理时代：① tau 蛋白病（tauopathies）：包括 AD、PiD、PSP、CBD、17 号染色体相关伴有帕金森症的额颞叶痴呆（frontotemporal dementia with parkinsonism linked to chromosome 17，FTDP-17）、嗜银颗粒痴呆（argyrophilic grain dementia）、伴颅内钙化的弥散性神经原纤维缠结病（diffuse neurofibrillary tangles with calcification）等；②突触共核蛋白病（synucleinopathies）：包括家族性帕金森病（familial Parkinson disease with α-synuclein mutation）、散发性帕金森病（PD）、路易体痴呆（DLB）、多系统萎缩（MSA）等；③ TDP-43 蛋白病（TDP-43 proteinopathies）：包括散发和家族性泛素阳性包涵体额颞叶变性（FTLD-U）、肌萎缩侧索硬化症（amyotrophic lateral sclerosis，ALS）等；④多谷氨酰胺病（polyglutamine diseases）：又称三核苷酸重复扩增病，包括亨廷顿病、齿状核红核苍白球路易体萎缩（dentatorubro-pallidoluysian atrophy，DRPLA）、大多数遗传性脊髓小脑共济失调（spinocerebellar ataxias，SCAs）疾病等；⑤ Prion 病：克瑞茨菲尔德 - 雅各布病（Creutzfeldt-Jakob disease，CJD）、吉尔斯特曼 - 施特劳斯 - 谢恩克尔综合征（Gerstmann-Straussler-Scheinker syndrome，GSS）、家族性致死性失眠症（fatal familial isomnia，FFI）、库鲁病（Kulu disease）等。有些神经变性疾病如脊髓小脑共济失调，与常见的阿尔茨海默病和帕金森病等疾病不同，一般组织学上缺乏特征性蛋白质包涵体，因此，在临床上这类疾病依据基因分析和相关临床表型进行分类更为科学合理。

随着我国人口老龄化进程加速，老龄人数量急剧增加，好发于老年期的阿尔茨海默病和帕金森病成为最常见的两大神经变性疾病。其流行病学调查数据显示：阿尔茨海默病和帕金森病患病人数逐年增多，已成为国家重大的健康问题。提高包括阿尔茨海默病、帕金森病在内的神经系统变性疾病早期精准诊断水平已成为神经病学、精神病学及老年医学临床实践中面临的重要而紧迫的课题，这也是制定老化相关神经变性疾病有效防治策略与方案的基础。本篇主要介绍上述两种神经变性疾病。

## 第二节　阿尔茨海默病

阿尔茨海默病（Alzheimer disease，AD）是一种中枢神经系统受累的退行性疾病，临床上表现为与增龄相关，隐袭起病，呈慢性进行性、不可逆性疾病病程。早期表现为情景记忆功能障碍、学习能力下降，随着病情进展出现语言功能障碍、执行功能障碍以及视空间功能障碍等多领域高级皮质功能症状，往往在病程不同时期可表现有精神心理症状如抑郁、精神行为异常及人格改变等。病情进一步发展，病人逐渐丧失日常生活自理能力及社会交往能力。经历数年或者 10 余年病程，往往死于由严重神经功能障碍如吞咽困难、植物状态后引起的并发症如肺炎等，是 65 岁以后老年人痴呆中最常见的病因。

### 一、阿尔茨海默病概述

自 1906 年 Aloid Alzheimer 报告首例阿尔茨海默病病例的临床病理观察发现以来，阿尔茨海默病一直被认为是一个"临床病理学"实体概念。传统的阿尔茨海默病的概念（NINCDS-ADRDA，1984）包括两大方面内容：其一是临床上满足"痴呆"（dementia）的诊断标准；痴呆概念的基本特征被定义为认知功能减退到足以影响或者妨碍其完成职业工作以及参与正常社会活动能力。其二是脑病理组织学检查满足年龄相关性老年斑与神经原纤维缠结的半定量标准。而近十几年新的观念，将阿尔茨海默病（Alzheimer disease）定义为一个"病理变化过程"（the pathological process），这一过程是以特征性脑组织损害为基本病理诊断依据，包括老年斑（senile plaques，SPs）和神经原纤维缠结（neurofibrillary tangles，NFTs），伴或合并相应的神经元和突触功能障碍及脱失，常常合并脑淀粉样血管病（cerebral amyloid angiopathy，CAA）。

（一）流行病学

大量流行病学调查结果显示阿尔茨海默病患病率随增龄呈倍数性增长，有报告 60～75 岁人群中，阿尔茨海默型痴呆的患病率为 4%，76～80 岁组则增加为 12%，85～89 岁组上升为 27%，90 岁组则高达 40%。在我国，20 世纪 80 年代末 90 年代初，老年期痴呆开始引起重视，早期的小样本、局部社区临床流行病学调查显示我国血管性痴呆相对较多。新近的全国多地协作的大样本流行病学调查显示包括阿尔茨海默病在内的老年痴呆已经成为我国老年人常见的神经精神功能致残性疾病，60 岁以上人群中痴呆患病率为 3.46%，65 岁以上人群达 4.61%。

（二）病理改变及诊断评估

阿尔茨海默病具有神经变性疾病的基本组织学改变共有特征，同时具有自己独特组织学及蛋白质病理特征。通常神经组织退变始于内嗅皮质、海马等边缘结构，表现为进行性神经元脱失伴胶质细胞增生（图 7-1A、B），随着病程进展，神经元脱失同时伴有突触密度减少，分布范围逐渐扩展至广泛大脑新皮质。阿尔茨海默病的特征性病变包括：①老年斑（图 7-2），散布于大脑新皮质、边缘系统、皮质下神经灰质核团的神经毡，以 Aβ42 蛋白为主要成分；②神经原纤维缠结（neurofibrillary tangles，NFTs）（图 7-3），开始于内嗅皮质神经元、海马、杏仁核等边缘皮质逐渐向大脑新皮质扩展。神经原纤维缠结位于神经元胞质内，主要含病理性过磷酸化 tau 蛋白成分，过磷酸化 tau 聚结导致神经元功能丧失，最终细胞消亡（loss of neurons）。海马、前脑基底核（Meynert 核）等神经元变性、脱失导致脑组织胆碱能递质含量下降及耗竭，临床上出现进行性记忆力减退；大脑皮质的广泛神经元变性、脱失，突触密度减少及功能失活，导致语言功能障碍、执行功能受损、视空间功能障碍等高级皮质功能症状。临床病理相关性研究显示这两种蛋白质病变中，以过磷酸化 tau 蛋白为主要成分的神经原纤维缠结在脑内的扩展分布进程与临床认知功能障碍关系更为密切，这种脑内神经原纤维缠结进展按照一定的层级模式发展，与时间（病程相关）、与痴呆或认知障碍程度相关，病理上称为神经原纤维缠结（NFTs）的 Braak 分期（Braak staging）。值得关注的是，以 Aβ42 蛋白为主要成分老年斑，尤其是含有 tau 阳性表达、由轴索营养不良构成的神经炎性斑（neuritic plaques），在新皮质及边缘结构的高密度分布也同样影响临床认知功能。

NIA-AA 于 2011 年公布了更新的阿尔茨海默病的病理诊断评估方案。根据新的共识，不再单一强调组织学上的老年斑及神经原纤维缠结半定量改变，而是普遍采用 Aβ、tau、α-Synuclein、TDP-43 等蛋白质抗体，套餐式染色方案，评估脑组织中 AD 样病理改变（A，B，C 方案）对认知障碍的贡献度（概率之高低），同时分析路易小体样病理改变、海马硬化、TDP-43 病理改变以及脑动脉硬化，脑梗死

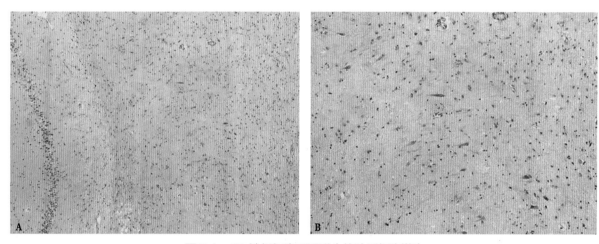

**图 7-1 AD 神经细胞严重脱失伴胶质细胞增生**
A. 海马 CA1（H-E×100）；B. 海马 CA1（H-E×200）。

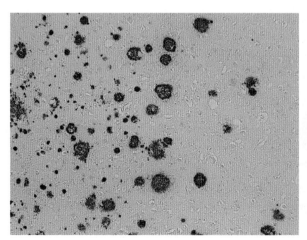

**图 7-2 AD 额叶皮质大量 Aβ 蛋白沉积**（Aβ×200）

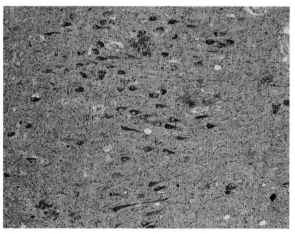

**图 7-3 AD 海马 CA1 tau 蛋白阳性神经原纤维缠结**（AT-8×200）

及脑淀粉样血管病（CAA）改变对认知障碍的影响程度，从而为单纯性 AD 病理改变或者混合性病理改变导致的认知障碍作出全面性、科学性病理评估。

### （三）临床症状与体征

详细的病史采集与神经精神检查是获取阿尔茨海默病临床症状及其进展信息的首要任务。病史采集方法：一方面通过接触患者本人，并询问相关症状，获得其言语表达与理解能力、思维活动与判断力等多项认知功能状态信息。另一方面通过患者家庭成员，亲属及长期照料者进一步了解患者主诉症状的可靠性，获得一些新的疾病相关症状信息。对于早期或者轻度认知障碍者，单从患者本人获取的病史可能是有用的，也可能具有误导性，比如患者因"病症失认"或者担心诊断，而否认或者弱化某些症状。因此，从家庭成员或者照料者获取相关病史，如认知功能障碍的发病时间、日常生活能力的下降、语言表达障碍、人格改变及精神行为异常等临床症状显得尤为重要。还应了解患者文化程度、职业、生活习性、平时性格特质。老年患者需要了解服用药物种类与剂量、服药时间等以及外伤病史等。年轻或者早发型痴呆患者，了解家族史特别重要。

1. 临床症状　阿尔茨海默病患者最常见的首发症状是"情景记忆力"（episodic memory）下降，可伴有不同程度的语言功能、视空间功能或者执行功能方面症状。患者与家人谈话显得重复啰唆而自己不以为然，预定安排好的活动如与他人或者单位约定活动事项，不能按时赴约；电话或者现场与人交谈的内容及人名转瞬即忘；服药时间及其服药种类、剂量不能如常独自完成。病情进一步发展期间，患者时常出现叫不出熟人人名，有时连老伴、子女等家人，以及时常相见的亲戚朋友的人名也不能立刻应答出来。在与他人交谈中，时常出现不能使用恰当的词语表达出正确的语义，或者使用类似语词或错误语词进行替代；如果病情仍然继续进展，患者的语言表达显得不流畅，语句简短，最终会变得缄默不语。阿尔茨海默病早、中期，视空间功能（visuospatial function）障碍也比较常见。很多患者外出后，因找不到家门或住家所在小院，时常外出走失；在家里，患者自己时常错放常用物品、证件等，不时抱怨是他人藏匿或者怀疑丢失了。有的患者出现不认识镜子中自己的面孔；见到自己的亲人时，将其当作外人或陌生人称呼；穿、脱衣服和裤子时，分不清衣服、裤子正和反，或者将上衣误认作裤子而穿错等。在阿尔茨海默病早、中期，也可表现计算能力下降。出现上述症状时，病人自己却不在意，也不会重视。阿尔茨海默病的早、中期，由于短时记忆力（short-term memory）障碍和注意力（attention）涣散，也可以出现执行功能（executive function）障碍症状。再者，患者可以出现肢体失用（apraxia），表现为穿衣、脱裤、使用餐具等动作笨拙或者错误，不会开、关门窗，以及张口、吞咽失用等症。

除了上述认知功能症状外，精神心理症状也是阿尔茨海默病患者早、中期常见的临床核心表现之一。一些患者表现为淡漠（apathy），对过去经常参加的活动丧失兴趣与动力。有些患者表现为抑郁症状，如情绪低落、食欲下降、失眠等，也有些患者表现为焦虑症状，当其离家或者外出旅行时出现焦躁不安、失眠、紧张等症。较为严重的神经精神症状时患者表现为脱抑制（disinhibition）、妄想（delusion）、幻觉（hallucination）、偏执（paranoia）与易激惹和攻击行为（aggressive behavior）。脱抑制的患者，往往表现为对陌生人一些不礼貌或者过分亲昵、猥琐行为；更有甚者，对自己家庭成员以及儿童等也表现出不恰当的怪异行为，私藏自己喜欢的食品，独自享用。患者的妄想症状可表现为被害妄想，由此而引起恐惧，对亲人及邻居产生敌意，甚至攻击行为；钟情妄想者，可表现为时常跟踪熟悉的或陌生的异性，并具有亲昵行为表现或者见到异性时出现欣快感。其幻觉症状可以表现为幻听或者幻视，比如患者常常向家人诉说房间里，或者卧室床下藏有陌生人，要偷走家里东西，并要求家人或者自己亲自反复检查门窗是否关好，反复搜查床下及橱柜是否有人。随着病情进展，患者人格改变明显，自知力丧失。日常生活能力如穿衣、洗漱以及大、小便等活动功能丧失。中、晚期，患者出现严重失认，如将女儿认作妻子、丈夫当作儿子等；夜间谵妄、睡眠倒错或者周期性失眠、夜间兴奋、易激惹、出现肢体与言语攻击行为。这些神经精神症状是中晚期阿尔茨海默病管理的难点所在。

2. 临床体征　尽管阿尔茨海默病是以认知功能障碍为主要表现的神经变性疾病，其感觉功能及运动功能症状并不突出，但仍然需要详细的神经系统检查，记录是否存在有意义的阳性体征。目的包括：①观察、记录阿尔茨海默病不同阶段中神经系统体征的变化，可以帮助判断疾病发展程度，药物干预的疗效与副作用反应，提供相应的辅助支持管理方案；②一些特殊体征可出现在认知障碍进展的某些阶段如垂直性眼球运动麻痹，伴有头颈部姿势异常等，需要考虑进行性核上性麻痹；早期以肢体远端静止性震颤伴肢体强直少动起病，病程中出现认知功能障碍逐渐进展呈痴呆，可能存在帕金森病痴呆；临床表现为波动性认知功能障碍，伴精神症状患者，查体早期存在帕金森综合征，夜间睡眠行为异常，直立性低血压需要考虑路易体痴呆可能。又如，多数痴呆患者高龄，病程中有突发单侧肢体瘫痪、肢体麻木、短暂性意识障碍可能，这些症状与体征出现预示患者有新发脑血管病，或者内科疾病如房颤等心律失常可能。因此，对怀疑阿尔茨海默病的患者，同样也需要全面的物理检查，了解内科疾病状况，排除慢性心、肺功能不全，肝、肾衰竭，以及潜在肿瘤等疾病。

（1）一般物理检查（physical examination）：检查并记录生命体征指标是包括痴呆综合征在内的任何神经疾病诊疗的基本要求。头颈部检查中，老年人往往随着年龄增长视力逐渐下降，视物模糊；听力减退或者丧失，影响交流，影响认知功能测试与评估。颈部血管杂音的听诊，提示存在大动脉硬化或狭窄。舌肌萎缩与吞咽困难，构音不清等可能存在延髓性麻痹，它既可是脑血管病的表现，也常常是神经变性疾病如运动神经元病以及周围脑神经病变的表现。认知功能障碍患者，往往症状表达不清，需要医生全面检查排除内科情况。

（2）神经系统检查（neurologic examination）：阿尔茨海默病痴呆患者的早期主要表现为认知功能及精神心理障碍，一般缺乏神经系统局灶体征。但随着病情进展，可伴有言语障碍、吞咽障碍、肢体运动笨拙，以至于病情发展到中晚期出现自主运动功能丧失、肢体强直、长期卧床、呈植物状态或者去皮质状态。因此，其神经系统查体应该像其他神经疾病一样行全面、系统的神经功能检查。对于判断痴呆病情发展程度及疾病分期或者分级有帮助。

AD 患者的神经系统检查，包括脑神经，尤其需要关注视力与听力的检查，因其功能正常与否对认知功能评估有较大影响；四肢运动功能检查，其中包括肌肉容积、肌力、肌张力及不自主运动类型等；感觉功能检查，其中包括一般触觉，振动觉，位置觉，痛、温觉，两点鉴别觉等；深腱反射，原始反射（primitive reflexes）；协调运动与小脑功能检查；步态与姿势（gait and posture）；病理征（巴宾斯基征、查多克征）；脑膜刺激征。

AD 患者早期或者中期神经系统检查往往没有特别的局灶性异常体征。然而，随着病情进展，到疾病中、后期，可出现四肢少动或运动笨拙、步态不稳，检查可发现肌张力增高等锥体外体征。一些原始反射如吸吮反射、掌颌反射等，也可在病程中、晚期出现。此外，在查体中，发现存在视野缺损、肢体痉挛状态（spasticity）、单侧肢体（上肢或者下肢）无力，提示可能存在脑血管疾病。如果查体发现患者有帕金森综合征，临床医师需要考虑患者是否存在阿尔茨海默病（AD）合并帕金森病（PD）或帕金森病痴呆（PDD），或路易体痴呆（DLB）。步态异常或经常跌倒发作可能更多见于帕金森病和皮质下血管性痴呆。观察到眼球垂直方向运动障碍，伴有言语障碍应该考虑进行性核上性麻痹（PSP）可能。如果认知功能障碍患者，出现步态异常，伴有小便失禁，注意排除正常颅内压脑积水（NPH）。通常，阿尔茨海默病早期少有出现肌阵挛，但中、晚期患者，肌阵挛有一定发生率。而快速进展的认知功能障碍伴肌阵挛发作、锥体束征、锥体外系症状等常见于克-雅氏病（CJD）。因此，需要定期检查脑电图，结合病情发展进程，排除 CJD 可能，还需要注意到少数病例是否存在 AD 合并 CJD 可能。

（3）精神状态检查（mental status examination）：其基本要素包括观察评估、认知评估和神经精神评估。观察性神经精神评估：除了病史及全面神经系统查体之外，仔细全面的观察患者的外表、行为与举止可帮助洞察认知状态；观察其意识水平、一般外表、情感反应、运动功能及语言等是评估其精神状态的第一步。再进一步要观察的是心情（心境）（mood）、思想（thought）、觉察力（perception）和自知力（insight）。

（4）认知功能评估（cognitive assessment）：进行认知功能测试时，要求有条不紊地、全面地综合性测试患者神经精神功能的主要领域，包括注意（attention）、记忆力（memory）、语言（language）、视空间技能（visuospatial skill）、执行功能（executive ability）等。开始测试与测试结果解释之前应该熟悉病人的年龄、用手习惯、文化教育水平、社会文化背景等可能影响认知测试成绩的因素。通常有两种评估方式，即线人评估（informant assessment）和执行任务评估（performance assessment）。在办公室环境，采用执行任务评估方法较为适用妥当，而详细全面的认知心理测试需要特殊的检查环境与心理检测师。注意力、工作记忆（working memory）和专注力（concentration）测试：注意力是进行其他认知能力测试的基础，有两种方法来测试注意力：数字广度（digit span）和连续执行任务测试（continuous performance tests）。其中，数字广度测试又分为正向测试（digit span forward test）和反向测试（digit span backward test）。通过让受试者顺背或倒背数字，以背诵的数字位数为记忆广度。主要测试受试者的注意力和短时记忆力。专注力可通过连续表演测试来评估，如要求病人完成从 20 开始反向计数，或者连续减数（100－7）等任务。定向力（orientation）测试：要求测查病人时间定向力，比如要求病人回答出当前的年、月、日或周；测试地点定向力时，要求病人回答出所在国家、省市、街道等。记忆力（memory）测试：在精神状态检查内容中，要求测试与远期信息相关的学习（learning）、回忆（recall）、识别（recognition）和记忆力能力。AD 痴呆病人，一般开始是短期记忆力（short-term memory）受损，疾病中、晚期才会累及远记忆力。语言（language）测试：通常包括自发语言（spontaneous speech）、理解（comprehension）、重复（repetition）、命名（naming）、阅读（reading）和书写（writing）。抽象思维（abstract thinking）能力测试：抽象思维涉及个人对概念的理解能力，可以通过词语的相似性、差异性以及对习语、谚语的解释来评估其抽象思维能力。判断和解决问题能力（judgment and problem-solving abilities）测试：判断力通过对病人的人际洞察力与社会洞察力评估进行测试。视空间和结构技能（visuospatial and construction skills）测试：临床上，一般让病人完成画钟表（clock-drawing test）和拷贝图形（如建筑物侧面图纸、三角形或五边形等）任务来考察病人的视空间能力。计算能力（calculation）测试：要求病人口算一位或两位数加法或乘法，也可以让病人在纸上用笔计算更复杂的数字。计算能力与教育水平和职业有关。执行功能（executive function）：属于高级皮质功能之一。阿尔茨海默病患者常常表现执行功能障碍，其临床上出现持续言语、运动程序异常（motor programming abnormalities）、语言中词汇量减少（reduced word list generation）、非文字性语言流畅性降低（reduced nonverbal fluency）、转移不良（poor set-shifting）、回忆功能障碍、抽象思维能力丧失、判断力下降、心理控制受损等。临床上测试执行功能通常使用连线测试（trail making a test）。

（5）神经心理评估（neuropsychological assessment）：神经心理测试（psychometric testing）是基于参照一组正常数据值，运用定量化的标准工具来测查个人的认知功能水平。转化为正常值的原始数据应包括影响测试结果的各种因素如年龄、性别、文化教育程度、病前智能状况、社会经济状况、文化背景和种族等。要求检查者评估出分值异常的相对概率，以及认知损害的程度。神经心理测试（neuropsychological testing）与前面介绍的临床医师完成的神经精神状态测试（a clinician's mental status testing）有相同之处，但在测试的数量上有较大差别，而且整合了不同认知领域，并运用了基于人口学的正常数据作参照。神经心理学测试被认为是神经精神状态测试的延伸，但强度更大，范围更广，更加费时。痴呆患者进行神经心理评估主要用于诊断、临床治疗试验、认知功能研究领域。已有很多方法、模式和理论用于解释阐述精神活动原理。下面简要介绍神经心理评估在 AD 中的应用。AD 被认为是皮质型痴呆的典型代表（the prototypical "cortical" dementia），其典型临床表现是以情景记忆力（episodic memory）受损为首发症状，之后逐渐进展为全面认知功能下降，病程呈进行性过程。典型 AD 的神经心理测试敏感领域包括学习和词汇列表或段落故事回忆，尤以学习、自由回忆、暗示回忆和材料认知受损为著。在 AD 早期，自由回忆受损最为明显，由于常用神经心理量表如 MMSE "天花板效应"（ceiling effects），认知作业敏感性较低。当其病变进展至额叶，在神经心理测试中可反应出词类流畅性和跟踪测试（trails B）分值较差，提示存在执行功能障碍。在 AD 轻、中阶段，动物词类流畅性（category fluency）较文字流畅性（letter fluency）受损更显著。中期患者还可以观察到对证命名（confrontation naming）障碍。

（6）精神行为症状的评估：痴呆患者伴发的精神行为症状（behavioral and psychological symptoms of dementia，BPSD）是痴呆照料者及医护工作者面临最具挑战性的临床问题，因为它不可预知性发作，有较高的自身及他人身体危害性。BPSD 主要包括情感症状、精神症状发作、脱抑制症状、精神运动性兴奋等方面。情感症状可见于 AD 早期，如抑郁、焦虑、淡漠等症。AD 的精神症状类似于精神分裂症的各种幻觉、妄想等症，但一般多出现在 AD 病程的中、晚期。其幻觉症状中多以视幻觉为主，少数患者出现听幻觉；妄想则可以表现为各种类型，比如被害妄想、被窃妄想等。AD 患者的脱抑制症状相对不如额颞叶痴呆常见，但有时也会在部分患者中出现。其脱抑制症状可表现为欣快状态；不分亲疏、场合，暴露性器官或者猥琐行为；粗言粗语。精神运动兴奋 AD 患者，多是短时间呈发作性，具有波动性，发作时往往容易出现易激惹、攻击他人或破坏工具等行为；长时间拒食，连续几天或者 1～2 周的兴奋不眠、狂躁、喊叫等。评估 AD 患者 BPSD 症状，可帮助判断病情，有利采取相应干预措施。BPSD 评估可采用神经精神症状问卷。

（四）临床分期

临床前期 AD（preclinical states of AD）又称无症状高风险性 AD（asymptomatic at risk for AD）：是指有 AD 病理改变的生物学指标证据，但缺乏临床症状。或称症状前 AD（presymptomatic AD）：一般指单基因型 AD 携带者（monogenic form of AD）。理论上，临床前期 AD 可被定义为从第一个神经病理损害点出现至 AD 的首发临床症状间这一时间跨度，但实际上要明确划定界限是很难的。前驱期（痴呆前状态）AD（prodromal AD）：其特征是临床有症状，但不满足痴呆诊断标准，主要基于临床表型和生物标志物证据支持存在 AD 病理改变，实际上这个阶段的 AD，相当于以往定义的轻度认知功能障碍（mild cognitive impairment，MCI）概念。阿尔茨海默病痴呆（Alzheimer disease dementia），实际上就是早期 AD 指南中的很可能阿尔茨海默病（probable AD）的诊断。

（五）病情分级

AD 的病情分级主要是针对临床痴呆期患者，有助于临床医护工作者及照料者对患者的病情程度及病程有一个基本判断依据，制定相应的预防、治疗措施以及有效的照料方案。依据 AD 患者临床症状及体征，将其病情分为轻、中、重三级。由于 AD 痴呆患者的临床症状进展速度存在个体差异，因此，目前缺乏统一的症状量化标准和病程界限标准。现有病情分级往往是根据不同临床医生的实践经验，进行的人为性分级。其分级大致情况如下：

1．轻度痴呆期　近记忆中情景记忆减退明显，表现为好忘事（容易遗忘），日常生活中，时常重复问相同问题，找不见自己常用物品、证件。执行功能障碍表现为不能对新任务进行分析、判断，制订处理计划；工作或家务活动出现漫不经心，独自购物和处理经济事务时常出错；对正常社交活动出现退缩、逃避；对新鲜事物缺乏兴趣或对家中大事漠不关心，经常少言寡语。时间定向障碍时，表现经常失约，不能按时参加一些重大活动。方位感缺失时，一般首先出现对居住地及平时熟悉的周围环境定向障碍，外出不能自行回家，时常走失，或者一到新的环境如外出旅行出现恐惧感；也可出现言语词汇少，命名困难。

2．中度痴呆期　远、近记忆严重受损，不能与他人顺畅交流；视空间能力下降，出现面容失认；时间、地点定向障碍，分不清白天黑夜，穿衣服分不清季节，在自己家中也时常走错洗漱间或卫生间；与他人讨论问题时不能正确判断对错，谈话内容缺乏逻辑性；语言障碍明显，可出现少词性或者非流利性失语，也有患者出现肢体失用，语言失用，计算不能；时常伴有精神行为症状，比如房间里来回走动、夜游、出现幻觉和妄想等症，严重时出现精神运动兴奋症状，表现为具有言语和肢体攻击行为；自知力丧失，病人常常随地大、小便。部分患者可出现锥体外系症状，如动作迟缓、肢体笨拙、肌张力增高、额叶释放征等症状与体征，日常生活部分需要他人帮助照料。

3．重度痴呆期　患者认知功能障碍高度受损，往往丧失言语交流能力；日常生活不能自理；一些患者仍然可出现精神症状如幻觉、恐惧、狂躁、喊叫等行为；随着病情进展，其言语障碍进一步加重，可呈缄默状态；有些患者出现运动功能障碍进展加重，比如四肢僵直、自主运动不能、处于卧床状态，查体可见锥体外系及锥体束征，强握、摸索和吸吮等原始反射。大多患者因吞咽困难，出现误吸，反复肺部感染。最终多死于重症感染及感染相关并发症。

此外，临床对痴呆程度评定时也常用临床痴呆评定量表（Clinical Dementia Rating Scale，CDR），该量表包括记忆力、定向力、判断和解决问题、工作及社交能力、家庭生活和爱好（兴趣）、独立生活能力等六大项内容构成。正常分值 CDR = 0，可疑痴呆 CDR = 0.5，轻度痴呆 CDR = 1 分，中度痴呆 CDR = 2，重度痴呆 CDR = 3，共 5 个级别。

（六）并发症

常常发生在疾病中、晚期，尤其是缺乏有效照料管理的患者。

1. 肺部感染　AD 中晚期患者往往并发吞咽功能障碍，或者长期卧床、误吸、老年相关肺功能下降等容易导致反复坠积性肺炎（一般食物坠积后现出现化学性肺炎，继发细菌性肺部炎性反应），严重者可导致败血症，感染性休克，呼吸衰竭，维持生命需要气管插管或切开，长期机械通气。这也是 AD 最严重、最常见的致命性并发症。

2. 走失　由于 AD 患者早期运动功能尚好，主要表现认知功能障碍，尤其是记忆力丧失、定向障碍、视空间功能障碍、视觉功能受损等，如果缺乏有效照料与管理，往往容易出现独自外出后迷路、走失。这给家庭及亲属带来巨大的精神心理负担。

3. 他伤或者自伤　AD 患者精神行为症状严重者，可出现攻击他人的举动，有精神心理障碍者也可出现自伤或者自杀举动，需要加强照料及必要的药物干预。

（七）病因及发病机制

迄今为止，阿尔茨海默病的病因仍不清楚。5%～10% 的阿尔茨海默病有家族遗传倾向。自 20 世纪 90 年代以来，已经确认家族性阿尔茨海默病的致病基因有三种：位于 21 号染色体上（21q21.2-21q21.3）编码 *APP* 基因；位于 14 号染色体上（14q24.3）编码 *presenile1*（*PSEN1*）基因；位于 1 号染色体上（1q31-q32）编码 *presenile2*（*PSEN2*）基因。其中以 *presenile1*（*PSEN1*）基因突变病例报告较为常见，世界各地报告的该基因突变位点不同，其临床表现存在不均质性。对大多数散发型阿尔茨海默病来说，老龄是阿尔茨海默病的主要危险因素。另外，研究也发现 19 号染色体上的载脂蛋白 E（*ApoE 4* 等位基因）是散发型阿尔茨海默病发病的重要危险因子。其他一些因素如外伤、绝经、受教育程度以及长期脑微小血管损伤等也可能是促发本病的重要因素。目前，有关阿尔茨海默病脑组织中 Aβ 蛋白和 tau 蛋白发生异常聚结的机制目前仍然不清楚，二者之间存在何种关系尚无定论。1992 年 Hardy 等提出的 Aβ 级联（瀑布）假说，认为 Aβ 蛋白具有细胞毒性作用，可以触发细胞内 tau 蛋白过磷酸化，导致其异常聚结。至今仍然受到众多学者推崇。尤其是家族性 AD 病例的临床、分子影像及病理对照研究结果，提示 Aβ 蛋白最早在脑内发生病理性沉积，推测可能由于 Aβ 蛋白寡聚体的细胞毒性作用，触发了神经元内 tau 蛋白一系列连锁反应，导致过磷酸化 tau 蛋白增多，并异常聚结，进而形成神经原纤维缠结，使神经元功能丧失。但不同病程的脑尸检病理观察也发现脑内磷酸化 tau 蛋白异常聚集起源部位与 Aβ 蛋白沉积早期分布脑区并不一致。还有大样本，不同年龄非认知功能障碍尸检病理观察发现，脑内 tau 蛋白异常聚集可最早见于新生儿期脑组织，远较 AD 痴呆患者临床症状前 10～20 年左右出现的脑内 Aβ 蛋白沉积早，这些研究结果均对 AD 的"Aβ 级联"（瀑布）假说构成挑战。

（八）诊断标准与诊断流程

1. 诊断标准　2015 年，中华医学会神经病学分会痴呆与认知障碍学组和中国医师协会神经内科分会认知障碍专业委员会公布更新了的中国痴呆与认知障碍诊断指南。近年来国际上比较公认的新指南或诊断框架方案，强调了加入新的生物标志物指标作为诊断依据。

AD 临床诊断主要依据病史（由患者本人及长期生活的亲属或者照料者提供信息），临床认知功能测查情况（使用各项量表时，应该考虑患者年龄、文化程度、视觉、听觉等生理状态），常规头颅 CT 或 MRI 检查，必要时可行 AD 病理生理标志物检查（建议有条件的单位行腰穿脑脊液 Aβ、tau 检测，Amyloid-PET、tau-PET、FDG-PET 检查），值得指出的是生物标志检测有助于 AD 生前早期诊断，尤其是对家族性痴呆，早发型痴呆患者。

下面推荐一个目前国内外文献比较常用的 AD 诊断标准，供临床医师实践中参考：

**临床可能为 AD 的诊断标准：A 加上一个或多个支持性特征 B、C、D 或 E。**

**AD 核心诊断标准：**

A．出现早期和显著的情景记忆障碍，包括以下特征：

1．患者或知情者诉有超过 6 个月的缓慢进行性记忆减退。

2．测试发现有严重的情景记忆损害的客观证据：主要为回忆受损，通过暗示或再认测试不能显著改善或恢复正常。

3．在 AD 发病或 AD 进展时，情景记忆损害可与其他认知功能改变独立或相关。

**AD 支持性特征：**

B．颞中回萎缩

使用视觉评分进行定性评定（参照特定人群的年龄常模），或对感兴趣区进行定量体积测定（参照特定人群的年龄常模），磁共振显示海马、内嗅皮质、杏仁核体积缩小。

C．异常的脑脊液生物标记

β 淀粉样蛋白 1-42（Aβ1-42）浓度降低，总 Tau 蛋白浓度升高，或磷酸化 Tau 蛋白浓度升高，或此三者的组合。

将来发现并经验证的生物标记。

D．PET 功能神经影像的特异性成像

双侧颞、顶叶葡萄糖代谢率减低。

其他经验证的配体，包括匹兹堡复合物 B 或 1-{6-[（2-18F- 氟乙基）- 甲氨基]-2- 萘基}- 亚乙基丙二氰（18F-FDDNP）。

E．直系亲属中有明确的 AD 相关的常染色体显性突变。

**AD 排除标准：**

病史：突然发病；早期出现下列症状：步态障碍，癫痫发作，行为改变。

临床表现：局灶性神经表现，包括轻偏瘫、感觉缺失、视野缺损；早期锥体外系症状。

其他内科疾病，严重到足以引起记忆和相关症状：非 AD 痴呆、严重抑郁、脑血管病、中毒和代谢异常，这些还需要特殊检查。与感染性或血管性损伤相一致的颞中回 MRI 的 FLAIR 或 $T_2$ 信号异常。

**确诊 AD 的标准：**

如果有以下表现，即可确诊 AD：既有临床又有组织病理（脑活检或尸检）的证据，与 NIA-Reagan 要求的 AD 尸检确诊标准一致。两方面的标准必须同时满足。

既有临床又有遗传学（1 号、14 号或 21 号染色体的突变）的 AD 诊断证据；两方面的标准必须同时满足。

2．诊断流程（图 7-4）

3．临床诊断

（1）家族遗传型 AD 的诊断：依据临床症状，家族史（应该绘制家系谱），分子鉴定结果：是 *APP* 基因，还是早老素 1 或早老素 2 基因？如果有 PiB-PET 阳性，临床即可确诊为遗传性 AD。

（2）散发型 AD 病例：多在 65 岁以后开始发病，一般以情景记忆障碍起病，逐渐进展，并累及其他认知域如语言，定向，判断，逻辑思维以及视空间功能，执行功能障碍，人格改变等；认知心理测试满足进行性认知功能损害客观标准；有条件可检测 *ApoEε4* 等位基因分析；脑结构影像检查（头颅 CT

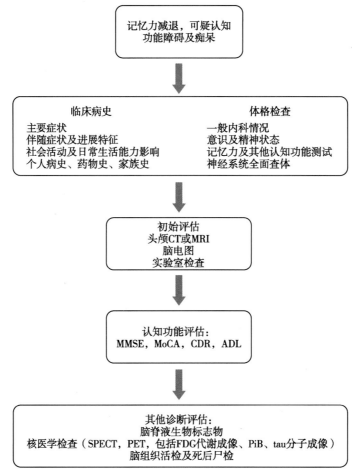

图 7-4 AD 诊断流程

或 MRI）是最有价值的检查，可显示患者的颞叶内侧及海马萎缩，同时该检查有助于排除其他病因痴呆如正常颅内压脑积水、血管性认知障碍等。

（3）非典型 AD 诊断：早期情景记忆力障碍不突出，而是表现为精神行为异常、脱抑制；进行性语言障碍；或者失用，伴有肢体运动症状不对称性，肌张力增高，肌强直呈不对称性；视觉失认、空间定向障碍、失算、面容失认等。

（4）混合型痴呆：是指 AD 合并血管性或其他神经变性疾病如帕金森病痴呆（PDD）、路易体痴呆（DLB）、进行性核上性麻痹（PSP）等，对这类病例，除可靠的临床病史及查体体征发现外，头部结构影像及分子影像检查，具有较高诊断价值。

总之，家族遗传性 AD，一般生前即可诊断；对多数散发型 AD，目前生前只能做到很可能诊断；对不典型病例及混合型痴呆的确诊需要解剖病理。

（九）鉴别诊断

首先应注意与抑郁症、老年期发生的中毒性、反应性精神疾病等导致的假性痴呆相鉴别；还要与谵妄状态区别；其次，尽可能排查痴呆的其他原因。

1. 额颞叶痴呆（frontotemporal dementia，FTD） 在相对年轻人群痴呆患者中，额颞叶痴呆是仅次于 AD 的第二常见神经变性痴呆，额颞叶痴呆是一组临床综合征，其组织病理及蛋白质病理分类以及遗传学分析，显示这是一组异质性很广的疾病谱。皮克病（Pick disease）是最早被认识、最为经典的疾病原型。相对于 AD 在人群中发病率，皮克病要少见得多，但作为传统经典的神经变性痴呆，它的临床症状是了解额颞叶痴呆典型表型之基础。一般认为皮克病发病年龄多在 40～60 岁之间，较

AD 稍年轻，早期症状可表现为行为异常、脱抑制症状如无故破坏公共财物、动不动辱骂旁人或动手打人等攻击行为。有的病人人格改变突出，也有相当比例患者早期以进行性语言障碍为突出表现。这组病人影像学上存在额、颞叶萎缩，或者偏侧为重的不对称性额、颞叶萎缩。总之，综合患者临床表现、可靠的家族史以及结构影像等有助于额颞叶痴呆与 AD 的临床鉴别。

2. 路易体痴呆（dementia with Lewy bodies，DLB）　路易体痴呆是一组在临床和病理表现上介于帕金森病与阿尔茨海默病之间，以波动性认知功能障碍、视幻觉和帕金森综合征为主要临床特点，以皮质神经元路易体为病理特征的神经变性疾病。多数学者认为本病是一独立疾病实体，多见于老年人，男性略多于女性。DLB 早期，大部分病例表现为记忆、语言和视觉空间技能损害，与阿尔茨海默病（AD）的表现相似。但与 AD 患者比较，DLB 认知症状的波动性变化（所谓周期性症状波动）较突出。大部分 DLB 病人都有生动性视幻觉，幻觉对象多为鲜活生动的人或者动物。这些幻觉形象常常是活动的、会说话或发出声音的。DLB 病人多存在睡眠行为异常。有些 DLB 患者对神经安定药敏感（所谓敏感是指少量或常规剂量容易引起病情过度反应，昏睡或者睡眠时间过长）。在结构影像学上，DLB 患者的海马及颞叶内侧萎缩没有 AD 病例显著，FDG-PET 可发现 DLB 枕叶低代谢发生率较高与 AD 的 FDG-PET 皮质低代谢典型模式不同。另外，DLB 病人往往 DAT-PET 成像显示纹状体对称性摄取减低，与帕金森病相同。而 AD 病人一般不存在此改变。

### 二、实验室检查指标与评估

#### （一）实验室检查

针对认知功能障碍、痴呆患者，常规进行包括血常规、尿常规，血生化全套，血肿瘤标志物，以及维生素 $B_{12}$、叶酸、甲状腺功能等指标检查。对于高危人群或提示有临床症状的人群应进行梅毒、人体免疫缺陷病毒、伯氏疏螺旋体血清学检查。

#### （二）生物标志物检查

1. 脑脊液检测　由于中枢神经系统存在血脑屏障结构，许多脑内疾病的病理生理变化不能从血液检查中反映出来。而脑脊液是一种浸泡脑组织的体液，直接与脑组织间质液接触，能及时、较准确地反映疾病状态下脑组织的病理生理变化过程。在欧美等国家，脑脊液检查已成为包括 AD 在内痴呆病人临床检查及基础研究的重要组成部分。痴呆患者进行脑脊液检查有两方面作用：一是通过脑脊液细胞计数、脑脊液 - 血清蛋白比值，以及 IgG、IgM 抗体检测排除一些神经系统免疫介导性、炎症性和感染性疾病；其二，也是目前最关注的不同病因痴呆的生物标志物测定。

目前 AD 患者的脑脊液生物标志物检测内容：包括 β 淀粉样蛋白（Aβ42，但 Aβ40 意义不大）水平下降（由于 Aβ42 在脑内沉积，使得脑脊液中 Aβ42 含量减少）；总 Tau 蛋白（t-tau）或磷酸化 Tau（p-tau）蛋白升高。研究显示，Aβ42 诊断的灵敏度 86%，特异性 90%；总 Tau 蛋白诊断的灵敏度 81%，特异性 90%；磷酸化 Tau 蛋白诊断的灵敏度 80% 和特异性 92%；Aβ42 和总 Tau 蛋白联合诊断 AD 与对照比较的灵敏度可达 85%～94%，特异性为 83%～100%。强调不同时期，各项指标的组合对疾病诊断及疾病进展检测的价值（包括与结构影像，分子影像）。目前，缺乏统一的检测设备和分析方法，以及样本处理程序不同，因此，尚无公认的、统一的界值标准。总之，这些生物标志物检测结果阳性，有利于支持 AD 诊断。

2. 基因检测　对早发、家族性痴呆患者，进行基因检测，可提供明确的致病基因，预测其他家系成员发病风险。世界各地报告的家族性 AD 基因突变有淀粉样蛋白前体蛋白基因（APP）、早老素 1、2 基因（PS1、PS2）突变三大类型。我国病例报告数量相对较少，但近年来不断有上述三类基因致病家系新的突变位点报道。进行上述基因检测，应具备较好的实验室设备及准确的检测方法，使得检测结果可信，重复性高。

载脂蛋白 APOE4 等位基因是散发型 AD 病例的高危风险因子。载脂蛋白 APOE4 等位基因检测，可作为散发性 AD 病例风险因素评估，适合于临床对照研究用，一般不用作临床诊断参考依据。

（三）其他检查指标

1. 结构神经影像　脑 CT 和 MRI 等结构影像检查，是临床诊疗 AD 不可或缺的最基本影像技术。脑 CT 对脑组织结构分辨率有限，对早期 AD 患者诊断价值有限，但可以用于初步排除慢性硬膜下血肿，正常颅内压脑积水等病因所致的可逆性认知障碍患者。目前高磁场（1.5～3.0T）MRI 检查对 AD 诊断价值较大。AD 患者的 MRI 检查，显示内侧颞叶萎缩（medial temporal lobe atrophy，MTA）具有相对特征性，但在认知功能受损早期，单凭视觉评估并不十分显著（即早期的特异性不高）（图 7-5）；动态系列 MRI 比较可以发现包括海马结构在内的颞叶内侧萎缩呈动态发展情况，除了上述结构外，其他脑叶皮质脑沟增宽，侧脑室及外侧裂不同程度扩大等脑萎缩程度与认知障碍程度存在相关性。另外，除了颞叶内侧及海马外（图 7-6），杏仁核（图 7-7）结构也是AD 结构影像重要观察指标之一。在非典型 AD 的后皮质萎缩变异型（posterior cortical atrophy，PCA），其 MRI 可以显示顶枕叶局灶性萎缩相对明显，而且可以表现对称性或非对称性萎缩。

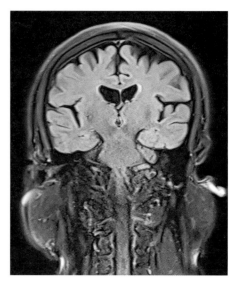

图 7-5　AD 所致轻度认知功能障碍的 MRI 所见
77 岁男性，经 PiB 分子影像证实。冠状位质子像显示颞叶内侧及海马萎缩不明显。

2. 其他结构与功能性影像　这里是指弥散张量成像（diffusion tensor MRI），静息态成像（resting state functional MRI）。AD 患者这两种成像都有改变，但它们并不能像结构 MRI 成像那样能够直观性视觉区别 AD 与其他变性疾病，因此临床诊断价值有限，目前仅限于基础研究。

3. 分子与代谢影像　包括单光子发射计算机体层显像术（single-photon-emission computed tomography，SPECT）和正电子发射计算机体层显像术（positron emission tomography，PET）。前者通过注射特殊示踪剂，观察脑部血流灌注状态，曾经在 AD 临床诊断中作为辅助诊断工具，如使用 $^{99m}$Tc- 六甲基丙烯胺肟（HMPAO）示踪剂显示 AD 患者脑颞顶叶对称性灌注减低。PET 成像原理与 SPECT 相

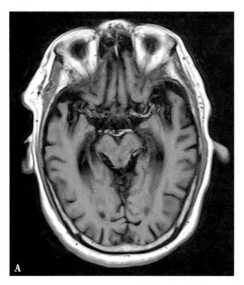
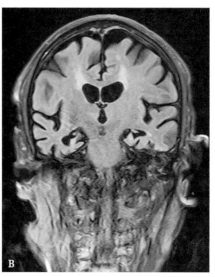

图 7-6　重度 AD 患者脑 MRI 所见
69 岁发病，病程 19 年时 MMSE 7/30 分。A. T1 像：颞叶内侧萎缩；B. 冠状位质子像：海马及颞叶内侧萎缩。

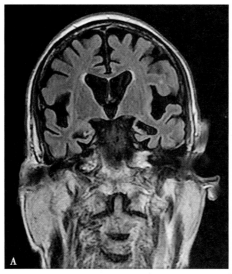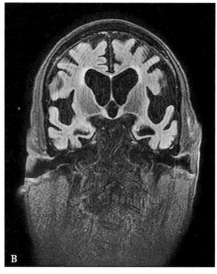

图 7-7　AD 患者杏仁核萎缩进展过程

77 岁发病,病后 5 年时 MMSE 8/30 分。A. 病后 7 年;B. 病后 13 年。

同,但因其技术设备更为先进(如 PET-MRI 成像,且具有三维成像特点),随着示踪剂的不断革新改进,使得反应脑组织功能状态及病理变化更为直观,而且更为敏感,因此,PET-CT/MRI 已成为神经变性疾病分子影像诊断(迈向精准医学的重要组成部分)研究的重要领域。AD 的 PET 成像检查比较成熟的有 FDG-PET 和 PiB-PET,正在试验观察的 tau-PET 成像值得期待。AD 的 FDG-PET 成像,是利用 2-$^{18}$F-2-脱氧-D-葡萄糖($^{18}$F-FDG)作为示踪剂,观察 AD 脑组织代谢状态。典型的 AD 患者 FDG-PET 表现为前内侧颞叶皮质以及后部颞、顶叶(图 7-8)、后扣带回皮质和楔前叶葡萄糖代谢降低,AD 晚期可见额叶代谢减低。当随着病程演变,病情进展速度不同,不同病例之间可存在一定差异。对于 AD 的 PCA 变异型,除了上述颞顶叶和楔前叶低代谢外,枕叶和颞叶后部也显示代谢显著减低。而额颞叶痴呆的 FDG-PET 显示额叶和前颞叶皮质低代谢,但后扣带回相对保留,DLB 与 AD 在 FDG-PET 上主要区别是 DLB 的顶叶低代谢较 AD 严重,并扩展至枕叶,前颞叶低代谢较 AD 轻,后扣带回相对保留(又称"扣带回岛征",cingulated island sign)。自 2002 年首次报道 AD 患者 PiB-PET 成像,标志着 AD 的蛋白质分子成像成为现实。PiB,又称匹兹堡化合物 B($^{11}$C-PiB)是一种显示脑淀粉样蛋白斑的示踪剂。经过十多年的临床-病理系列研究验证,这种淀粉样蛋白分子成像方法具有较好敏感性与特异性。目前尚不能准确定量,通过视觉评估和自动分析对比不同区域摄取比值(automated standardized uptake value ratio,SUVr)判断是否存在 Aβ 蛋白阳性沉积。PiB-PET 检查阳性,对家族性遗传性 AD、早发型 AD(65 岁前发病者)早期诊断有重要价值,阳性发现表现为皮质示踪剂普遍性滞留(图 7-9)。对高龄老人(通常指年龄 80 岁以上)行 PiB-PET 检查,其阳性发现的诊断价值评估需要审慎。

4. 电生理检查　常规脑电图检查,AD 患者不同病程阶段,其 EEG 表现各有特征,早期处于 MCI 期脑电图可无异常发现,到痴呆阶段,尤其是中、晚期,由于皮质神经变性较重,其脑电图往往表现为 α 波减少、θ 波增高、平均频率降低等改变。AD 患者行脑电图检查还有重要目的,对特殊类型认知功能障碍及痴呆病因鉴别有较大帮助,如 CJD、单纯性疱疹脑炎、边缘性脑炎、肝性脑病等,可有特征性三相波脑电发现。

(四)实验室各项检查指标评估

1. 常规实验室化验检查　对 AD 诊断,虽然没有特异性,但对初步排查代谢疾病(甲状腺功能减退,肾上腺皮质功能减退),副肿瘤脑病(边缘性脑炎),特殊感染性脑病(如 HIV 脑病)等有意义,另外,生化、血常规等检查是 AD 药物治疗期间观察药物是否出现不良反应重要指标。

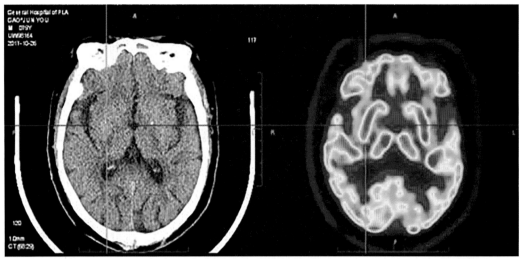

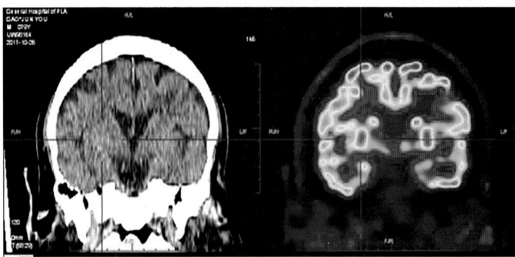

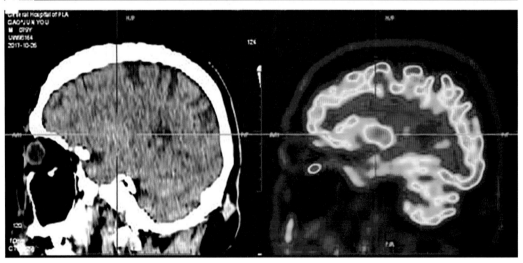

**图 7-8　AD 所致轻度认知功能障碍的 FDG-PET 所见**
FDG-PET 显示额、颞、顶叶皮质代谢减低。
（解放军总医院核医学科　富丽萍、徐白萱教授提供）

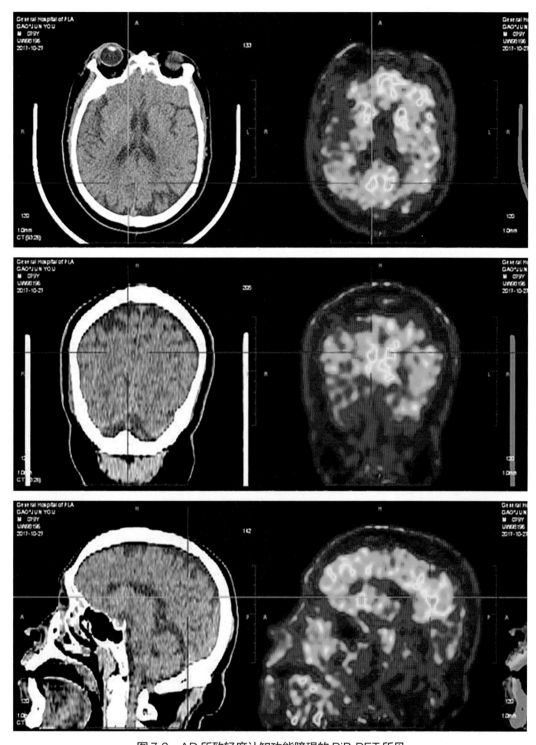

**图 7-9　AD 所致轻度认知功能障碍的 PiB-PET 所见**
PiB-PET 显示额、顶叶皮质及扣带回淀粉样蛋白异常滞留，与图 7-7 同为一患者。
（解放军总医院核医学科　富丽萍、徐白萱教授提供）

　　2. 脑脊液生物标志物　Aβ42，总 tau 蛋白（T-tau）或磷酸化 tau（p-tau）蛋白分析被 NIA-AA 2018 年纳入 AD"研究框架"（research framework）的 A/T/（N）系统，成为理解 AD 新概念的基础，也是目前进行 AD 早期预防、队列观察的主要指标。脑脊液生物标志检查囊括了 A/T 两大类指标。其中 A 是指脑内 Aβ 沉积，包括脑脊液 Aβ42 降低，PiB-PET 阳性；T 是指细胞内磷酸化 tau 蛋白聚集形成神经原纤维缠结，包括脑脊液 t-tau 或 p-tau 升高，或 tau-PET 阳性。

3. 基因检测　对考虑为家族性遗传性 AD 病例，基因检测是唯一精准诊断方法。如果结合 PiB 分子影像，证据更为充足。

4. 结构影像　脑 MRI 可以说是目前 AD 最重要的辅助检查手段，它在 NIA-AA 2018 年 AD"研究框架"建议的 A/T/（N）系统中归属于 N（神经变性或者神经元损伤，neuro degeneration or neuronal injure），脑 MRI 检查方便，无创，且空间结构清晰，有利于 AD 本身特征性改变的发现，同时有利于与其他原因痴呆的鉴别如血管性痴呆（图 7-10A～C）及额颞叶痴呆等。

5. 分子影像　PiB-PET 成功应用于临床病例实践以来，大量的临床 - 病理系列研究证实，在目前所有神经系统变性病中，AD 是唯一实现通过分子影像可以生前确诊的疾病。AD 生物标志物的"A/T/N"分类描述系统中，脑 FDG-PET、PiB-PET 以及正在试验的 tau-PET 分别囊括了 A/T/N 三大类指标。因此应该说 PET 分子影像在神经变性痴呆的诊断、鉴别诊断以及将来早期干预试验观察研究中应用前景光明。即使在发达国家，重复一项探针或者多探针同时检查费用昂贵，限制了该项技术成为临床一线检测 AD 病理生理状态的常用工具。

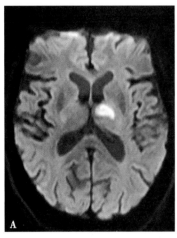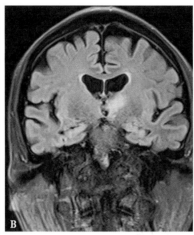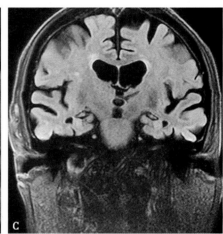

图 7-10　丘脑性痴呆患者的脑 MRI 病灶及影像演化

84 岁时突发脑梗死，病前认知及运动功能正常，发病后持续性远、近记忆力减退，伴淡漠，阅读理解功能下降，脑梗死后 2 个月，7 年时 MMSE 18，13/30。
A. 发病后第 2d 轴位 DWI 像；B. 病后 2 个月冠状位质子像；C. 病后 7 年冠状位质子像。

### 三、阿尔茨海默病检查指标的临床应用

#### （一）早期诊断与鉴别诊断中的应用

1. 脑脊液生物标志物　对主观认知下降（subjective cognitive decline，SCD）患者，轻度认知功能障碍（MCI）或者遗忘型 MCI 患者，进行脑脊液 Aβ42、t-tau 和 p-tau 分析，可以早期发现是否由 AD 病理生理变化过程所致。

2. 脑 MRI 检查　颞叶内侧结构萎缩是 AD 早期的影像改变特征，动态系列观察发现内侧颞叶萎缩与认知功能障碍下降程度相关。MRI 除发现 AD 本身的影像改变特征，还可以发现一些急性或亚急性起病，快速进展性痴呆的脑内特定结构信号异常，有助于排除 CJD、边缘性脑炎、自身免疫疾病脑炎等。发现与临床症状相关的局限性萎缩，有助于特殊类型认知障碍的诊断，如进行性失语综合征，再结合其他生物指标检查结果，如脑脊液 Aβ 和 tau 蛋白分析结果，PiB-PET 分子影像可以早期发现非典型 AD 病例，或者非 AD 变性痴呆。

3. 脑 PET-CT/MRI 检查　包括 FDG-PET、PiB-PET 或 tau-PET 成像，对家族遗传性 AD 家系中患病与携带者病例进行对照观察，有助于临床预测携带者发病风险及发病时间，提醒及早采取干预措施；对早发型认知功能障碍，进行 FDG-PET、PiB-PET 或 tau-PET 检查，结合脑 MRI、脑脊液 Aβ 和 tau

蛋白分析,有助于 AD 与 FTD 早期鉴别,结合 DAT-PET(多巴胺转运蛋白成像)、睡眠监测有助于 AD 与 DLB 早期鉴别。

4. 脑电图检查　主要用于鉴别亚急性脑病综合征如 CJD、肝性脑病、边缘性脑炎等。

（二）临床试验观察与病情进展应用

1. 记忆力及常用的认知量表检查　是记录 AD 临床试验与病情进展较为客观的量化指标,应该定期进行。

2. 实验室常规检查　AD 是一个慢性疾病,如果没有合并其他脏器肿瘤,急性损伤,脏器衰竭,一般生存期达十年以上。因此,包括血常规、生化以及肿瘤指标,维生素 $B_{12}$、叶酸、甲状腺功能等指标,是 AD 患者日常观察药物反应,疾病并发症如感染、营养不良,疾病合并症如内脏器官肿瘤、副肿瘤综合征等简便易行的检查手段,应该定期进行检测,具体间隔时间可根据患者实际状态来制定。

3. 脑 MRI 或 CT 检查　随着病情进展,AD 脑萎缩程度逐渐进展加重,同时也可能并发脑叶出血、跌伤后硬膜下血肿等,推荐适时进行复查。

# 第三节　帕金森病

在介绍帕金森病前,需要了解以下几个基本概念。运动障碍疾病(movement disorders)又称锥体外系疾病(extrapyramidal diseases),主要表现为随意运动调节功能障碍,肌力、感觉及小脑功能不受影响。本组疾病源于基底核功能紊乱,通常分为肌张力增高 - 运动减少和肌张力降低 - 运动过多两大类型;前者以运动贫乏为特征,后者主要表现异常不自主运动。运动功能的调控是由锥体系统、基底核和小脑密切配合才能得以完成的,这三者并非各不相关的独立系统,而是在功能上一个不可分割的整体。运动障碍疾病(即锥体外系疾病)主要源于基底核功能紊乱。基底核具有复杂的纤维联系通路,主要构成三个重要的神经环路:①皮质 - 皮质环路:大脑皮质 - 尾壳核 - 内侧苍白球 - 丘脑 - 大脑皮质;②黑质 - 纹状体环路:黑质与尾壳核壳核间往返联系纤维;③纹状体 - 苍白球环路:尾状核壳核 - 外侧苍白球 - 丘脑底核 - 内侧苍白球。黑质 - 纹状体 DA 通路变性导致基底核传出信号增强,丘脑 - 皮质反馈活动受到过度抑制使皮质运动功能易化作用受到削弱,产生少动性疾病如帕金森病。纹状体神经元变性导致基底核传出信号减弱,丘脑 - 皮质反馈对皮质运动功能易化作用过强,产生多动性疾病如亨廷顿病。因此基底核递质生化异常和环路活动紊乱是产生各种运动障碍症状的主要病理基础。运动障碍性疾病治疗无论药物或外科治疗原理都基于对递质异常和环路活动紊乱的纠正。

帕金森综合征是临床上神经科医生常用的诊断性术语。它特指各种原因(脑血管病、脑动脉硬化、感染、中毒、外伤、药物以及遗传变性等)造成的以运动迟缓为主的一组临床综合征,主要表现为震颤、肌僵直、运动迟缓和姿势不稳等,包括原发性帕金森病、帕金森叠加综合征、继发性帕金森综合征和遗传变性病性帕金森综合征。帕金森病是临床上最常见、以老年人发病为主、由神经系统变性导致的一种独立的运动障碍疾病实体。

## 一、帕金森病概述

（一）概述

帕金森病(Parkinson disease,PD)是一种老年人常见的神经系统变性疾病,平均发病年龄多见于 60 岁左右。国内流行病学调查显示,55 岁以上人群帕金森病的患病率为 170/10 万,随着我国老年人口进一步增加,帕金森病患病人数急剧增多,已成为影响老年人健康的重要疾病。

临床表现为逐渐进展的肢体震颤、肌强直、运动迟缓等锥体外系统运动功能障碍,可伴语言功能障碍、姿势平衡障碍及步态异常。近年来发生在运动症状前或者运动症状期的包括睡眠行为障碍、嗅觉丧失、自主神经系统功能障碍症状以及认知功能障碍等非运动症状受到临床医师关注。其运动功能障碍的病理基础是机制尚不明确的中脑黑质多巴胺能神经元变性,色素细胞严重脱失。因其特征性组织学改变路易小体(Lewy bodies,LBs)表达突触核蛋白(α-synuclein)以及突触核蛋白阳性轴束变性,故其蛋白质病理分类上属于突触核蛋白病(synucleinopathies)。

（二）病理改变

1. 基本病理改变　大体上,脑干黑质及蓝斑色泽变淡,其他脑结构未见明显萎缩。组织学改变包括:①脑干运动神经核团,尤其是与多巴胺能递质系统相关的黑质神经细胞,存在不同程度脱失(图7-11)。一般认为当多巴胺能神经元脱失较正常同龄对照减少60%~70%,才出现帕金森病临床运动症状。帕金森病黑质色素细胞脱失有特殊分布形式,即主要发生在腹外侧部,腹内侧其次,而背侧部较少受累。另外可见到巨噬细胞中色素颗粒聚集,星形胶质细胞增生,残存的神经元中可见路易小体和苍白小体。②特征性细胞包涵体-路易小体:1913年,Friederich H. Lewy 首先在原发性帕金森病的迷走神经背核和无名质观察到神经元胞质内一种嗜伊红圆形包涵体,后被称为路易小体(Lewy bodies,LBs)。进一步观察发现原发帕金森病的脑干黑质,蓝斑(图7-12)以及迷走神经背核,中缝核,网状结构,胸脊髓中间内外侧柱神经元胞质存在特征性路易小体。1997年帕金森病病理研究史上重要里程碑事件:发现路易小体中 α-synuclein 蛋白是其主要成分(图7-13)。另外,也同时发现脑干及外周组织存在广泛 α-synuclein 阳性轴索变性。③周围神经组织的交感和副交感神经节以及胃肠神经丛。甚至皮肤末梢神经、唾液腺等也可见 α-synuclein 阳性路易样小体及轴索变性。鉴于 α-synuclein 蛋白在帕金森病路易小体病理性蛋白质构成成分中的相对特异性,故它已成为目前帕金

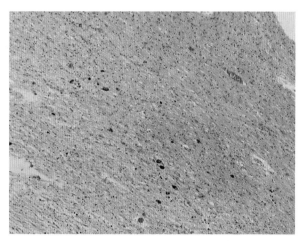

图 7-11　中脑黑质腹外侧带,色素细胞严重脱失

H-E×100,PD 临床病程 10 年。

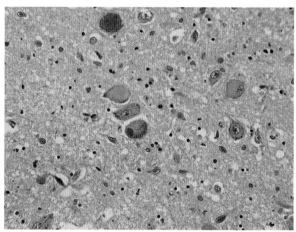

图 7-12　桥脑蓝斑,神经元胞质脑干型路易小体

H-E×400,PD 临床病程 11 年。

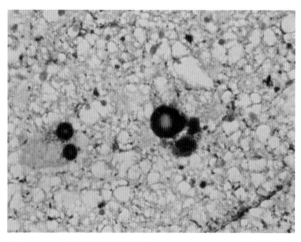

图 7-13　延髓迷走神经背核 α-synuclein 阳性路易小体

α-synuclein×1 000,PDs 病程 8 年。

森病及相关 α-synucleinopathies 临床诊断及实验用生物标志物最受推崇的研究指标之一。

2. 帕金森病的病理诊断　具有典型临床表现的病例，组织学上满足两条指标即可确诊帕金森病。这两条指标是：①黑质多巴胺能神经元中 - 重度脱失；②存在包括 α-synuclein 阳性路易小体和路易轴索变性的路易病理改变。值得指出的是路易病理学中路易小体和路易轴索变性密度与帕金森病临床症状，或者运动症状程度存在关联性。

### （三）病因及发病机制

散发型帕金森病病因至今不明确。少数家族性发病的帕金森病患者存在常染色体显性或隐性遗传特征，近年来，遗传连锁分析研究发现了近 10 余种基因突变与家族性帕金森病发病有关，包括 α-synuclein、Parkin、Uch-L1、DJ-1 等基因。除遗传因素外，大多数老年发病的帕金森病的病因，学者们推测可能是老化、感染、遗传和环境等综合因素共同作用的结果。近年来肠道微生物组学研究较为盛行，一些帕金森病患者队列研究发现其肠道菌群组与正常对照人群有较大差异。另外，很久以来就关注到环境因素在帕金森病发病中可能的作用，比如临床和实验研究证明一种叫 1- 甲基 -4- 苯基 -1，2，3，6 四氢吡啶（简称 MPTP）的物质中毒与帕金森病发病有关，目前已用 MPTP 制作帕金森病模型进行实验研究。关于帕金森病发病机制，目前认为以黑质多巴胺神经元中 65%～70% 的变性、减少、脱失，造成纹状体的多巴胺递质减少，使纹状体的多巴胺和乙酰胆碱递质平衡失调而发病为主因，但亦有研究证实脑内其他神经递质如去甲肾上腺素（NE）5- 羟色胺（5-HT）、γ- 氨基丁酸（GABA）等也参与了发病过程。

### （四）临床症状与体征

帕金森病患者运动症状起病隐袭，进展缓慢。其典型的运动症状表现为静止性震颤、运动迟缓、肌强直及姿势和步态障碍。通常，首发运动症状表现为一侧肢体震颤或活动不灵便，逐渐进展累及对侧肢体。有的病例在运动症状发生前数年，可先后出现非运动症状如抑郁症状、睡眠行为异常、便秘、嗅觉功能逐渐丧失等，认知功能障碍多出现在运动症状发生后不同时期。虽然运动症状是临床诊断帕金森病的核心要件，但近年来逐渐认识到帕金森病非运动症状出现早于运动症状，关注非运动症状对其早期预防和干预试验有重要意义。下面分两部分介绍帕金森病临床特征。

1. 运动功能症状

（1）静止性震颤（rest or static tremor）：是由肢体促动肌与拮抗肌发生节律性（4～6Hz）收缩与松弛而引起。大约 70% 左右的帕金森病患者以此为首发运动症状。最先出现于一侧上肢远端的手指节律性震颤。安静状态下出现或者明显，随意运动时减轻或者停止，精神紧张时加重，入睡后震颤消失。随时间进展，静止性震颤逐渐累及到同侧下肢或对侧上、下肢。病程中，下颌、口唇、舌及头部也可受累。早期的震颤为静止性、间断性出现，手部静止性震颤往往在行走时加重，典型的手指的节律性震颤表现成"搓丸样"（pill rolling）动作。有些病例也可同时表现为静止性和动作性震颤（action tremor）或者姿势性震颤（postural tremor）。

（2）肌强直（rigidity）：是全身不同部位肌肉张力增高的表现。患者自觉肢体（尤其是行走时双下肢），颈部或躯干部运动时有某种阻力感。在关节被动运动时，这种肌肉阻力增高表现为各方向均匀一致的特征。检查者有一种类似于卷曲"软铅管"感觉，故常被称为"铅管样"强直（lead pipe rigidity）。如病人合并有静止性震颤，则在伸屈关节时，可以感受到在均匀的阻力增高的基础上出现断续的停顿，如转动的齿轮，通常称为"齿轮样"强直（cogwheel rigidity）。由于肢体和躯干等肌肉强直，患者可出现特殊姿势，如站立时病人头部前倾，躯干俯屈，上肢肘关节屈曲，腕关节伸直，前臂内收，双手置于前方，下肢的髋，膝关节均稍弯曲。手指间关节伸直，手指内收，拇指对掌，形成特征性屈曲的"猿猴姿势"（simian posture）。

（3）运动迟缓（bradykinesia）：是指动作变慢，始动困难，主动运动功能意愿逐渐丧失，起因于肢体肌肉张力增高，肌强直或者运动系统网络连接功能失调。肢体运动幅度减小，尤其是重复性运动时。依据发生的身体部位，运动迟缓可表现以下类型：上肢表现为书写困难，写字速度变慢，写字字体过小，所谓的"小写征"（micrographia）；穿衣、系扣、洗漱等精细动作笨拙，不灵巧。下肢则表现起步困难，行走速度变慢，常呈曳行步，行走时手臂摆动幅度逐渐减小甚至消失，步距变小。在颜面部，出现表情时不眨眼、双目凝视等，即所谓的"面具脸"（masked face）。因口、舌、软腭及咽喉肌运动障碍，患者表现说话声音单调低沉（hypophonia），吐字往往欠清楚；主动性吞咽功能受影响导致流涎增多。其他运动功能障碍还表现夜间翻身困难。

（4）姿势、步态障碍（abnormal posture and gait）：典型的帕金森病患者行走时常常越走越快，不易停步，行走时身体前倾，此所谓的"慌张步态"（festinating gait）。帕金森病中、晚期，出现姿势反射消失，患者站立及行走时维持身体平衡功能障碍，常常出现跌倒发作，导致不同部位骨关节受损，这是帕金森病患者中、晚期重要的并发症之一。

（5）冻结现象（freezing gait）：帕金森病不同时期（包括药物治疗期或非药物治疗时期），可出现冻结现象，表现为行走时突然出现短暂的迈步不能，双足感觉似乎粘在地面，停顿数秒钟后可自行始动，继续前行。多出现在开始行走时（所谓的"始动困难"）、转身、接近目的地时或者面前有障碍物如旋转门时。

2. 非运动症状（nonmotor symptoms）　传统观念上，帕金森病一致被认为是一种典型的运动症状为主的神经变性疾病。目前认为帕金森病的非运动症状与运动症状对帕金森病日常生活质量影响及管理措施制定具有同等重要性，非运动症状已成为目前临床研究关注的热点领域之一。帕金森病患者的非运动症状通常包括自主神经系统功能障碍、精神症状、各种类型睡眠症状以及感觉功能异常如疼痛等。其中，帕金森病伴发的认知功能障碍及精神行为症状近年来受到更多关注。临床上，帕金森病病人的认知和行为症状表现在以下方面。

（1）视空间功能障碍（impairment of visual-spatial function）：神经心理检查会发现病人依赖视觉或前庭觉信息保持方位感觉的功能减退，线性方向判断错误率高。早期帕金森病患者可以存在人面再认困难。通常在路线追踪、视觉与姿势的垂直判断方面有障碍，物体旋转判断功能障碍。

（2）执行功能障碍（impairment of executive function）：帕金森病病人的执行功能障碍，其主要与基底节-额叶联络环路损害有关。

（3）精神行为症状及精神心理障碍（psychiatric, behavioral and psychological symptoms）：通常发生在疾病的中、晚期以及药物治疗期间。常见症状包括谵妄状态、视幻觉、妄想、病理性赌博行为、焦虑障碍、抑郁状态等。原因比较复杂，有的是疾病本身的表现，如果是疾病本身的表现则这类精神症状持续时间长，而且比较顽固。有的与药物和其他因素如感染、外伤等相关，它们一般持续时间不长，解除原因后精神症状可以得到改善。有一些帕金森病病人出现强迫-控制行为症状如强迫性赌博（compulsive gambling）、强迫性购物、强迫性性行为、强迫性贪食和左旋多巴制剂药物使用过度（dopamine medication overuse）等。

（4）帕金森病痴呆（Parkinson disease with dementia）：帕金森病痴呆的概念实际上是上述认知功能障碍和精神症状的衍生。在帕金森病患者中痴呆的患病率和发病率均较年龄匹配的对照人群显著增高，但由于研究人群数量，痴呆的定义标准、评估和诊断工具不同，目前报告的帕金森病痴呆发病率数据存在较大差异。有报道称，在5年的随访调查中，帕金森病患者中痴呆发生率是对照人群的6倍左右。帕金森病痴呆的临床特征包括认知、精神行为、自主神经症状和睡眠周期障碍等领域。典型帕金森病痴呆病人，表现为注意力障碍、执行功能和视空间功能障碍、中度记忆力障碍，以及包括淡漠、抑郁障碍、幻觉、妄想在内精神心理障碍等多领域症状。帕金森病痴呆的认知功能障碍特征也经历轻度认知障碍期（mild cognitive impairment of Parkinson disease, PD-MCI），其最常见亚型是单一的非遗忘型轻度认知障碍，此时病人的日常活动能力基本保留。帕金森病痴呆的执行功能障碍表现为事件的计划、组织和完成有目的的行为能力障碍，它出现在帕金森病痴呆早期或者贯穿于全病程中。与阿尔茨海默病患者相比，其对这些功能障碍的自知力相对保留。帕金森病痴呆的记忆力障碍类型主要包括工作记忆（working memory）、外显记忆（explicit memory）和内显记忆（implicit memory）

障碍，其程度与领域往往不同于阿尔茨海默病早期的遗忘型记忆受损（amnesia）。视空间功能障碍是帕金森病痴呆病人早期重要临床特征，表现在需要视空间分析和发挥定向分辨能力时出现功能障碍如图形拼凑（object assembly）能力。帕金森病痴呆的精神行为症状，可表现出行为异常和人格改变。但一般最常见的症状包括抑郁、淡漠、焦虑、幻觉、妄想和失眠（insomnia）。90% 的病人可出现上述症状之一。帕金森病病人服用左旋多巴制剂过程中出现幻觉和妄想症状并不少见。其中，视幻觉较为常见，与路易体痴呆病人相比，出现时间没有规律性，也没有所谓典型的"周期性、波动性"特征，帕金森病痴呆病人的妄想症状多与其幻觉症状相伴发生。另外，帕金森病痴呆患者的视幻觉症状较阿尔茨海默病病人更为严重，而精神运动兴奋性症状如怪异行为、激越、脱抑制和易激惹等症状更多见于阿尔茨海默病患者。

3. 帕金森病临床前期警示症　目前认为帕金森病不是简单的一个临床 - 病理学疾病实体，而是由 α-synuclein 蛋白在中枢神经组织及周围神经组织广泛聚集，表现多系统受累的病理生理变化过程。典型的运动症状只是其脑内病变进展阶段的突出临床表型而已，其真正的发病起始时间远早于临床运动症状出现前，前驱期临床表现，是探索疾病早期预防、特异性生物标志物的前哨站。帕金森病运动症状发生前数年甚至十几年，患者往往出现一些警示症状或体征如逐渐丧失的嗅觉功能，长期顽固性便秘，不同程度焦虑、抑郁症状；部分患者也可表现为其他自主神经功能症状如胃肠排空运动障碍，经常腹胀，消化系统消化酶减少导致纳差、消化不良；心脏及循环系统出现心率波动、血压不稳、体位性头晕或者晕厥发作；皮肤出汗异常、阳痿等症。在众多的帕金森病警示症中，睡眠障碍极具有早期预警及诊断价值。帕金森病病人可表现为各种类型睡眠障碍，如单一的失眠、不宁腿综合征，而最重要最常见的类型是快速眼动睡眠行为障碍（repid eyes movement sleep behavior disorder, RBD），典型表现可通过多导睡眠监测获取有价值的阳性发现。这种睡眠行为异常（也有称 REM 睡眠行为障碍）的主要症状是在快速眼动睡眠期出现生动梦境，并伴有攻击性暴力行为。典型的病例表现有各种不自主运动或行为异常，多为肢体剧烈活动，如拳打脚踢翻滚喊叫，攻击旁人，半数患者可出现颜面、口周及肢体不自主运动症状，时常尖叫，怒骂言语。发作时，可引起跌床、自伤或他伤。这种行为症状可持续几秒钟或几分钟，发生时间多在入睡一个半小时后和早晨睡眠即将结束时，病人醒后，有时能够回忆主要梦境内容，有的则完全失忆。多导睡眠图监测显示肌张力增高，颏肌出现大量动作电位，记录到肢体各种活动。REM 睡眠密度和数量增加，NREM 睡眠第 3、4 期比例也可增加。有的病人表现为"梦游症"，表现为病人从睡眠突然起床，下地活动，中间有时可与他人对话，有自发动作如到厨房找食品、开电视等，这些活动结束后自行上床继续睡眠，醒后不能回忆夜间发生的情况，虽然经他人提醒也会感觉茫然不知。

4. 帕金森病的临床亚型　传统的帕金森病临床分型是依据主要运动症状特征，通常分为强直 - 少动型、震颤麻痹型以及混合型。也有依据发病年龄、家族史及分子遗传检测结果，分为早发青少年型帕金森病，老年期散发型帕金森病；常染色体显性遗传帕金森病，如位于染色体 4q21-23（PARK1/PARK4）位点的 SNCA 基因突变或倍增导致 α-synuclein 异常聚集引起早发型帕金森病表现和常染色体隐性遗传帕金森病如 PARk2 基因突变导致常染色体隐性青少年型帕金森病。目前研究发现的家族遗传帕金森病中，常染色体显性遗传帕金森病基因类型及发病率相对来说较常染色体隐性遗传帕金森病常见。

5. 并发症

（1）药物治疗相关并发症：帕金森病患者经典的治疗药物是左旋多巴制剂。对服用左旋多巴制剂的帕金森病患者长期的临床观察发现，在服药一定时间（一般服药 5 年左右）不同程度出现左旋多巴制剂相关性运动障碍并发症。它包括症状波动和异动症。症状波动（motor fluctuation）又包括疗效减退（wearing-off）和"开 - 关"现象（on-off phenomenon）。疗效减退是指每次用药的有效作用时间缩短。"开 - 关"现象表现为突然不能活动和突然行动自如，两者在几分钟至几十分钟内交替出现。多见于病情严重者，机制不明。一旦出现"开 - 关"现象，处理较困难。异动症又称运动障碍（dyskinesia），表现为头面部、四肢或躯干的不自主舞蹈样或肌张力障碍样动作。在左旋多巴血药浓度达高峰期出现者，称为剂峰异动症（peak-dose dyskinesia）。在剂峰和剂末均出现者，称为双相异动症（biphasic dyskinesia）。表现为每次在服药后快起效和快要失效时，出现身体的不自主晃动。下肢姿势异常伴有足或小腿痛性肌痉挛，类似肌张力障碍（dystonia）表现，也是异动症的一种表现形式。常常发生在疾病中晚期。

（2）肺部感染：PD 中晚期患者往往并发吞咽功能障碍，或者长期卧床、误吸、老年相关肺功能下降等容易导致反复坠积性肺炎（一般食物坠积后现出现化学性肺炎，继发细菌性肺部炎性反应），严重者可导致败血症、感染性休克、呼吸衰竭、维持生命需要气管插管或切开机械通气。这也是 PD 最严重、最常见的致命性并发症。

（3）外伤：帕金森病各阶段均可因姿势、平衡障碍、步态异常而经常发生跌倒发作，导致各种类型外伤，常见的包括肢体骨折（下肢尤为常见）、颅内硬膜下血肿等。

（五）诊断标准与诊断流程

1. 诊断标准　长期以来帕金森病的临床诊断，主要依据 1992 年英国帕金森病协会脑库临床诊断标准。据报道，在欧洲国家、北美地区的帕金森病及运动障碍疾病门诊，专家们应用该标准临床诊断准确率达 75%～80% 左右。至今，该标准仍然较为可信。

英国帕金森病协会脑库临床诊断标准（UK Parkinson disease society brain bank clinical diagnostic criteria）主要内容如下：

**第一步：诊断帕金森综合征**

运动减少：随意运动在始动时缓慢，重复性动作的运动速度及幅度逐渐降低

同时至少具有以下一个症状：

A. 肌肉强直

B. 静止性震颤（4～6Hz）

C. 直立不稳（非原发性视觉，前庭功能，小脑及本体感觉功能障碍造成）

**第二步：帕金森病排除标准**

反复的脑卒中病史，伴阶梯式进展的帕金森症状

反复的脑损伤史

确切的脑炎病史

动眼危象

在症状出现时，正在接受神经安定剂治疗

1 个以上的亲属患病

病情持续性缓解

发病三年后，仍是严格的单侧受累

核上性凝视麻痹

小脑征

早期即有严重的自主神经受累

早期即有严重的痴呆，伴有记忆力，语言和行为障碍

锥体束征阳性（Babinski 征＋）

CT 扫描可见颅内肿瘤或交通性脑积水

用大剂量左旋多巴治疗无效（除外吸收障碍）

MPTP（一种阿片类镇痛剂的衍生物）接触史

**第三步：帕金森病的支持诊断标准。具有三个或以上者可确诊帕金森病**

单侧起病

存在静止性震颤

疾病逐渐进展

症状持续的不对称，首发侧较重

对左旋多巴的治疗反应非常好（70%～100%）

应用左旋多巴导致的严重异动症

左旋多巴的治疗效果持续 5 年以上（含 5 年）

临床病程 10 年以上（含 10 年）

符合第一步帕金森综合征诊断标准的患者，若不具备第二步中的任何一项，同时满足第三步中三项及以上者即可临床确诊为帕金森病。

随着对帕金森病非运动症状，临床前驱期警示征以及帕金森病病理生理，分子神经影像，病理性蛋白质沉积发展演变进程的逐渐认识。2015 年国际运动疾病协会修订了帕金森病诊断临床标准。

2016 年，我国中华医学会神经病学分会帕金森病及运动障碍疾病学组和中国医师协会神经内科分会帕金森病及运动障碍疾病专业委员会联合发布了更新的帕金森病中国诊断标准。

2. 诊断流程（图 7-14）

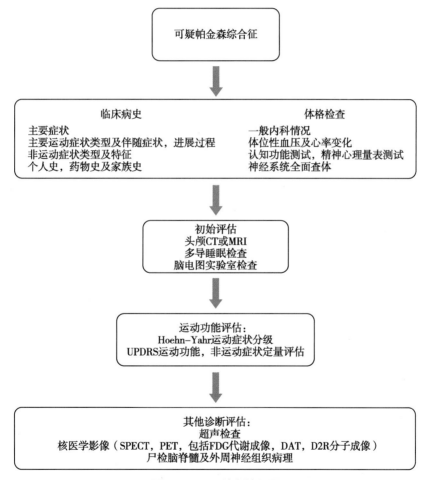

图 7-14　PD 诊断流程图

3. 诊断

（1）临床诊断：依据临床病史、症状及体征，通常 60 岁后发病，隐袭起病，首发症状多为静止性震颤和 / 或运动迟缓，一般单侧肢体开始，逐渐进展累及对侧肢体。病程中多伴有姿势、步态异常。有些病例，在运动症状出现前，可出现便秘、嗅觉丧失、直立性低血压、睡眠行为异常等非运动症状的提示征。临床上，服用左旋多巴制剂反应良好，且疗效能够持续较长时间。病史中排除家族史，至锥体外症状药物服用史,头部影像检查没有基底节区多发血管性损害,没有多系统萎缩、家族性脑钙化症(Fahr disease)、神经元核内包涵体病(neuronal intranuclear inclusion disease)等征象。临床诊断原发性帕金森病的准确性是较高的。

（2）诊断分级:目前国际上大多采 Hoehn-Yahr 用分级。

0 期:无症状、体征;

1 期:单肢 / 单侧肢体症状,但不影响平衡功能;

1.5 期:单侧肢体患病,并影响到中轴的肌肉及平衡功能;

2 期:双侧肢体患病,但未影响平衡功能;

2.5 期:轻度双侧肢体患病,姿势反射稍差,后拉试验(pull test)下能够自行恢复平衡;

3 期:双侧肢体患病,有姿势平衡障碍,后拉试验阳性,但患者尚可以独立生活;

4 期:严重运动功能残疾,影响日常生活,但是能自己站立或行走;

5 期:如没有他人帮助,不能起床,或只能坐轮椅上活动。

简化后的标准如下:

0 = 无体征

1.0 = 单侧患病

1.5 = 单侧患病,并影响到中轴的肌肉

2.0 = 双侧患病,未损害平衡

2.5 = 轻度双侧患病,姿势反射稍差,但是能自己纠正

3.0 = 双侧患病,有姿势平衡障碍,后拉试验阳性

4.0 = 严重的残疾,但是能自己站立或行走

5.0 = 不能起床,或生活在轮椅上

此外,国内临床实践及科研工作者,也常参考使用国际运动疾病协会制定的帕金森病统一评分量表(Unified Parkinson Disease Rating Scale,UPDRS)。该量表较为全面翔实地评估帕金森病多项运动和非运动领域症状与体征,量表具体内容可参考帕金森病相关专著附表,本文仅简要介绍其主要内容:该量表分六大项,第一部分用于评估帕金森病患者精神、行为和情感障碍等领域;第二部分内容用于评估帕金森病日常生活能力;第三部分项目用于评估帕金森病病人的运动功能障碍等级;第四部分内容用于评估帕金森病药物治疗后出现的不良反应或并发症;第五部分项目内容用于评估帕金森病病人疾病发展进程程度,该项内容实际上就是前面介绍的修订 Hoehn-Yahr 分级;第六部分用于评估病人运动功能最佳状态(所谓"开"期,"on"period)和最差状态(所谓"关"期,"off"period)时的差别。临床根据实践需要,可选任一项进行评估。

（六）鉴别诊断

对临床表现典型的帕金森病患者,临床诊断不难,比如患者的运动症状,体征不对称性起病、表现有典型静止性震颤、对左旋多巴制剂治疗敏感多提示原发性帕金森病。但是不典型表现型,或者高龄发病,仅以强直少动症状为突出表现者,即使是运动障碍专家也容易误诊。虽然,目前有了许多先进影像方法,提高了运动障碍疾病病因诊断水平,但与 AD 相比,PD 目前还缺乏特异性较高的体液生物标志物以及影像标志物,因此,临床病史及查体仍是疾病鉴别诊断最基本的要求。

首先需要与帕金森叠加综合征鉴别。帕金森叠加综合征包括多系统萎缩(MSA)、进行性核上性麻痹(PSP)和皮质基底节变性(CBD)等。除帕金森病外,MSA 和 PSP 相对较多见。因此,MSA 和 PSP 是 PD 鉴别诊断分析优先考虑的两种疾病。

1. 多系统萎缩(MSA)　多系统萎缩是一组成年人发病的、散发的、进行性神经变性疾病,临床表现有帕金森综合征、小脑、自主神经和泌尿生殖功能障碍等主要特征。病理上显示为大脑的纹状体黑质和橄榄脑桥小脑结构以及脊髓的神经细胞广泛脱失,伴有大量特征性的 α-synuclein 蛋白阳性表达的胶质细胞包涵体。国际专家工作组将以锥体外症状(即帕金森综合征)为突出特征的称为

MSA-P 型，以小脑性共济失调为主要特征的归为 MSA-C 型。多系统萎缩发病的平均年龄在 52～55 岁。较 PD 发病年轻，通常病程进展较快，首次症状出现后，平均生存年限是 6～9.5 年，病程相对 PD 短。MSA-P 的帕金森征表现为进行性运动不能，强直，可以伴有急动性姿势性震颤（jerky postural tremor），较少出现静止性震颤。很多病例可以出现口面或颅颈部肌张力障碍。疾病早期常常出现姿势不稳，但反复发作的跌倒不如进行性核上性麻痹常见。大约 30% 的病例对多巴制剂有反应，但疗效持续时间短暂。MSA 患者自主神经功能障碍明显。男性病例早期几乎均出现阳痿，尿失禁或尿潴留也是常见的临床症状。70% 左右的病例临床上有直立性低血压的表现，多巴制剂或多巴激动剂可能诱发或加重直立性低血压症状。MSA-P 型病例，在 $T_2$ 像上，可出现壳核外侧裂隙样高信号（slit-like hyperintensity）；MSA-C 型患者，$T_2$ 像和质子像上可出现脑桥"十字"征（cruciform，"hot cross bun"）。

2. 进行性核上性麻痹（PSP）　进行性核上性麻痹临床上以核上性眼球运动障碍、颈部肌张力障碍、姿势异常、构音障碍、假性延髓性麻痹以及痴呆为主要表现，病变主要累及脑干、基底节和小脑灰质神经核团，以神经细胞和星形胶质细胞的 4R-tau 蛋白异常聚集为特征的独立疾病实体。垂直注视麻痹，尤其是下视困难、颈部过伸、早期跌倒多提示进行性核上性麻痹。头颅 MRI 与 PD 患者相比，轴位像上显示，中脑萎缩形似兔眼征，导水管扩大，周围灰质变薄以及周围灰质异常信号；矢状位上显示中脑，脑桥被盖部萎缩，尤其是四叠体板上部变薄最为明显，有人称之为"蜂鸟征"。

3. 药物性帕金森综合征　药物是常见的导致继发性帕金森综合征的原因。用于治疗精神疾病的神经安定剂（吩噻嗪类和丁酰苯类）是最常见的致病药物。需要注意的是，有时候我们也会使用这些药物治疗呕吐等非精神类疾病，如应用异丙嗪止吐。其他可引起或加重帕金森样症状的药物包括利血平、氟桂利嗪、甲氧氯普胺、锂等。

4. 特发性震颤（essential tremor，ET）　特发性震颤起病时多为双侧症状，不伴有运动迟缓，无静止性震颤，疾病进展很慢，约 1/3 患者有家族史。震颤是唯一的临床症状，主要表现为姿势性震颤和动作性震颤，即身体保持某一姿势或做动作时易于出现震颤。震颤常累及双侧肢体，头部也较常受累。频率为 6～12Hz。情绪激动或紧张时可加重，静止时减轻或消失。头颅影像检查无异常发现。

## 二、实验室检查指标与评估

（一）实验室检查指标

帕金森病患者的常规实验室检查包括血常规、血生化、甲状腺功能指标、钙磷代谢等。另外，对表现为早发型帕金森综合征患者，根据发病年龄、有无家族史以及相应影像特征，如可疑肝豆状核变性时需要检查血清铜蓝蛋白、尿铜含量等。棘红细胞增多症时观察周围血红细胞形态特征。哈勒沃登-施帕茨（Hallervorden-Spatz disease，HSD）病与铁蛋白代谢异常有关，目前这种常染色体隐性遗传病已发现了相关基因位点突变。

1. 血液及脑脊液生物标志物检查　目前，有报道称帕金森病患者血液神经丝轻链（neurofilament light chain，NFL）降低有助于区分帕金森病与非典型帕金森综合征。帕金森病患者脑脊液的 α-synuclein、Aβ 和 tau 蛋白检测有不同的意义。前者应该是反应帕金森病本身病理生理改变的最具特异性的标志物，但经过十多年艰辛努力，尚未见可重复的、成功的检测阳性结果报告；检测帕金森病患者脑脊液 Aβ 和 tau 蛋白，是有助于判断其认知功能障碍者是否存在阿尔茨海默病病理生理改变。

2. 神经影像检查

（1）结构影像：常规头部 CT 及 MRI 影像检查：帕金森病早期，普通 MRI 成像中脑黑质并无特征性发现（图 7-15）。但随着病情进展，可以出现 MRI 黑质面积（脑干轴位黑质平面上显示黑质带变窄，正常信号变得模糊不清）减少；常规脑 MRI 有助于排除血管性帕金森综合征、Hallervorden-Spatz syndrome（基底节对称性"虎眼征""eyes of tiger"）、MSA-P（MRI 像上壳核对称性"裂隙征""slit-like hyperintensity"）（图 7-16）和 MSA-C 型（MRI 脑桥"十字征""hot cross bun""cruciform"）（图 7-17），进行性核上性麻痹其 MRI 矢状位像中脑顶盖部"蜂鸟征"。另外，神经元核内包涵体病的脑 MRI 可见位于皮髓质交界区至脑回根部，呈弥散对称性分布，FLAIR 像呈高信号，边缘稍模糊，DWI 像皮髓质交界处呈高信号，结合病史、体征，该影像具有一定特征性。另外，也有报告有采用特殊成像技术如 SWI 显示中脑铁蛋白值信号异常，显示黑质黑色素小体值显著减少。

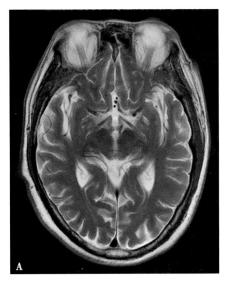
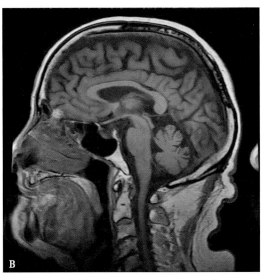

图 7-15　85 岁男性 PD 患者发病后 4 年的脑 MRI 所见（DAT 分子影像阳性）

A. 轴位，$T_2$ 像显示中脑黑质等结构；B. 矢状位，质子像显示中脑等结构形态。

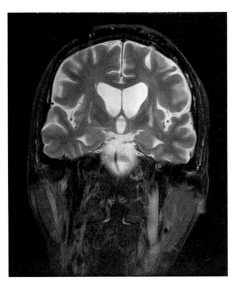
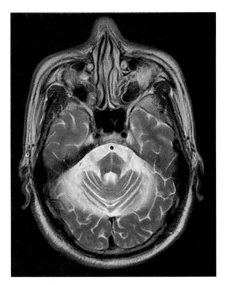

图 7-16　MSA-P 型的 MRI 所见

冠状位，$T_2$ 像，显示双侧壳核对称性"条状裂隙征"。

图 7-17　MSA-C 型的 MRI 所见

脑桥"十字征"及小脑萎缩影像。

（2）功能及分子影像：帕金森病患者功能影像，是基于其临床运动症状主要是黑质纹状体多巴胺能系统病变，导致相应的突触末梢递质浓度减少，产生运动迟缓等症状。较常采用检查技术包括 SPECT 和 PET，这两项技术均可在体可视化黑质纹状体多巴胺通路功能状态。对帕金森病的 α-synuclein 蛋白异常聚结的机制尚不明确，目前还没有开发出标记病理性 α-synuclein 的示踪剂。因此，SPECT 和 PET 检查均是通过间接反应帕金森病病理改变，如突触前末梢（presynaptic terminals）多巴胺合成和贮存状态的 [$^{18}$F]-Fluorodopa 示踪剂，或者测量突触前多巴胺转运体（presynaptic dopamine transporter，DAT）或囊泡单胺转运体 2（vesicular monoamine transporter 2，VMAT2）等示踪剂，目前常用的是 DAT 及多巴胺 D2 受体示踪剂显像，用于帕金森病早期辅助诊断及鉴别诊断。帕金森病患者的 DAT-PET 通常显示双侧壳核摄取水平下降(图 7-18),有研究观察发现这种改变与帕金森病的运动功能评级相关,但多数研究显示 DAT-PET 检查并不适合用于监测病情进展;未经治疗的帕金森病患者,早期 D2R-PET 显像显示纹状体的尾状核、壳核等活性上调(图 7-19),对已经进行药物治疗的帕金森病患者,该项检查意义不大。帕金森病早期 FDG-PET 显像可无异常发现,因此,它不是 PD 早期诊断推荐检查指标。但当存在认知功能症状时,同时开展此项检查,加上 PiB-PET 检查有助于 PD,PDD,DLB 及 AD 的鉴别。

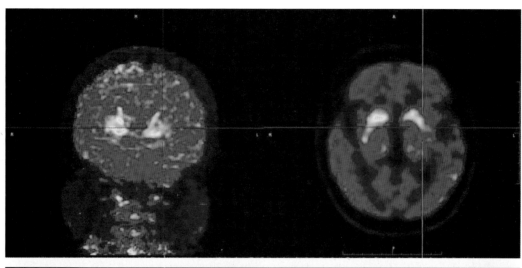

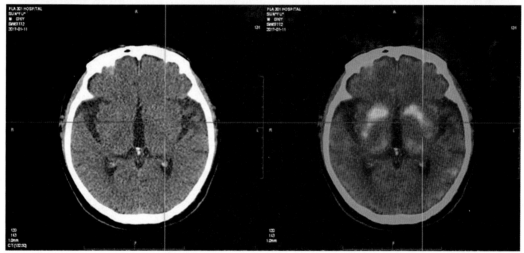

**图 7-18　DAT-PET 显示双侧壳核多巴胺转运蛋白水平下降(帕金森症状 1 年余)**
(解放军总医院核医学科　富丽萍、徐白萱教授提供)

(3)超声检查:国、内外有文献报告帕金森病经颅超声显示患者中脑黑质存在强回声信号。但由于缺乏影像 - 病理关联性研究,尚不确定这种影像检查在早期帕金森病临床实践中的诊断价值。

3. 其他实验室检查

(1)多导睡眠监测(polysomnography):睡眠行为异常是原发帕金森病重要而常见的前驱期警示征,在帕金森病的病程中也是重要的非运动功能症状之一,因此,多导睡眠监测检查结果有助于支持帕金森病诊断,其多导睡眠图显示帕金森病患者在快速眼动睡眠(REM)期出现肌张力增高、颏肌出现大量动作电位、肢体活动明显增多等改变。

(2)碘 123 标记心肌间碘苄胍闪烁成像(¹²³I-MIBG myocardial scintigraphy):帕金森病常常伴有不同程度自主神经功能受损,表现为直立性低血压、心率波动、心律失常等。通过碘 123 标记心肌间

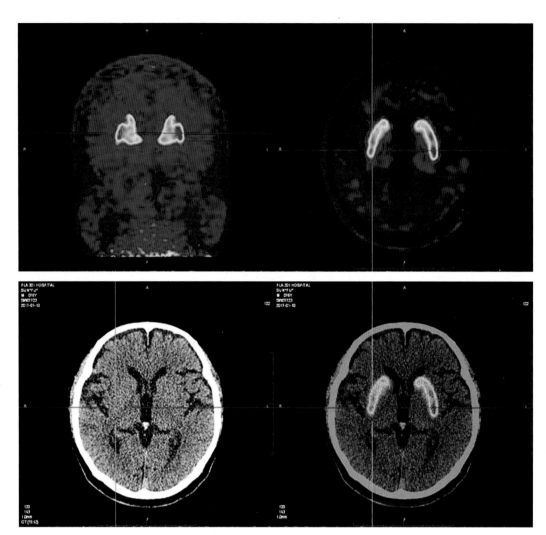

**图7-19　D2R-PET显示双侧壳核多巴胺受体活性上调（帕金森症状1年余）**
（解放军总医院核医学科　富丽萍、徐白萱教授提供）

碘苄胍闪烁成像可以早期发现心脏失神经支配,有助于原发帕金森病与血管性帕金森综合征,进行性核上性麻痹等帕金森叠加综合征鉴别。

（二）实验室检查指标的评估

1. 头颅CT或MRI　能够直观地观察分析黑质纹状体系统（主要是脑干和基底节核团）形态结构变化,有较高的辅助诊断价值,且具有无创性,简便易行等优点,适合于首诊运动障碍疾病患者的首选检查。

2. DAT-PET检查　可以对黑质纹状体通路多巴胺递质功能状态作出视觉与图像分析评估,有助于帕金森病与良性家族性震颤或单纯老年性震颤鉴别,但对多系统萎缩（MSA）,进行性核上性麻痹等帕金森叠加综合征鉴别诊断作用有限。其检查价格相对昂贵,尚不推荐为所有首诊病例常规检查项目。该检查只能定性,不能做到精确定量,因此,不适合用于病情进展观察及疗效评估之依据。

3. 血和脑脊液检查　目前还没有发现诊断帕金森病特异性标志物,但一些常规及特殊生化检查项目,可帮助鉴别遗传、代谢疾病,如肝豆核变性、Fahr病、神经棘红细胞增多症等。

三、帕金森病检查指标的临床应用

（一）早期诊断与鉴别诊断中的应用

1. 血液和脑脊液生物标志物检查　对青少年期或老年前期发病的帕金森综合征患者,如临床有可疑运动障碍疾病家族史，神经影像有异常发现，需要进一步完善血和脑脊液检查项目征，如血清铜蓝蛋白测定、血清铜氧化酶活性测定等。另外，依据患者是否存在家族史，可检查血中相关疾病基因如肝豆状核变性（hepatolenticular degeneration，又称 Wilson 病）。其他一些可表现为帕金森综合征的遗传变性疾病如亨廷顿病（Huntington disease），神经棘红细胞增多症（neuroacanthocytosis），家族性、早发型帕金森病等，通过检查血基因有助于早期明确诊断，周围血红细胞形态学分析也有助于早期神经棘红细胞增多症的确诊。血和脑脊液检查相关自身免疫脑炎抗体、副肿瘤抗体等，可有助于早期貌似帕金森病患者临床症状的其他疾病如一些特殊类型自身免疫脑炎患者的鉴别。目前，对大多数散发原发帕金森病患者，血液和脑脊液检查缺乏特异性生物标志物指标。

2. 脑 CT 或 MRI 检查　脑 CT 检查可观察到基底节对称性钙化，有助于帕金森病与 Fahr 病鉴别。临床诊断中，最有价值的脑影像检查是 MRI。虽然帕金森病患者早期，脑 MRI 检查显示其中脑及基底节并无它肉眼可见异常形态与信号变化，但随着病情进展，可以观察到一些病例中脑形态，黑质信号变化，如果出现中脑形态与结构显著变化，以及基底节体积与异常信号，这将有助于帕金森病与其他神经变性性帕金森叠加综合征如 MSA、PSP 等鉴别。此外，脑 MRI 检查还有助于老年人常见的血管性帕金森综合征的识别。

3. 脑 PET-CT/MRI 检查　包括 DAT-PET 或 DAT-SPECT 检查，可于帕金森病早期或者运动症状前期出现双侧基底节壳核对称或非对称性摄取减低，提示黑质纹状体多巴胺能系统功能受损，而良性震颤患者，正常颅内压脑积水患者一般并无黑质纹状体功能受损，因此，一般没有基底节 DAT-PET 成像分子异常改变。但 MSA、PSP、CBD 病人均有黑质纹状体系统受累。因此 DAT-PET 检查不是原发帕金森病与这些帕金森叠加综合征鉴别诊断的依据。

4. 电生理检查　包括肌电图、多导睡眠监测等。肌电图检查可识别肌阵挛，老年良性震颤的电生理改变特征，有别于帕金森病的静止性震颤的电生理改变。目前对早期或者运动前期帕金森病进行多导睡眠监测，可发现 REM 睡眠行为异常，这是帕金森病患者重要的警示征之一，值得推荐为临床随访观察检查手段。

5. 碘 123 标记心肌间碘苄胍闪烁成像（$^{123}$I-MIBG myocardial scintigraphy）　目前国内具备该项检查条件单位甚少，不推荐常规检查。

（二）临床试验观察与病情进展应用

1. 帕金森病运动障碍功能评定量表　是评估帕金森病运动功能障碍程度及病情进展的重要依据，推荐 Hoehn-Yahr 简易分级量表以及 UPDRS 量表进行运动功能评估既是观察临床药物疗效的客观指标，也是外科选择进行深部脑刺激（deep brain stimulation，DBS）术、术前病情和手术效果评估的重要依据。

2. 实验室常规检查　帕金森病是一种慢性运动障碍疾病，需要长期服药，晚期常常出现各种并发症如肺炎、营养状态不良等，因此，需要根据病情进行血常规、生化以及肿瘤指标、维生素 $B_{12}$、叶酸、甲状腺功能等指标。

3. 脑 MRI 或 CT 检查　随着病情进展，帕金森病病程逐渐进展中，年龄增长可能合并其他脑部疾病，如脑肿瘤、跌伤后硬膜下血肿、各种脑血管疾病等。因此，适时检查头颅 MRI 或 CT 是必要的。

（朱明伟　朴月善）

# 第八章

# 癫痫及发育不良性疾病

癫痫（epilepsy）是一种常见的神经系统疾病，由脑神经元异常过度放电引起，以反复发作神经系统功能异常为特征。癫痫可发生于各年龄组，但儿童和青壮年期患病率明显增高。癫痫不仅给病人的身心健康造成很大的危害，也给家庭和社会带来巨大的负担。约75%的病人使用抗癫痫药物治疗可以控制或减少发作，但仍有约25%的病人使用多种抗癫痫药物难以控制发作，属于难治性癫痫。难治性癫痫的病人中约有一半可以通过手术治愈，或术后再辅以抗癫痫药物得以控制癫痫发作。

## 第一节　癫痫及发育不良性疾病概述

癫痫发作具有反复发生、突发突止的特点，临床表现多样，但同一患者表现为刻板重复发作。癫痫的发生与许多因素有关，如发育畸形、肿瘤、缺氧、外伤、感染、血管异常、代谢障碍、变性及遗传缺陷等等。海马硬化、皮质发育畸形（包括局灶性皮质发育不良、结节性硬化综合征、半侧巨脑回畸形、多小脑回畸形等）及低级别胶质神经元混合性肿瘤（包括节细胞胶质瘤、胚胎发育不良性神经上皮肿瘤等）是难治性癫痫的常见病理学表现。

### 一、癫痫发作的分类

2016年国际抗癫痫联盟（International League Against Epilepsy，ILAE）制定新的癫痫发作分类体系，将癫痫发作分为三大类：局灶性发作、全面性发作、起源不明的发作。局灶性发作分为运动症状为主的发作和非运动症状为主的发作，全面性发作分为运动症状为主的发作和失神发作。

### 二、癫痫发作临床表现

#### （一）局灶性发作

局灶性发作是指异常电活动起源于大脑的局部，通常引起局部的症状，异常放电可以最终扩散到对侧大脑半球。

1. 运动症状为主的局灶性发作，主要包括：

（1）局灶性强直：表现为偏侧身体强直或一个肢体的强直发作。

（2）局灶性肌阵挛：表现为身体局部电击样抽动。

（3）局灶性阵挛：表现为半身或身体局部的节律型抽动。

（4）局灶性癫痫性痉挛：表现为一个肢体、一侧上下肢或者偏侧性的颈部肌肉快速抽动、肌肉强力收缩，过程持续半秒左右，很少超过1s，可以不伴随意识改变。

（5）过度运动：表现为肢体近端为主的大幅度不自主运动，伴哭喊大叫，持续时间较短，伴意识障碍。

2. 非运动症状为主的局灶性发作，主要包括：

（1）感觉性发作：表现为突然发生的躯体感觉异常，不经治疗可以自行缓解，每次发作情况类似，脑电图检查有癫痫样放电。感觉性发作包括体觉性发作、视觉性发作、嗅觉性发作、听觉性发作和眩晕性发作。

（2）认知障碍发作：表现为突然发作的高级认知功能紊乱。

（3）情绪性发作：表现为突然发生的悲伤、忧郁、恐惧、愤怒、烦躁、欣快、幸福感等感觉。

（4）自主神经性发作：包括发作性上腹部不适、呕吐、腹痛、排尿感。

（二）全面性发作

全面性发作是大脑双侧半球一瞬间同步放电所致的发作，可以分为运动为主的症状和意识障碍为主的症状。前者包括全面强直痉挛性发作、强直性发作、失张力发作、肌阵挛性发作、肌阵挛失张力发作、阵挛性发作、阵挛强直阵挛发作、癫痫性痉挛。意识障碍为主的全面性发作包括典型失神、不典型失神、肌阵挛失神等。

1. 全面强直痉挛性发作　表现为突然的意识丧失，全身肌肉收缩，躯干和四肢发硬、摔倒。

2. 强直性发作　突然发生的强烈肌肉收缩，发作时意识丧失，肢体固定在某种状态，持续数秒或更长时间。

3. 失张力发作　表现为突然的肌张力丧失，不能维持头部、四肢及躯干的正常姿势，严重时摔倒在地。

4. 肌阵挛性发作　表现为身体双侧多数肌群快速、有力的收缩，引起肢体、面部和躯干快速电击状的抽动。

5. 肌阵挛失张力发作　表现为一个肌阵挛发作紧接着出现一次失张力发作，可以摔倒，两个发作过程紧密相连、序贯发生。

6. 阵挛性发作　表现为肢体或躯干有节奏地连续地抽动，多发生在婴幼儿。

7. 阵挛强直阵挛发作　在短时间的节奏性阵挛之后逐渐演化为强直阵挛发作。

8. 癫痫性痉挛　主要见于婴儿痉挛综合征（West 综合征），发作持续时间短暂，通常不足 1 秒，表现为全身快速肌肉抽动，身体屈曲、点头或者抱球样动作。

9. 典型失神　表现为正在进行的活动停止，两眼发直，凝视前方，意识丧失，站在原地位置不动，但不跌倒，手里拿着的物品也不会掉到地上，持续约几秒钟自行缓解。

10. 不典型失神　发作起始和结束时间点不明确，患者从自然状态演变为发作状态，意识丧失，持续数秒至十几秒，症状逐渐缓解恢复为常态。

11. 肌阵挛失神　是一种复合性发作，患者表现为失神发作，意识丧失，同时伴有身体节律性电击样抽动。

## 第二节　诊断标准与诊断流程

详细的病史和完整的体格检查对于癫痫的诊断非常重要。经常需要反复询问，多次与患者接触后获得比较翔实的病史。对于儿童癫痫患者，病史采集主要依赖于向患者的家属进行询问。应该重点询问患者出生前后的情况，开始会走路、说话、上学的时间以及在学校的学习情况等，有助于判断患者认知功能。了解患者患病情况，特别是神经系统疾病，如脑出血、脑炎、脑膜炎、热性惊厥、脑外伤等。家族史中应询问家族中是否有癫痫患者。

如确诊为癫痫应该了解患者最初癫痫发作的年龄、最初的表现、癫痫发作类型、发作频度的变化情况、认知状态、体质发育情况以及详细药物治疗过程。

癫痫患者神经系统体检应该重点检查有无持续存在的神经系统体征，包括语言情况、认知功能，要注意检查皮肤有无硬化性结节、色素脱失斑、色素沉积和面部血管瘤。

# 第三节　临床检验与病理检查

## 一、临床检验

### （一）脑脊液检查

脑脊液可行常规、生化、细菌学、免疫学等检查。如自身免疫性脑炎的脑脊液可有白细胞增多（>5×10$^6$/L）、细胞学呈淋巴细胞性炎症或寡克隆区带阳性。尤其检测出自身免疫性脑炎抗体如：抗NMDAR 抗体、抗 LGI1 抗体、抗 GABABR 抗体等，对于诊断具有重要意义。

癫痫患者脑脊液检查适应证：

1. 症状性癫痫患者怀疑中枢神经系统感染，如病毒、细菌（脑脓肿易发生局灶性癫痫）、霉菌等。

2. 症状性癫痫患者怀疑自身免疫脑炎。对于成人新近频繁癫痫发作，既往无脑外伤、脑肿瘤、脑血管病、脑炎等脑损伤相关病史，尤其 MRI 显示海马、颞叶、岛叶等部位肿胀，应做脑脊液和血清的自身免疫脑炎抗体检测。

### （二）血尿有机酸

有机酸是氨基酸、葡萄糖、脂肪酸等在体内代谢过程中产生的中间产物。正常情况下，这些中间产物在体内迅速转化，不会在体内过多沉积，由于某些相关酶的缺陷可导致其代谢发生障碍，导致大量有机酸在体内蓄积，进而导致相关的有机酸血（尿）症，常常导致癫痫、认知改变等。例如最常见的甲基丙二酸血症、戊二酸血症、苯丙酮血症等。线粒体脑肌病患者的血尿乳酸含量会增高。

### （三）基因检测

随着分子生物学在临床医学中的应用，越来越多的癫痫致病基因被发现，基因检测技术的应用也越来越广泛，如 SCN1A 基因的功能缺失突变被认为是 Dravet 综合征的致病基因，KCNQ2 基因突变易导致良性家族性新生儿惊厥，CHRNA4 基因突变导致常染色体显性遗传夜发性额叶癫痫等等。目前已经发现了 1 000 多个基因与癫痫相关。基因检测不仅仅可用于诊断癫痫，也可助于指导用药、评估预后等，例如 SCN1A 基因编码钠离子通道，钠离子通道阻滞剂如拉莫三嗪、卡马西平等会加重 Dravet 综合征的症状。药物基因组学可以帮助药物过敏风险评估，尤其是皮肤药物过敏反应如 Stevens-Johnson综合征（Stevens-Johnson syndrome，SJS）和中毒性表皮坏死松懈症（toxic epidermal necrolysis，TEN）的基因检测。在中国汉族人群中，携带 HLA-B*15：02 会增加卡马西平相关 SJS/TEN 风险约 100 倍。

### （四）脑电图

脑电图（electroencephalogram，EEG）是一种无创伤的检查手段，能够记录和评价导致癫痫发作的脑神经元阵发性放电。视频脑电图（video electroencephalogram，VEEG）可长时间、全过程同屏同步储存、编辑、回放病人的脑电波与录像信号。临床上常将棘波、尖波、棘慢复合波、尖慢复合波、多棘慢复合波等阵发性异常称为癫痫样放电。棘波或尖波由兴奋性突触后电位形成，由一组神经元快速超同步去极化引起，反映了神经元的兴奋性异常增高。其后的慢波成分则由抑制性突触后电位形成。癫痫样放电是癫痫发作的病理生理学基础，但并不是所有的癫痫样放电都伴有癫痫发作。癫痫患者的 EEG 所见包括非特异性背景活动异常和阵发性异常，其中阵发性异常即发作间期癫痫样放电，与癫痫发作有密切关系。根据临床发作特征以及发作期或发作间期脑电图异常，可以作出癫痫的诊断和鉴别诊断。

### （五）脑磁图

经头皮从外部记录与脑电活动相关的微弱的脑磁波，再用记录装置把这种脑磁波记录下来形成图形，这种图形便称作脑磁图（magnetoencephalogram，MEG）。MEG 的优势在于颅骨和其他相邻的脑结构不会造成磁场变化，从而更能提高准确性。癫痫患者术前评估时 MEG 和 EEG 记录会同时进行、相互补充，从而更精确定位致痫灶。

（六）神经影像学检查

1. CT　CT扫描可以显示较大的结构病变,较小病变不能显示出来。但CT有其自身优势,可以通过显示皮质钙化而成为辅助的成像技术,尤其在囊虫病、结节性硬化、少突胶质细胞瘤、Fahr病等疾病。不同疾病的钙化分布也不同,Fahr病患者CT通常表现为双侧对称性基底节钙化,而结节性硬化表现为脑实质内多发散在的结节样钙化,且钙化也可位于侧脑室周围室管膜下,Sturge-weber综合征CT可有皮质脑回样钙化。如果没有条件行MRI检查或有MRI检查的禁忌证如心脏起搏器、耳蜗植入等情况时,CT可作为首选的影像学检查。在急性情况如头颅创伤、头颅出血或脑炎时,也可首选CT检查。

2. MRI　MRI是结构成像的首选影像,在显示小病变和大脑皮质异常的敏感性和特异性比CT都高。MRI最主要的作用是发现导致癫痫发作的结构异常,如海马硬化和皮质发育异常也可由MRI清楚显示;自身免疫性脑炎的MRI示边缘系统$T_2$或者FLAIR异常信号,单侧或者双侧,或者其他区域的$T_2$或者FLAIR异常信号;Sturge-weber综合征患者的SWI可显示颅内异常静脉。

3. PET　发作间期的FDG-PET可以协助颞叶癫痫的定位,一定程度上可避免颅内EEG记录。发作起源灶可能位于低代谢区域边缘而不是在代谢最低的地方,FDG-PET可以发现表现为全面性癫痫的患者的局灶异常,并且可以考虑手术的协助定位。临床上该检查通常与MEG、VEEG等共同确定癫痫起源病灶。

## 二、癫痫标本处理操作流程

癫痫外科在手术中切除"致痫灶"脑组织后,要保证标本的完整性,不应随意切开标本或私自切取标本。应该用稍微潮湿的生理盐水纱布轻盖标本,或将标本放入专门的平皿中,做好标识如：标本的定位、异常放电集中区域等。标本运送时应置于冰桶中,并立即与病理科联系。病理医师收到标本后,核对病人的基本资料后,再对标本进行编号和登记,然后按照以下程序处理标本。

1. 将新鲜标本编号并进行大体观察和拍照。
2. 将新鲜标本沿冠状平面或垂直于皮质表面的方向,每间隔5mm左右逐一切开。
3. 将切开的脑大体切片按顺序排列整齐,进行大体观察、拍照及编号。
4. 如果标本充足,选取部分新鲜病变组织用OCT包埋放于-80℃冰箱冻存。
5. 将其余的脑大体切片放入10%磷酸盐缓冲福尔马林固定液中固定2d左右。
6. 选取需做石蜡切片的脑组织切片整片放入70%乙醇液中脱水24h。
7. 取出脑组织将其放入自动脱水机中,进行脱水、透明、浸蜡。
8. 石蜡包埋、切片、染色、封片。

在整个标本的处置过程中,应该强调肉眼观察的重要,由表及里仔细观察脑表面的血管、脑膜厚薄、有无渗出物、脑组织的质地、颜色,以及脑回的大小、灰质厚薄、灰白质分界是否清晰等等,并做好详细的记录。与传统的常规石蜡制片技术相比,大切片石蜡制片技术可以使我们能够充分利用脑标本,而不必拘泥于取材盒的大小,将脑组织切片整体取材、整体制片。这种方法能够很好地将大体观察和组织形态学观察结合起来,完整地观察病变区以及病变与周围组织之间的移行与过渡,并有利于评价周围皮质的发育不良情况,因此更适于癫痫脑标本的组织学观察。

# 第四节　癫痫病因病理诊断和鉴别诊断

## 一、皮质发育畸形

皮质发育畸形（malformation of cortical development,MCD）是由于异常的皮质发育而导致畸形的统称,是癫痫的一个最为常见的病因。正常的人脑发育是一个复杂而又精确的过程,并分成互为联系、又相互重叠的三个阶段：①脑室周围生发基质中原始神经细胞的增殖与分化阶段；②成神经细胞的迁移阶段；③迁移后的皮质整合阶段。其中任何一个阶段受到遗传因素或周围环境中有害因素的影响均会导致皮质发育畸形的发生。由于影响因素的性质、作用的环节及影响程度不同，所产生的皮质发育畸形的病理学表现也各不相同。

临床上可能会遇到的皮质发育畸形包括局灶性皮质发育不良以及灰质异位、结节性硬化、巨脑回畸形及多小脑回畸形等。

### （一）局灶性皮质发育不良

局灶性皮质发育不良（focal cortical dysplasia，FCD）是儿童癫痫最常见的病理表现，可见于任何脑叶，但额叶、颞叶多见，通常为单侧病变。其临床表现以癫痫最为常见。FCD 典型的 MRI 表现有灰白质分界不清，$T_2WI$ 见白质内异常的高信号病变。大体检查许多病例常无明显的异常，有些病例可见脑表面较光滑、缺乏脑沟，或皮质增厚、灰白质分界模糊、质地较硬韧。

FCD 的组织病理学包括两个方面的异常：①皮质结构异常，指水平方向的皮质分层结构紊乱和 / 或垂直方向的柱状结构异常，以及分子层和 / 或白质内异位神经元数目增多。②细胞异常，FCD 中经常有形态异常的细胞出现，主要包括形态异常神经元（dysmorphic neurons）：此种细胞常成堆出现，细胞形态怪异，细胞的极向、大小、细胞骨架结构、树突均可见异常，胞质内 Nissl 物质成簇，免疫组化示胞质内有丰富的神经丝蛋白。气球样细胞（balloon cell）：多单个或成堆分布于灰白质交界处，也可见于临近的白质以及分子层内，气球样细胞胞体巨大，直径常超过 500μm，单核或双核，有时核偏位，胞质苍白或淡嗜伊红色。

2011 年，国际抗癫痫联盟（ILAE）局灶性皮质发育不良专家共识将 FCD 分为 FCD I 型（包括 FCD I a、I b、I c）、FCD II 型（包括 FCD II a、II b）以及 FCD III 型（包括 FCD III a、III b、III c、III d）。FCD I 型和 II 型指独立存在的局灶皮质发育不良，周围不伴有其他癫痫相关病变。FCD I a 是指皮质垂直方向排列紊乱，出现微柱状结构，这种微柱状结构在皮质第三层（即外锥体层）最明显；FCD I b 指皮质出现水平方向排列紊乱，包括神经元 6 层结构完全消失或部分神经元层状缺失；FCD I c 指既有垂直方向排列紊乱也有水平方向排列紊乱。FCD II 型分为 FCD II a 和 II b，FCD II a 皮质结构紊乱，可见形态异常神经元；FCD II b 皮质结构紊乱，可见形态异常神经元及气球样细胞（图 8-1）。FCD III 型是新增加的类型。FCD III a 是指皮质排列紊乱伴有海马硬化；FCD III b 指皮质排列紊乱周围伴有难治性癫痫相关低级别肿瘤（节细胞胶质瘤，胚胎发育不良性神经上皮肿瘤等）；FCD III c 皮质排列紊乱周围伴有血管畸形（包括海绵状血管瘤、毛细血管扩张症、脑膜血管瘤病、脑膜血管畸形）；FCD III d 指皮质结构异常临近其他幼年时期获得性的病变（如外伤、缺血性损伤、脑炎等），组织学改变可以出现微柱状结构、皮质 6 层结构除分子层外完全无法分辨，没有形态异常神经元及气球样细胞。

### （二）灰质异位

灰质异位（gray matter heterotopia）是指白质中出现异位的灰质团或岛，常常导致病人癫痫发作。根据异位灰质岛出现的部位不同，可以分为软脑膜下、皮质下、室管膜下或脑室旁灰质异位；又根据病变的形态分为结节状和带状灰质异位。组织病理学可见发育成熟的神经元和胶质细胞，细胞极向紊乱，无明显分层结构（图 8-2），同时可见血管、神经毡和少量髓鞘形成。室管膜下 / 脑室旁灰质异位，是一种常见的灰质异位，由没有正常迁移的神经元呈结节状或巢状聚集于脑室周围或室管膜下形成，临床上以女性多见，常表现为癫痫发作，MRI 可见白质内孤立的、沿脑室壁周围分布的圆形或椭圆形结节样病变，病灶信号与正常灰质信号相似。

### （三）结节性硬化

结节性硬化（tuberous sclerosis）是常染色体显性遗传疾病，散发的病例也很多见。结节性硬化在两个基因位点显示出遗传异质性，其中 TSC1 基因定位于染色体 9q 34，TSC2 基因定位于染色体 16p13.3。结节性硬化主要的临床表现是难治性癫痫发作和精神发育迟缓。

结节性硬化可以累及多个系统包括：脑、心、肾、眼及皮肤，在中枢神经系统中最显著的异常是

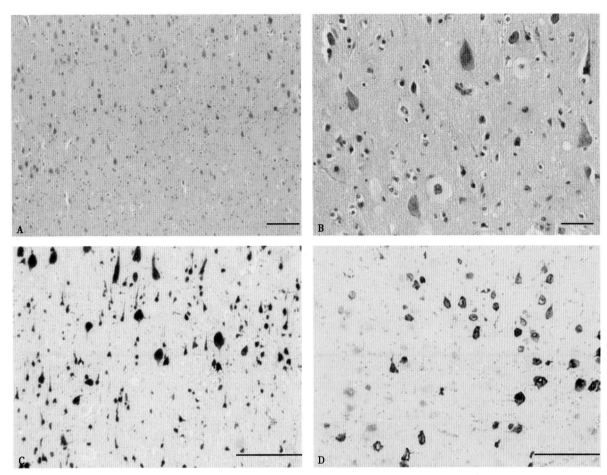

**图8-1 局灶皮质发育不良（FCD）Ⅱb的组织学所见**

镜下见大脑皮质及白质结构，皮质神经元排列显著紊乱，可见多量散在分布的形态异常神经元（dysmorphic neurons）及气球样细胞（balloon cells），伴胶质细胞增生。

A～B. H-E染色；C. NeuN免疫组化染色；D. PS-6免疫组化染色。

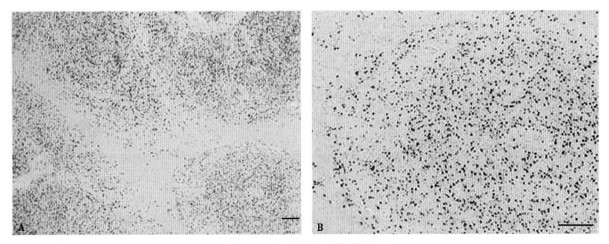

**图8-2 灰质异位的组织学所见**

镜下观大脑皮质及白质构筑紊乱，白质内可见多量大小不一、形态不规则的团块状灰质结构，伴有胶质细胞增生。

A～B. NeuN免疫组化染色。

在大脑皮质中形成多个结节样病变,结节主要位于脑回顶部,颜色灰白,质地较硬,切面中皮质与白质的分界不清。组织学表现为皮质分层结构紊乱,出现形态异常神经元和巨大细胞,并伴有胶质细胞的增生(图8-3)。除此之外,脑室周围常可见多个突向脑室腔的结节,形成"烛滴(泪)样"改变。镜下结节由巨细胞和增生的胶质细胞构成,并常常伴有钙化。结节性硬化还常合并有室管膜下巨细胞星形细胞瘤。

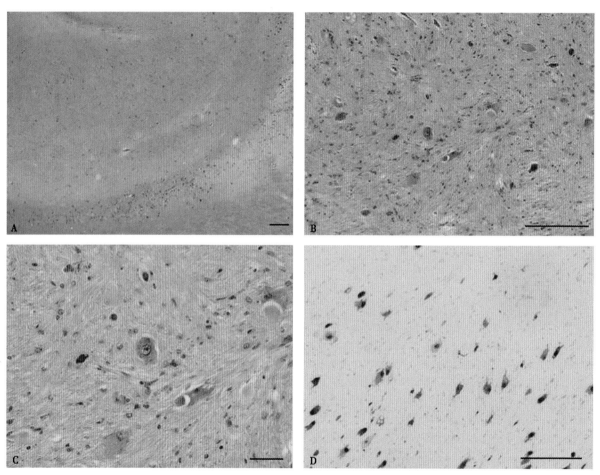

**图8-3 结节硬化综合征(TSC)的组织学所见**

镜下见大脑皮质及白质结构,部分大脑皮质正常结构消失,代之以多量形态异常神经元(dysmorphic neurons)及气球样细胞(balloon cells),伴胶质细胞异常增生及多量 Rosenthal 纤维,灰白质交界处可见钙化带形成。A~C. H-E 染色;D. NeuN 免疫组化染色。

### (四)半侧巨脑回畸形

在脑组织的发育过程中,神经元和神经胶质异常过度增殖可以影响一侧半球的一部分或整个半球的发育,从而形成半侧巨脑回畸形(hemimegalencephaly)。典型的临床表现为难治性癫痫、智力减退及出现单侧神经系统症状。MRI 表现为两侧大脑半球不对称,至少一个脑叶增大(图8-4),半数以上病人为一侧半球均匀增大,脑白质信号异常、体积增大。大体所见为一侧大脑半球弥漫性增大,常伴有同侧侧脑室扩张,中线结构向对侧偏移,灰白质分界不清。镜下见皮质明显增厚,出现许多大的、形态怪异的神经元从而使正常的皮质分层结构变得模糊不清(图8-5)。白质中也可见到一些大的神经元,其中包含许多粗糙的 Nissl 物质,形态类似于 FCDⅡ的形态异常神经元。此外,皮质和皮质下白质内伴有弥漫的胶质细胞增生,也可见到 FCD 中出现的气球样细胞。

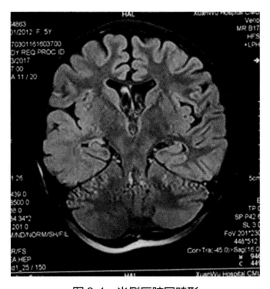

**图8-4　半侧巨脑回畸形**

MRI：右侧颞、顶枕叶部分皮质增厚，脑回增大，脑沟变浅。

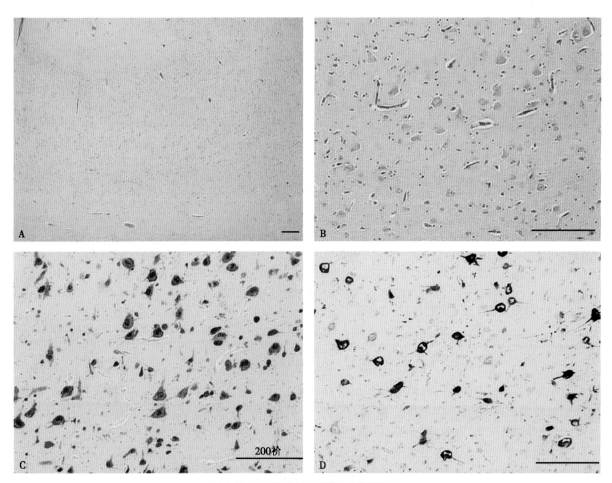

**图8-5　半侧巨脑回畸形的组织学所见**

镜下见皮质结构紊乱，散在形态异常神经元。A～B. H-E 染色；C. NeuN 免疫组化染色；D. PS-6 免疫组化染色。

## 二、海马硬化

在冠状切面上,海马可以分为 CA1、CA2、CA3 和 CA4 四个区域,齿状回颗粒细胞呈"C"形骑跨着 CA4 区神经元。随着影像学技术的普及和发展,影像学检查在海马硬化的诊断中发挥着重要的作用。目前用 MRI 诊断海马硬化的敏感性可以达到 98%。海马硬化的 MRI 特征包括:海马萎缩,海马内部形态结构的丢失,$T_2$ 像信号升高,$T_1$ 像信号降低。海马硬化通常为单侧病变,但尸检研究发现,24%~31% 的颞叶癫痫病例有双侧的海马硬化。

海马硬化的病理形态学诊断标准包括:大体表现为海马萎缩,质地硬韧。镜下表现为海马不同区域锥体神经元不同程度的丢失及胶质细胞的增生(图 8-6)。

应用免疫组织化学的方法可以很好地显示海马及齿状回的病理改变,神经元表达 NeuN 和 NF,增生的星形胶质细胞表达 GFAP。

2013 年 ILAE 将海马硬化分为 3 个亚型:海马硬化 ILAE 1 型:CA1 及 CA4 区神经元重度脱失伴胶质细胞增生,伴或不伴 CA3 区神经元脱失;海马硬化 ILAE 2 型:CA1 区神经元中 - 重度脱失及胶质细胞增生,CA2-4 区神经元从无脱失到中度脱失程度不定;海马硬化 ILAE 3 型:CA4 区神经元中 - 重度脱失及胶质细胞增生,CA1-3 区神经元从无脱失到轻度脱失程度不等。

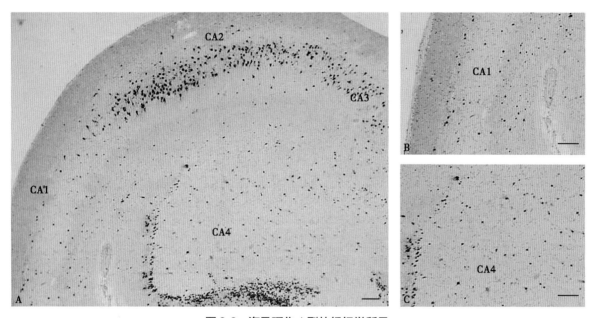

**图 8-6　海马硬化 1 型的组织学所见**
镜下见 CA1 及 CA4 区神经元重度脱失伴胶质细胞增生 A~C. 海马,NeuN 免疫组化染色。

## 三、难治性癫痫相关肿瘤

外科手术切除致痫灶的癫痫病例中,脑肿瘤的发生率大约在 10%~56%,其中绝大多数是 WHO 神经系统肿瘤分类中的低级别肿瘤,分级以 WHO Ⅰ~Ⅱ级为主。一组为经典的与癫痫相关的脑肿瘤,包括神经节细胞胶质瘤、胚胎发育不良性神经上皮瘤、多形性黄色瘤型星形细胞瘤、室管膜下巨细胞型星形细胞瘤和脑膜血管瘤病。另一组肿瘤相对少见,包括弥漫性星形细胞瘤(diffuse astrocytoma)、少突胶质细胞瘤(oligodendroglioma)、混合性少突星形细胞瘤(oligoastrocytoma),通常为 WHO Ⅱ级,只有个别为 WHO Ⅲ级,这组 WHO Ⅱ级的肿瘤 5 年生存率在 50%~65%。

（一）节细胞胶质瘤

节细胞胶质瘤(ganglioglioma,GG)好发于任何年龄,儿童及年轻人多见,占儿童脑肿瘤的 5%。

可发生于任何部位包括大脑、脑干、小脑、脊髓及视神经，大多数位于颞叶（>70%）。在伴有长期癫痫病史的肿瘤当中，GG 是最常见的，可以占一半或一半以上。绝大多数节细胞胶质瘤位于颞叶。影像学常表现为囊状病灶，多累及皮质。

肉眼观察肿瘤与周围脑组织界限较清，灰黄色，常呈囊状改变。组织学主要为神经元和胶质成分混合构成，其中的神经元成分通常为分化成熟的神经节细胞，它们不规则地散布于胶质细胞中，胞质内有丰富的 Nissl 物质，伴有泡状核和明显的核仁，可有双核或多核的神经节细胞出现。节细胞胶质瘤中的胶质成分通常为星形胶质细胞，也可见少突胶质细胞。瘤体中可见 Rosenthal 纤维和嗜酸性颗粒小体，血管周围淋巴细胞套袖和钙化。免疫组化标记：神经元成分呈 NeuN、NF 和 Synaptophysin 阳性，胶质成分呈 GFAP 和 Vimentin 阳性。70%～80% 的 GGs 中有显著的 CD34 表达，呈簇状或弥漫阳性。Ki-67 增殖指数大约在 1.1%～2.7%。节细胞胶质瘤的 BRAF V600E 点突变约出现于 50% 的病例。

### （二）胚胎发育不良性神经上皮肿瘤

胚胎发育不良性神经上皮肿瘤（dysembryoplastic neuroepithelial tumor，DNT）是 WHO Ⅰ级的神经元胶质混合性肿瘤，多见于儿童和青年人。临床多表现为耐药性癫痫。最常见的发生部位是颞叶，尤其是颞叶内侧。神经影像学显示病灶常位于皮质、皮质下，常呈单一或多囊样改变。典型的 DNT 肉眼常表现为皮质增厚，皮质内或皮质下可见多发的胶冻样或黏液样的小结节病灶。组织学特征是出现"特殊的胶质神经元成分"，这种结构是由少突胶质样细胞沿着束状的神经轴索及小血管排列成柱状和管样结构，其间为黏液样的基质，有时可见成熟的神经元如"浮蛙"一样"漂浮"于黏液样基质中。免疫组化：少突胶质样细胞通常为 Olig-2 和 S-100 阳性。胚胎发育不良性神经上皮瘤增殖活性低，Ki-67 标记指数在 1%～2%，通常低于 1%。胚胎发育不良性神经上皮肿瘤预后良好，通常术后无须进一步放、化疗，术后癫痫控制良好。

### （三）乳头状胶质神经元肿瘤

乳头状胶质神经元肿瘤（papillary glioneuronal tumor，PGNT）多见于青年人，诊断时的平均年龄为 23 岁。典型病变位于大脑半球并以颞叶最为多见。影像学上病变多位于脑室周围白质内，也可位于皮质、皮质下。多表现为边界相对清晰的囊性病灶，囊壁内有或大或小的实性结节，增强后显示强化，绝大多数病例无明显的瘤周水肿。组织学可见肿瘤由神经元和胶质成分混合构成，并呈现特征性的乳头结构，乳头中心为透明样变的血管，表面为单层或假复层排列的胶质细胞，免疫组化标记 GFAP 阳性。乳头之间为成片的小圆形、Syn 阳性的神经元分化的细胞，其中可见中等大小的神经节样细胞和 / 或大的神经节细胞。乳头状胶质神经元肿瘤预后良好，组织学分级为 WHO Ⅰ级。

### （四）血管中心性胶质瘤

血管中心性胶质瘤（angiocentric glioma，AG）好发于儿童及青少年，多数位于额叶或颞叶，临床多以难治性癫痫为特征性表现。影像学检查发现肿瘤病灶多呈实性，通常发生在脑皮质的表浅区域，也可扩展至白质或临近脑室，极少见增强、钙化和囊性变。组织学上肿瘤表现为单一性的短梭形细胞围绕血管生长，可以平行于血管排列，也可以垂直于血管壁形成类似菊形团样结构，核分裂少见。免疫组化标记肿瘤细胞呈 GFAP 和 vimentin 阳性，EMA 点灶状阳性，D2-40 显示弥漫或点灶状阳性，但不表达神经元抗体。Ki-67 增殖指数大多数病例不超过在 1%。生物学行为属良性过程，组织学分级为 WHO Ⅰ级。

### （五）脑膜血管瘤病

脑膜血管瘤病（meningioangiomatosis，MA）是发生于大脑皮质、有时累及软脑膜的一种罕见错构性病变，部分病例与神经纤维瘤病Ⅱ型有关。患者往往表现为难治性癫痫，影像学可见病变局限于皮质，病灶内可有钙化。组织学可见病变常位于浅表皮质或与脑膜相连的脑实质内，边界清楚，质地较硬。镜下病变由皮质内增生的血管组成，增生的血管周围可见增生的脑膜内皮细胞，也可以是类似于纤维型脑膜瘤的梭形细胞增生，并常伴有大量钙化和砂粒体形成。有的病例病变皮质上方可同时

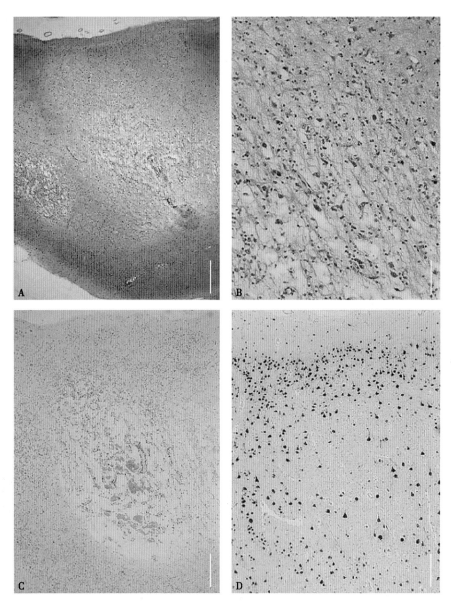

**图 8-7 胚胎发育不良性神经上皮肿瘤，WHO I 级**

镜下见大脑皮质及白质结构，局部皮质内可见多灶少突胶质样肿瘤细胞结节，伴有黏液变性，其中散在浮蛙样神经元。A、B. H-E 染色；C. Olig-2 免疫组化染色；D. NeuN 免疫组化染色。

发生脑膜瘤。部分病例，病变皮质内残存的神经元和 / 或病变周围皮质内的神经元核周还可出现神经原纤维缠结。

### 四、血管畸形

脑血管畸形包括动静脉畸形、海绵状血管瘤、静脉型血管瘤以及毛细血管扩张症。其中临床上最常见的是动静脉畸形和海绵状血管瘤，并且是引发癫痫的重要原因。

#### （一）动静脉畸形

动静脉畸形（arteriovenous malformation，AVM）好发于青年人，最常见的发生部位是大脑中动脉分布区。大体上 AVM 为一团异常、扭曲的血管。镜下见畸形血管，管腔形状不规则，大小不一，管壁厚薄不均。弹力纤维染色可以发现血管壁的弹力纤维有灶状的缺失。

### （二）海绵状血管瘤

海绵状血管瘤（cavernous hemangioma, CH）多见于幕上，尤其是外侧裂、颞叶和颅中窝。CH 多为单发，大体上由境界比较清楚的分叶状血管团组成，切面蜂窝状，形似海绵。由于反复的出血，周围脑组织呈棕黄色。MRI 检查海绵状血管瘤在 $T_2$ 像上呈"靶"形，中央为 $T_2$ 信号增高区，外周为信号减低区，多为既往脑出血的反映。镜下病变由大小不一的血管组成，管壁较薄，管腔内衬内皮细胞，腔内充满红细胞。

## 五、卒中

在成年人尤其是老年人群中，卒中（stroke）是引发癫痫的重要原因。卒中患者中有 4.4%～28% 发作癫痫，但对 60 岁以上患者的癫痫病因分析发现卒中占了 28%～32%。出血性卒中的癫痫发生率比缺血性卒中要高。婴幼儿脑血管疾病也与癫痫密切相关，如空洞脑畸形和瘢痕性脑回。另一方面，瘢痕性脑回多与围产期的缺氧性损伤有关，受累区域的脑组织灶状的软化，局部囊腔形成，囊腔周围胶质瘢痕形成，出现脑萎缩，脑组织质地较硬。

镜下可见皮质正常结构消失，神经元脱失，胶质细胞增生，严重处可见囊变。病变周围常可以看到岛样分布的神经元。

## 六、炎症性疾病

病毒性脑炎、细菌性脑膜脑炎，结核感染，真菌感染以及寄生虫感染均可以出现癫痫，请详见相关章节。

### Rasmussen 综合征

Rasmussen 综合征较为少见，主要发生于儿童，临床表现为难治性癫痫发作以及进行性的神经系统功能缺陷，包括进展性的轻偏瘫和认知功能障碍。Rasmussen 综合征病变主要累及一侧半球，绝大多数病人有进行性的大脑半球萎缩。影像学表现为进展性的脑萎缩，可以局限于部分半球或整个半球均累及。病理依病变的严重程度不同而有不同表现。肉眼可见脑回萎缩，累及脑膜时可见脑膜增厚发白。发病后 1～2 年行外科手术的病例，脑组织可有轻度的颜色改变，伴有局灶性的皮质变薄。病程更长的病例可以出现广泛的脑萎缩，直至半球萎缩。镜下病变较为弥漫，表现为非特异性的慢性脑炎，特点是脑皮质血管周围和神经毡内见有淋巴细胞浸润，血管周围出现由淋巴细胞组成的袖套，皮质内可见小胶质细胞结节。慢性病例中，萎缩的皮质呈海绵状，伴有严重的神经元缺失、胶质细胞和血管增生，间质内散在的炎细胞浸润。病变仅局限于一侧，而对侧半球不受累。Rasmussen 综合征的病因尚不清楚。

（王丹丹　朴月善）

# 第九章

# 肌肉疾病及周围神经疾病

## 第一节 疾病概论

### 一、肌肉疾病

#### （一）肌肉疾病分类

依据病变部位，分为神经－肌肉接头疾病与骨骼肌疾病。

1. 神经－肌肉接头疾病　依据病变部位可分为突触前膜、突触间隙和突触后膜疾病，依据病因可分为遗传性如先天性肌无力综合征和获得性。

（1）突触后膜病变：重症肌无力，先天性肌无力综合征等。

（2）突触前膜病变：先天性肌无力综合征，Lambert-Eaton 综合征，神经性肌强直。

（3）突触间隙病变：先天性肌无力综合征。

2. 骨骼肌疾病　可分为获得性肌病与遗传性肌病，依据其具体病因与发病机制的不同，进行临床亚型分类。

（1）获得性肌病：①炎性肌病：目前称为特发性炎性肌肉疾病，包括多发性肌炎、皮肌炎、免疫坏死性肌炎、重叠综合征伴肌炎、包涵体肌炎等；②内分泌肌病：由于内分泌障碍所导致的骨骼肌继发性损害；③横纹肌溶解症：可见于毒物、药物及化学制剂急性中毒，急性肾衰竭等危重症患者。

（2）遗传性肌病：①肌营养不良症：主要包括杜兴氏肌营养不良、肢带型肌营养不良、面肩肱型肌营养不良、强直性肌营养不良等；②先天性肌病：主要包括中央轴空肌病、中央核肌病、杆状体肌病等；③遗传性离子通道病：主要包括周期性瘫痪，先天性肌强直，先天性腹肌强直等；④代谢性肌肉病：包括 A. 线粒体肌病或线粒体脑肌病：如线粒体脑肌病伴高乳酸血症和卒中样发作（mitochondrial encephalomyopathy, lactic acidosis, and strokelike episodes, MELAS）综合征、肌阵挛性癫痫伴肌肉破碎红纤维（myoclonus epilepsy associated with ragged-red fibers, MERRF）综合征、慢性进行性眼外肌麻痹（chronic progressive external ophthalmoplegia, CPEO）等。B. 糖原累积性疾病：糖原合成和分解代谢中所必需的各种酶至少有 8 种，由这些酶缺陷所造成的临床疾病有 12 型，这类疾病有一个共同的生化特征，即是糖原贮存异常，绝大多数是糖原在肝脏、肌肉、肾脏等组织中贮积量增加。其中Ⅱ、Ⅴ、Ⅶ型以肌肉组织受损为主，Ⅰ、Ⅲ、Ⅳ、Ⅵ、Ⅸ型以肝脏病变为主。C. 脂质沉积性肌病：脂质沉积性肌病是脂质代谢障碍累及骨骼肌的一种表现。脂肪代谢生化转变过程中的任何环节出现障碍，均可导致脂质在肌肉或全身各器官内堆积致病。引起 LSM 的病因，常见者为肉碱缺乏或肉碱棕榈酰转移酶缺乏。

#### （二）病因与发病机制

1. 神经－肌肉接头疾病　指一组神经－肌肉接头处传递功能障碍疾病。中毒（肉毒杆菌中毒最常见，其他如有机磷、美洲箭毒素中毒）与自身免疫机制（重症肌无力、Lambert-Eaton 综合征、神经性肌强直）是主要病因。支配骨骼肌运动的电冲动由中枢到达运动神经末梢，必须通过神经－肌肉接头或突触间的化学传递才能引起骨骼肌有效收缩而完成自主运动。神经－肌肉接头的传递是复杂的电化学过程,包括电冲动从神经轴突传到突触前膜,引起钙离子内流,使突触囊泡按全或无定律将乙酰胆碱释放如突触间隙,经过一系列过程,引起肌肉收缩。当这一系列环节发生障碍,就产生了神经 - 肌肉接头疾病。

2. 肌肉病　骨骼肌是执行机体运动的主要器官,由数以千计的纵向排列的肌纤维聚集而成,肌纤维(肌细胞)为多核细胞,外被肌膜,内含肌浆,肌浆内有肌原纤维和纵向排列的纵管,以及线粒体、核糖体、溶酶体等细胞器。肌原纤维由许多纵向排列的含有收缩蛋白和调节蛋白的粗、细肌丝组成,粗肌丝含肌球蛋白(固定于肌节的 A 带),细肌丝含肌动蛋白(一端固定于 Z 线,另一端伸向暗带),这两种蛋白均为收缩蛋白,在 $Ca^{2+}$ 的作用下,收缩蛋白和调节蛋白(原肌球蛋白、肌钙蛋白和伴肌动蛋白)共同完成了骨骼肌的收缩和舒张,其所需能量来自 ATP,由线粒体的氧化代谢过程提供。骨骼肌收缩所涉及的所有环节障碍均可致病,肌纤维结构和信号转导相关基因缺陷导致肌细胞病变,见于肌营养不良和先天肌肉病;免疫性、感染性和毒素导致肌纤维损害,导致特发性炎性肌肉病和坏死性肌肉病;由于终板电位下降而引起的去极化阻断可见于周期性瘫痪、强直性肌营养不良;而膜电位不稳定则见于肌强直;线粒体肌病系因缺乏某些酶或载体不能进行正常的氧化代谢而使 ATP 生成障碍,影响肌肉的能量供应。即使病因不在神经、肌肉,如失用性肌萎缩,也可有Ⅱ型肌纤维的选择性变性。

（三）临床症状与体征

1. 临床症状

（1）肌容积异常:肌肉萎缩,肌肉假性肥大。

（2）肌无力:最常见,见于大多数肌肉疾病。早期力弱出现于持久、用力活动时(如跑步速度慢),随着病情进展日常生活中动作(如蹲起、行走等)亦难完成,疾病后期被迫卧床。由于受累肌群不同,临床表现不一,如肢带肌力弱致穿衣、梳头、洗脸、步行、上楼梯困难,手部肌肉力弱则持箸、书写困难,球部肌群力弱可致吞咽、伸舌困难等。

（3）肌肉疲劳:不耐疲劳现象。肌肉病变患者出现运动后肌无力症状,休息后减轻,故患者常常诉休息时症状轻,活动后症状加重。重症肌无力患者常常有晨轻暮重、病态疲劳、症状波动现象。

（4）肌痛及触痛:为炎症性肌病、坏死性肌病及代谢性肌病的特点。与肌痛有关的疾病大致分为四种:①炎性肌病,如多发性肌炎、皮肌炎,约半数有肌痛症状,持续性出现,运动时可加重;②遗传代谢性肌病,如强直性肌病、脂质沉积性肌病、糖原累积性疾病;③内分泌肌病肌,如甲状旁腺功能减退性肌病;④急性横纹肌溶解症等坏死性肌病。

（5）肌肉不自主运动:安静状态下、受外界刺激(寒冷、叩击、疲劳等)或肌肉收缩后,肌纤维出现的不受意志支配的运动,包括肌束颤动、肌肉颤搐。

2. 体征

（1）肌容积异常:①肌肉萎缩:肌容积减小,检查时用手触摸判定。②肌肉假性肥大:多见于假肥大型肌营养不良症患者之腓肠肌。

（2）肌力减退:①肌力减退:查体可见,需重点检查眼外肌、面肌、咀嚼肌、球部肌群、肢带肌、骨盆带肌群,四肢远端肌群,注意远近对比、左右对比。特殊体征,如眼球分离、翼状肩胛、Gower 征等。②动态肌力减退:重复运动后出现肌无力症状。需观察患者能否完成亚极量运动,如重复蹲起、上下楼、轻瘫试验等。③疲劳试验:特指重症肌无力及其他肌无力综合征患者运动后波动性肌力减退。

（3）肌肉触痛或压痛:为炎症性肌病、坏死性肌病及代谢性肌病的特点。

（4）肌肉不自主运动:肌病、神经 - 肌肉接头之突触前膜病变均可见,肌肉、肌群或肌肉的一部分,出现的不受意志支配的运动。①肌肉颤搐:安静状态下肌纤维连续、缓慢、无规律的自发运动,沿肌肉纵轴方向波浪起伏地运动,似"麻袋中的蠕虫(蚯蚓)"。肌肉图表现为单个电位重复发放,或为电位连续性高频发放。可见于神经性肌强直、甲状腺功能亢进性肌病等;②肌强直:肌肉收缩后不能立即松弛或叩击时出现肌凹和肌丘。肌电图上出现高频放电,其频率与幅度逐渐递增后逐渐递减。常见于强直性肌病等；③痛性痉挛：运动后肌肉持续性痉挛收缩，触之坚硬，伴有剧烈疼痛，持续数分钟至数小时。肌电图上表现为电静息。持续运动后症状减轻，见于神经性肌强直、内分泌肌病、磷酸果糖激酶缺陷症、脂质沉积性肌病、僵人综合征、破伤风感染等等。

（5）肌张力减低：是肌病的特点之一，常伴肌萎缩而出现。

（6）腱反射减弱或消失：肌病多表现腱反射低下。晚期腱反射可消失。

3. 合并症

（1）骨关节畸形：脊柱侧弯、后凸畸形，高弓足、马蹄内翻畸形等常见。

（2）心肌及其传导系统疾病：肌营养不良症、糖原累积性肌病等遗传性肌肉病可伴发扩张性心肌病、肥厚梗阻性心肌病、以心律失常为表现的传导障碍心肌病等。

（3）中枢神经系统：线粒体脑肌病，如线粒体脑肌病伴高乳酸血症和卒中样发作（MELAS）综合征、肌阵挛性癫痫伴肌肉破碎红纤维（MERRF）综合征、慢性进行性眼外肌瘫痪（CPEO）等可伴发以中枢神经系统病变为主要表现的多系统受累。

（4）其他：生长发育迟滞，其他脏器病变（肝脏肿大、内分泌功能障碍、肾功能不全等），少见如皮损、低血糖、酮症酸中毒等。

（四）诊断

首先判断病变是肌肉本身还是神经肌肉接头。出现眼外肌麻痹、全身肌无力，特别是有病态疲劳、晨轻暮重，提示神经肌肉接头疾病；四肢近端、骨盆带和肩胛带对称性肌无力和肌萎缩，无感觉障碍，腱反射减弱或消失，伴有肌肉疼痛、假性肌肉肥大，提示为肌肉损害；根据临床表现的起病年龄、进展速度、肌萎缩的分布特征、遗传方式、病程和预后，结合生化检查、肌电图、肌肉病理改变以及基因检测分析结果，可对各种肌肉疾病进行诊断和鉴别诊断。

（五）治疗

1. 病因治疗　免疫介导的肌肉疾病如重症肌无力、炎性肌肉病可通过使用糖皮质激素、免疫抑制剂或者利妥昔单抗等抑制免疫，减轻或治愈疾病。遗传性肌病通过基因或干细胞治疗，改变细胞结构或功能缺陷，达到治疗目的。

2. 替代治疗　由于肌纤维内某种代谢酶或载体缺陷的致病的肌肉疾病，可通过补充对应的酶或载体，如 Pompe 病补充 α 糖苷酶治疗，多种长链脂酰辅酶 A 脱氢酶缺乏引起的脂质沉积性肌病，补充核黄素可获得良好疗效。

3. 对症治疗　胆碱酯酶抑制剂可减轻重症肌无力的肌无力症状，苯妥英钠稳定肌膜电位，减轻肌肉强直症状等。

## 二、周围神经疾病

周围神经系统是指位于脊髓和脑干的软膜外的所有神经结构，即从脊髓腹侧和背侧发出的脊神经根组成的脊神经，以及从脑干腹外侧发出的脑神经，但不包括嗅神经和视神经，它们是中枢神经系统的特殊延伸。周围神经疾病是一类病因复杂、表现形式多样的临床疾病群，具有如下临床特征：①累及的神经结构、部位不同，临床表现存在显著的差异；②各种病变部位和/或形式均存在一定的临床疾病谱；③可独立出现周围神经病变，但亦可为系统性疾病在神经系统损害的临床表现之一；④运用客观检查手段能够帮助确定周围神经病变的部位、类型、严重程度以及病变的可能原因。

（一）周围神经疾病分类

1. 依据累及病变部位　单神经病、多发性单神经病、多发性神经病变、神经根病和神经丛病。

（1）单神经病：由单个神经病变所导致，其临床症状和体征符合病变神经所支配区域的运动和/或感觉障碍，可伴自主神经症状，以外伤、嵌压多见，亦可见于肿瘤浸润、缺血性损害，以及某些系统性疾病的早期神经损害。

（2）多发性单神经病：以不相邻的两根及以上神经受累为主要表现的周围神经疾病，临床表现具有症状的不对称性与发病时间的不一致性,其病因多样。

(3)多发性神经病:为多神经受累,遗传代谢、中毒、免疫性原因最为多见,血管炎亦不少见。因病理改变不同,临床症状与疾病谱存在较大差异,多表现为基本对称的运动、感觉和自主神经功能障碍,通常远端症状重于近端。

(4)神经根病:单个神经根或多神经根病变,常常有根痛,根性分布的感觉、运动缺损和对应的腱反射降低支持诊断。

(5)神经丛病:相对少见,临床表现为一个肢体的多根神经支配的感觉运动障碍。臂丛外伤是最为常见的病因,腰骶神经丛病多为糖尿病微血管炎,肿瘤浸润导致的神经丛病表现为慢性进行性病程。

2. 依据周围神经损害的病理过程 分为脱髓鞘和轴索变性,二者可单独存在,也可合并存在,临床医生可以通过神经电生理和病理学检查方法加以判定,从而缩小疾病谱。

(二)病因与发病机制

1. 周围神经疾病的病因 包括:

(1)外伤、压迫所致的周围神经损伤,如神经根型颈椎病、腕管综合征、肘管综合征。

(2)肿瘤及炎症性病变直接侵蚀所致的周围神经损害,如海绵窦综合征、颈静脉球瘤。

(3)结缔组织病、感染性或自身免疫性血管炎、淋巴瘤性病变所致的周围神经或神经滋养血管狭窄、闭塞进而导致周围神经损伤,如神经麻风、神经莱姆病、ANCA 相关性血管炎性周围神经病、结节性多动脉炎、血管内淋巴瘤。

(4)副蛋白血症、副肿瘤综合征及其他自身免疫性抗体在补体的参与性所导致的周围神经病滋养动脉及静脉周围炎性细胞浸润及神经损伤,如 POEMS 综合征、副肿瘤性感觉神经元病或感觉性多神经病、急 / 慢性吉兰 - 巴雷综合征。

(5)中毒性(包括生物性毒物如白喉毒素,内源性毒物如尿毒症的毒性代谢物,外源性毒物如酒精、重金属及其他化学物质)或营养缺乏性病变可选择性损害神经轴索或髓鞘,如汞中毒性周围神经病、糖尿病性周围神经病、慢性酒精中毒性周围神经病、药物源性周围神经病。

(6)遗传性、代谢性疾病可因酶系统障碍,使构成髓鞘或轴索的必需成分缺乏,变性疾病使轴索代谢发生障碍而影响周围神经,如腓骨肌萎缩症(CMT)、法布里病。

2. 周围神经疾病的病理机制

(1)沃勒变性(Wallerian degeneration):轴突因外伤断裂后,因无轴浆运输为胞体提供轴突合成的必要成分,断端远侧轴突和髓鞘变性、解体,由施万细胞和巨噬细胞吞噬,并向近端发展。断端近侧轴突和髓鞘只在 1~2 个 Ranvier 结发生同样变化,但接近胞体的轴突断伤可使胞体坏死。

(2)轴突变性(axonal degeneration):是中毒代谢性神经病最常见的病理改变。中毒或营养障碍使胞体蛋白质合成障碍或轴浆运输阻滞,远端轴突不能得到必需的营养,轴突变性和继发性脱髓鞘均自远端向近端发展,称逆死性(dying back)神经病。病因一旦纠正,轴突即可再生。

(3)神经元变性(neuronal degeneration):是神经元胞体变性坏死继发的轴突及髓鞘破坏。其病变类似于轴突变性,但神经元坏死可使轴突全长短时间内变性、解体,称神经元病(neuronopathy)。可见于后根神经节感觉神经元病变如有机汞中毒、癌性感觉神经元病等;或运动神经元病损如急性脊髓灰质炎和运动神经元病等。

(4)脱髓鞘或节段性脱髓鞘(segmental demyelination):髓鞘破坏而轴突保持相对完整的病变,如炎症(Guillain-Barre 综合征)、中毒(白喉)、遗传性及代谢障碍等。病理表现周围神经近端和远端不规则的长短不等的节段性脱髓鞘,Schwann 细胞增殖和吞噬髓鞘碎片。

(三)临床症状与体征

1. 临床症状

(1)感觉障碍:①感觉减退或感觉缺失:如面部、肢体麻木感,走路踏棉感。多发性神经病多为肢体远端、双侧对称受累，通常各种感觉（痛温觉、触觉、振动觉、关节位置觉）均受累，并随病变加重逐渐向近端发展；单神经病或多发性单神经病症状多符合神经的皮节分布；②感觉异常及神经病理性疼痛：多表现为针刺样、过电样、虫蚀样、冰冻样疼痛感和束带感、禁锢感、蚁走感等症状主诉。多发性神经病症状多出现于手足远端，节段性神经痛可见于尺神经、正中神经、胫后神经及腓神经损伤等单神经病，带状疱疹性多数性单神经病，以及血管炎性、副蛋白血症性多发单神经病等。

（2）运动障碍

1）运动神经刺激性症状：①肌束震颤：肌肉静息时观察到的肌肉颤动，在脊髓前角及神经根病变多见；②肌痉挛、痛性肌痉挛：可见于放射性损伤、周围神经局限性压迫和代谢性疾病等；③肌肉颤搐：神经根、周围神经、神经 - 肌肉接头病变均可见。

2）运动神经麻痹性症状：①肌肉萎缩：由于肌肉失去神经营养或不可逆性失神经损害所致；②肌力减退或丧失：单神经病、多发性单神经病表现为受累神经所支配的骨骼肌无力症状；多发性神经病的肌无力多为双侧对称，远端重于近端；重症吉兰 - 巴雷综合征可伴有延髓性麻痹及呼吸肌麻痹。

（3）自主神经功能障碍：常见皮肤潮红、出汗异常、手足肿胀及皮肤营养障碍等，也可出现无泪、无涎、阳痿及膀胱直肠功能障碍，严重者可见心悸、直立性低血压或高血压相关症状。

2. 体征

（1）感觉障碍：①感觉减退或感觉缺失：多发性神经病多为对称性手袜套样感觉减退、感觉缺失；小纤维神经病可以出现感觉分离，即痛温觉丧失而其他感觉正常或轻微受累；②感觉异常：查体可见受损神经支配区域出现痛觉过敏、痛觉过度或感觉倒错。

（2）运动障碍：①肌肉萎缩、束颤：急性周围神经病，肌萎缩程度可与肌无力不平行，与神经失用有关；慢性周围神经病变的肌萎缩程度与肌无力平行；②肌力减退或丧失。

（3）腱反射减低或消失。

（4）自主神经功能障碍：可见皮肤划痕症异常、竖毛反射异常和直立性低血压等。

（5）其他：慢性周围神经病如发生在发育期之前可有足部、手部和脊柱畸形（deformation），尤其儿童期发病可出现高弓足、马蹄内翻畸形和脊柱侧弯、Charcot 关节等。

3. 合并症

（1）周围神经病变所导致的肢体无力、深感觉障碍所继发的外伤、骨折等。

（2）长时间卧床的并发症：如褥疮、排尿困难、下肢静脉血栓形成及并发的肺栓塞。

（3）自主神经损害所导致的并发症：如：①窦性心动过速、直立性低血压等心脏自主神经症状；②腹胀、便秘、腹泻或腹泻便秘交替等脏器自主神经症状；③出汗异常、皮肤营养障碍等外周自主神经症状。

（4）呼吸肌麻痹或延髓性麻痹所引起的坠积性肺炎、误吸与窒息。

（四）诊断

对于周围神经病的诊断，第一步须确定是否为周围神经病，通过病史和体检排除大脑、脊髓、神经肌肉接头或肌肉疾病。第二步是根据受损神经的解剖分布，确定是单神经病、多数性单神经病还是多发性神经病。第三步利用临床和电生理检查明确轴索变性还是脱髓鞘病变。第四步是利用病史、体检和辅助检查等各种诊断手段，力求明确其病因。

（五）治疗

因单神经病多系局部病变引起，应研究是否手术治疗（神经修补、转位或松解术）。多数性单神经病中脱髓鞘性者可考虑用皮质类固醇，轴突变性者则根据病因，进行相应治疗。多发性神经病中，如吉兰巴雷综合征可考虑用免疫治疗如注射人血丙种球蛋白或血浆交换疗法及支持疗法，慢性免疫介导性神经病可使用皮质类固醇或其他免疫调节治疗。轴突变性者则依据不同病因而定。

## 第二节 诊断标准与诊断流程

### 一、肌肉疾病诊断标准和流程

1. 神经 - 肌肉接头疾病（主要为重症肌无力、Lambert-Eaton 综合征） ①晨轻暮重、病态疲劳等波动性肌无力症状，眼外肌麻痹最常见，疲劳试验（+）；②肌酶多正常；③药物试验：新斯的明试验（+）；④神经电生理检测：重症肌无力重复频率电刺激检查，低频（2～5Hz）复合肌肉动作电位波幅逐渐减低 10%～15% 以上，高频（大于 10Hz）复合肌肉动作电位波幅逐渐减低 30% 以上；单纤维肌电图检查可以提高诊断阳性率。Lambert-Eaton 综合征重复频率电刺激检查，低频刺激复合肌肉动作电位波幅递减，而高频呈递增，递增程度均在 100% 以上；⑤重症肌无力抗体谱系筛查：骨骼肌乙酰胆碱受体抗体（AchRAb）、肌肉特异性酪氨酸激酶抗体（MuSKAb）、低密度脂蛋白受体相关蛋白 4（LRP4）抗体、肌联蛋白抗体（TitinAb）、抗兰尼碱受体抗体（RyRAb）、抗乙酰胆碱酯酶抗体（AChE-Ab）对重症肌无力诊断有指导意义；⑥对于 Lambert-Eaton 综合征应进行系统性肿瘤，特别是肺部肿瘤的筛查。

2. 肌肉疾病 ①肌无力、肌萎缩（或假肥大）、肌痛、不耐疲劳临床症状体征；②肌酶增高或轻度增高（遗传代谢性肌病可正常）；③肌电图：多为肌源性损害；运动诱发试验有助于确诊周期性瘫痪；④骨骼肌磁共振：可见肌肉萎缩，脂肪化；⑤骨骼肌活检免疫组化染色及电镜检查：诊断骨骼肌病变的重要方法。病理可见炎性肌病、遗传性肌病（横纹肌骨架蛋白缺失、破碎红纤维、糖原或脂滴沉积等）、坏死性肌病等各种骨骼肌病变表现。电镜下可见包涵体、蛋白沉积和细胞器结构异常；⑥基因学检查：对于遗传代谢性肌病具有确诊意义，但需要严谨地分析基因检测数据，进行致病基因与临床表型的关联分析，得出最为合理的临床诊断。

### 二、周围神经疾病的诊断标准和诊断流程

1. 判断临床表现是否符合周围神经病 ①符合周围神经病的临床特征；②排除其他病变部位。
2. 判断病变的临床解剖结构类型 ①明确病变部位是累及单神经、多发性单神经、多发性神经病变，抑或神经根神经丛病变；②明确病变以运动神经、感觉神经或自主神经损害为主，抑或混合性；③通过客观检查手段帮助确定神经解剖结构的损害。
3. 判断神经纤维的病理变化过程 周围神经病主要包括两种病理过程：脱髓鞘和轴索变性，二者可单独存在，也可合并存在。确定病理改变过程对周围神经病的诊断、治疗和预后判断非常重要，可通过临床表现、电生理检查和病理学方法加以区别，从而缩小疾病病因的搜索范围。
4. 分析起病方式及病程 判别病程的标准是指达到疾病高峰的时间，以起病方式和病程演变可将周围神经病分为突然起病（数小时至 1～2d 内）、急性（数天～1 个月以内）、亚急性（1～2 个月）、慢性（2 个月以上乃至数年）、复发性（急性或亚急性起病后多次复发）和隐袭性的。周围神经病的病程反映其病理学性质，病程短、恢复快且完全，提示脱髓鞘或者神经传导阻滞，随着髓鞘再生而迅速恢复；亚急性病程大多为轴突变性，如病因是可逆性的，恢复需依靠轴突再生，故缓慢且常不完全。
5. 判断病因是遗传性的还是获得性的 隐袭性起病、持续数年缓慢进展的疾病过程，常常提示遗传性疾病。一些骨骼及皮肤的异常如高足弓、脊柱后凸侧弯、马蹄内翻足等常常提示某些特定的遗传性疾病。通过绘制家系遗传图谱对明确遗传方式和规律，判断是否遗传疾病非常重要。
6. 寻找现存或已愈的伴发性疾病 除了一些选择性累及周围神经的疾病外（如急性吉兰 - 巴雷综合征），大多数周围神经病是由于系统性疾病所致。因此对于周围神经病患者，应该寻找下列疾病的临床证据：①内分泌疾病中如糖尿病、甲状腺功能减退、肢端肥大症等；②营养不良（如饥饿和酗酒）和特定的维生素 $B_1$、维生素 $B_6$、维生素 $B_{12}$ 缺乏或维生素 $B_6$ 过量，肝脏疾病及胃肠道疾病（如吸收不良）；③坏死性血管炎及结缔组织病；④感染如麻风、单纯疱疹或带状疱疹、莱姆病、梅毒及 HIV

等；⑤一些血液系统疾病如原发性真性红细胞增多症、原发性血小板增多症、白血病等；⑥肿瘤（小细胞肺癌）、骨髓瘤、淋巴瘤；⑦肾上腺脑白质营养不良、Krabbe 病、Fabry 病等。

7. 通过神经活检与病理学诊断，以及基因诊断。对于遗传性周围神经疾病，基因分析越来越具有重要的诊断价值。但是基因诊断必须以临床诊断为前提，临床表型与基因型之间合理的关联是得出正确诊断的可靠保障。目前应用于疾病诊断的分子生物学技术包括：靶向一代测序技术、二代基因测序技术或疾病组靶向 NGS 检测组合、全外显子组测序技术和全基因组测序技术。

# 第三节　临床检验与病理检查

## 一、实验室检查指标

### （一）常规检查

评估肌肉病和周围神经病首先要包括实验室的常规检查：包括全血细胞计数、尿液分析、血生化全项、糖化血红蛋白、甲状腺功能相关抗体、免疫相关抗体、肿瘤标记物等。传染病的筛查也是十分必要的，在某些情况下可以起到决定性作用。

1. 电解质检查

（1）血钾异常：可以导致肌无力，周期性瘫痪最常见的原因是低钾性。还有临床少见的正常钾无力或高钾性肌无力，出肌肉无力，钾离子代谢异常还可以导致心律失常。

（2）血钙异常：血钙过高可以出现骨骼肌无力及肌膜兴奋性异常，严重者出现致死性心律失常，低血钙常出现肌肉痉挛或者手足搐搦。

（3）其他的电解质异常：镁、磷代谢的异常也会引起肌无力等表现。

2. 肾功能检查　尤其是慢性肾功能不全的尿毒症患者，由于代谢产物的堆积，会出现代谢中毒性周围神经病。

3. 肝功能检查　谷草转氨酶和谷丙转氨酶升高除了是肝脏本身的病变，还有可能是骨骼肌损伤后释放入血的。

4. 血糖　糖尿病的患者很容易出现糖尿病性周围神经病的，既可以是对称出现，也可以单侧的腰骶神经根病表现。

5. 肌酸激酶　以骨骼肌、心肌、平滑肌含量为多，人群正常值不超过 200U/L，肌肉病变，肌酸激酶往往高达正常值高限 10 倍以上，甚至更高，而神经源性病变的激酶可正常也可轻度增高，此外可以有生理性增高：如剧烈运动后、分娩、癫痫发作后及部分有创治疗后，降脂药物引起肌酸激酶增高。肌酸激酶也是判断肌病转归的一个重要指标。

6. 甲状腺素　甲亢的患者可以出现四肢近端肌无力，甲状腺功能减退的患者可以出现肌肉假性肥大、疼痛和痉挛。

7. 特异性的肌炎抗体

（1）抗氨基酰 tRNA 合成酶（ARS）抗体包括抗 Jo-1 抗体、抗 PL-7 抗体、抗 PL-12 抗体、抗 EJ 抗体、抗 OJ 抗体、抗 KS 抗体、抗 Zo 抗体和抗 Ha 抗体。此类患者具有除炎性肌病外，还伴有肺间质病变、雷诺现象、技工手等现象。

（2）抗信号识别颗粒抗体 SRP 患者往往起病急，病情重，进展快，吞咽困难突出，预后较差。

8. 自身免疫性脑炎相关抗体　部分自身免疫性脑炎可以合并周围神经病变，如抗 CASPR2 抗体。

### （二）脑脊液检验

脑脊液对于中枢神经系统感染、免疫及肿瘤的诊断起着决定性作用，对某些周围神经病诊断及评估也至关重要。脑脊液中蛋白含量增高而细胞数正常，即蛋白细胞分离现象往往提示免疫机制参与，典型的吉兰 - 巴雷综合征和慢性炎性脱髓鞘性神经根神经病患者会出现上述表现，而且蛋白含量的下降提示病情可能在好转或稳定。脑脊液中白细胞增高，糖和氯化物降低可以出现在一些感染性神经根病变，如布鲁氏菌感染，还可以出现在肿瘤相关疾病，如脊髓马尾的淋巴瘤等。脑脊液蛋白电泳球蛋白增高往往提示颅内感染或免疫性病变的活动期。免疫球蛋白 IgG 增高也可见于神经根感染和免疫性疾病，IgM 增高见于急性感染性病变，IgA 增高见于感染和脑血管病。

脑脊液细胞学：对于诊断中枢神经系统及马尾等部位的肿瘤性病变简单易行。

## 二、神经电生理检查

1. 针极肌电图　是脊髓前角细胞及以下病变的适应证，主要鉴别肌源性和神经源性损害，排除神经肌肉接头病变，特别是对早期运动神经元病、深部肌肉萎缩、肥胖儿童的肌肉萎缩提供诊断依据，对于鉴别神经根丛病变的定位，此外肛门括约肌对于诊断多系统萎缩都是有帮助的。特别是插入电位减少或消失见于严重的肌肉萎缩、肌肉纤维化及肌纤维的兴奋性，插入电位延长或增多见于神经源性和肌源性损害，没有特异性。肌源性改变主要是表现为低波幅短时程多、相电位。神经源性改变主要是高波幅及长时程。

2. 神经传导测定　是评价周围神经根传导功能的一项诊断技术，通常包括运动神经传导，感觉神经传导和反应肢体运动神经近端传导的 F 波和 H 反射。一般而言，神经传导速度降低、潜伏期延长，反应髓鞘损害，而波幅降低，则提示轴索病变，但是严重的脱髓鞘也可继发轴索病变。结合针极肌电图，神经传导主要帮助鉴别前角细胞、神经根、周围神经肌肌源性损害。F 波的出现率低、潜伏期延长、传导速度减慢常常提示神经根病变。

3. 重复神经刺激　根据刺激频率可分为低频（小于 5Hz），高频（大于 10Hz），低频波幅递减大于 15% 和高频刺激波幅递减 30% 以下，高频刺激波幅递增大于 100% 以上为异常。该项检查主要是了解神经肌肉接头的功能状态，诊断和鉴别突触前膜和后膜的病变，突触后膜病变（如重症肌无力）表现为低频高频刺激波幅递减，而突触前膜病变（如 Lambert-Eaton 综合征）则表现为低频递减，高频刺激波幅递增。

## 三、组织活检和病理特征

1. 神经活检　有助于周围神经病的病因诊断及病变程度判断，最常取材的部位是腓肠神经、腓浅神经。石蜡切片或冷冻切片，染色方法包括：苏木精 - 伊红染色，Masson 三色或 Gomori 改良三色染色，刚果红染色和免疫组织化学染色。半薄切片和超微病理切片行甲苯胺蓝染色、甲苯胺蓝和碱性品红染色用电镜检查。神经活检可以观察神经纤维的密度和分布情况、髓鞘脱失、轴索变性及再生（如图 9-1～图 9-5），了解周围神经损害的程度和性质，神经间质是否存在炎性反应和新生血管。

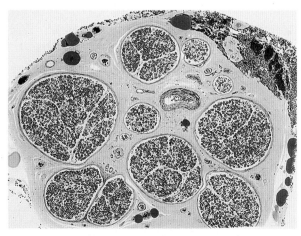

**图 9-1　正常周围神经结构**
由外向内包括神经外膜、神经束膜和神经内膜；神经束间为神经间质，
有大量的血管和结缔组织；神经束内存在有髓和无髓神经纤维。

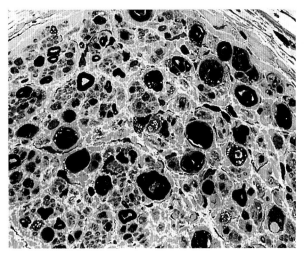

图9-2　轴索病变

轴索变性，髓球形成，半薄切片，甲苯胺蓝染色，×400。

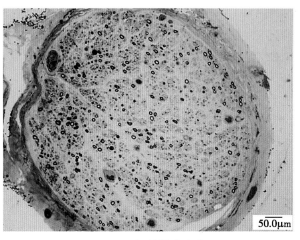

图9-3　慢性轴索病变

大直径有髓神经纤维数量显著减少，提示轴索丢失。半薄切片，甲苯胺蓝染色，×200。

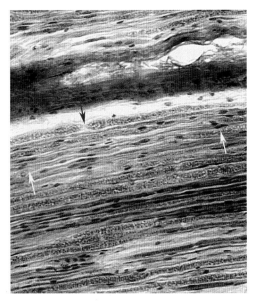

图9-4　周围神经脱髓鞘病变

红色箭头为郎飞结，黄色箭头显示为节段性脱髓鞘，Masson 三色染色，×200。

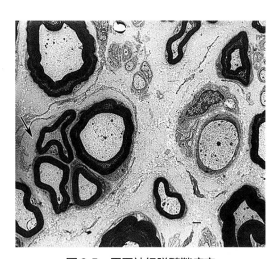

图9-5　周围神经脱髓鞘病变

＊号显示神经髓鞘脱失，轴索保留。箭头显示为再生神经丛。电镜，×2 000。

　　有特异性病理改变，病理可确定诊断的周围神经病包括：①神经间质异常：血管炎（系统性、局限于神经的），结节病，淀粉样变性（获得型、家族型），肿瘤浸润（主要为淋巴瘤），Fabry 病，麻风病；②异常的神经轴索：巨轴索神经病，成人多聚糖体病；③异常髓鞘或施万细胞：遗传性压力易感性神经病，单克隆 IgM 伴有抗髓鞘相关糖蛋白抗体相关神经病，药物相关神经病，乙胺碘酰酮；④贮积性疾病（storage diseases）：球形细胞性脑白质营养不良，Niemann-Pick 病，异染性脑白质营养不良，Farber 病；⑤线粒体疾病（肌肉病理可见破碎红纤维，电镜可见线粒体结构异常）。无特异性病理改变，病理改变对诊断有支持或启发作用的周围神经病包括：CMT 1A 和 3（洋葱球样结构），CMT 4B，X 连锁遗传 CMT，CIDP/郎飞结病（图9-6～图9-8）。

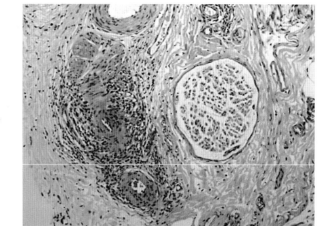

**图9-6　血管炎相关周围神经病**
神经间质血管壁纤维素样变性,透壁性炎性细胞浸润,
神经纤维轴索变性,数量减少。

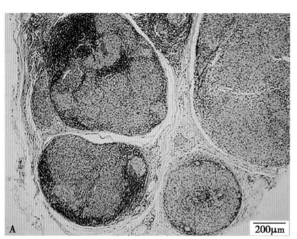

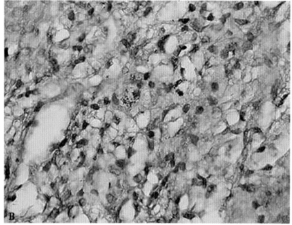

**图9-7　麻风病相关周围神经病**
A. 显示神经束为炎性肉芽肿结构替代,大量单核炎性细胞、朗汉斯巨细胞和组织细胞浸润,H-E×100;B. 显示神经组织内大量紫红色短棒状抗酸杆菌,为麻风杆菌。抗酸染色,×100。

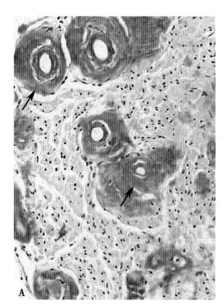

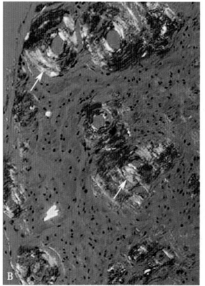

**图9-8　淀粉样变性周围神经病**
神经内膜和血管周围嗜刚果红均质样物质沉积,偏振光下嗜刚果红物质转变为苹果绿色。
A. 刚果红染色,×200;B. 偏振光下观察,×200。

2. 肌肉活检和病理学特征 进一步明确肌肉病变的病因和程度,主要用于诊断炎性肌病、肌营养不良、肌病及诊断不明的肌肉病变。其中最常选取的是肱二头肌、股四头肌。慢性病变选择轻中度受累的肌肉、急性病变选择受累较重的部位,切忌选择严重萎缩的肌肉。肌肉活检一定选择冷冻切片,活检对于炎性肌病、肌营养不良和特殊类型的肌病有决定性的诊断价值。肌肉病理常用的染色方法包括:H-E 染色,改良 Gomori 染色,PAS(periodic acid Schiff)染色,酸性磷酸酶染色,非特异性酯酶染色,油红 O 染色,NADH-TR 染色,琥珀酸脱氢酶(SDH)染色,细胞色素 C 氧化酶染色,ATPase 染色,以及免疫组织化学染色。病理学观察方法可参照以下步骤:

(1)肌纤维大小、形态、分布方式:正常成人肌纤维直径为 50~60μm,肌纤维可出现萎缩、肥大,小圆形萎缩肌纤维常见于肌源性损害,小角形萎缩常见于神经源性肌肉损害(图 9-9~图 9-10)。肌纤维直径增大,代偿性肌纤维肥大。一些疾病可引起肌纤维比例异常、群组化分布,如运动神经元病(图 9-11)。

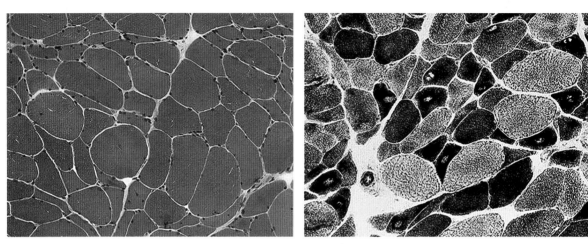

**图 9-9 小角形萎缩肌纤维**

肌纤维大小不等,可见小角形萎缩肌纤维,NADH-TR 染色可见部分靶样纤维,常见于神经源性肌肉损害。分别为 H-E 染色和 NADH-TR 组织化学染色。

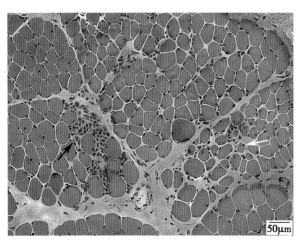

**图 9-10 小类圆形萎缩肌纤维**

肌纤维大小不等,较多类圆形萎缩肌纤维,少数肥大肌纤维。常见于肌营养不良症。

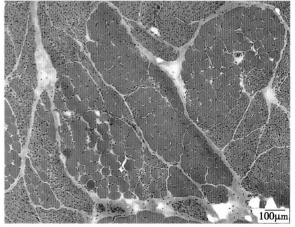

**图 9-11 群组化肌纤维萎缩**

肌纤维呈现出肌束、大的群组萎缩,见于脊髓型肌萎缩症患者,H-E 染色,×40。

（2）肌纤维变性、坏死、再生、间质增生、炎性细胞浸润（图9-12～图9-13）。

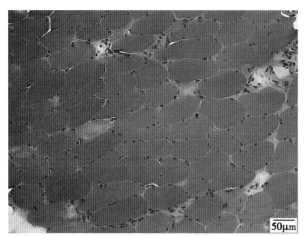

**图9-12 炎性肌肉病**
肌纤维变性、坏死，可见炎性细胞吞噬现象。H-E染色，×200。

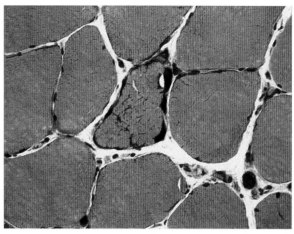

**图9-13 破碎红边肌纤维**
肌纤维变性，边缘毛糙，肌浆破碎，常见于线粒体肌病，H-E染色，×400。

（3）肌纤维肌浆结构异常：如核内移增多、中央轴空、镶边空泡、异常蛋白沉积等（图9-14～图9-16）。

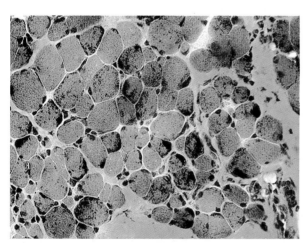

**图9-14 杆状体肌病**
肌浆内深蓝色杆状结构集聚，改良Gomori染色，×200。

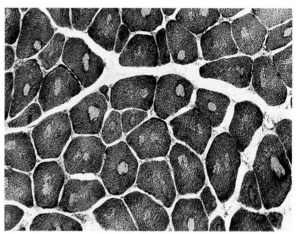

**图9-15 中央轴空肌病**
许多肌纤维中央出现酶活性缺失区，NADH-TR染色，×200。

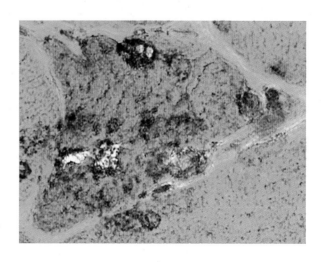

**图9-16 镶边空泡**
肌纤维内可见边缘深染的空泡，常见于包涵体肌病。改良Gomori染色，×400。

（4）肌细胞核病理变化：肌细胞核的位置核形态发生改变，如核内移、中央核肌病、链状核和空泡样肌核（图9-17～图9-18）。

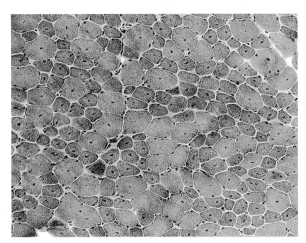

**图9-17　中央核肌病**

肌纤维大小不等，大部分肌纤维中央存在细胞核。改良Gomori染色，×100。

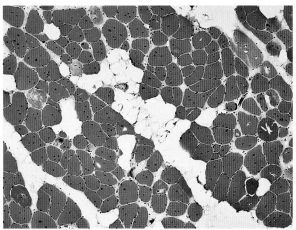

**图9-18　强直性肌营养不良**

肌纤维大小不等，显著核内移，一些肌浆内核排列呈链状。苏木精-伊红染色，×100。

（5）蛋白功能和酶活性异常：一些遗传代谢疾病包括线粒体脑肌病、糖原贮积症、脂质沉积肌病等（图9-19～图9-21）。

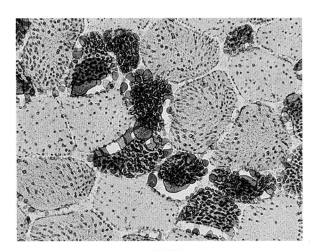

**图9-19　脂质沉积肌病**

肌浆内大量脂质小滴集聚，苏丹黑染色，×400。

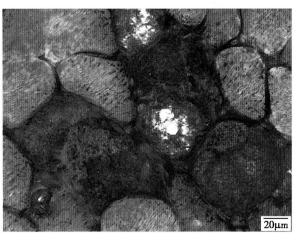

**图9-20　糖原贮积症**

肌纤维内大量PAS阳性颗粒样物质堆积，肌纤维结构改变。PAS染色，×400。

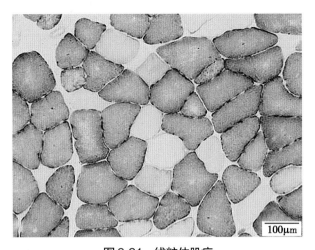

**图9-21　线粒体肌病**
部分肌纤维细胞色素 C 氧化酶活性缺失，细胞色素 C 氧化
酶染色，×200。

3. 皮肤活检　对于一些特定的疾病有决定性的意义，如在 CADASIL 患者皮肤活检的血管平滑肌细胞发现嗜锇颗粒，在神经元核内包涵体疾病发现异常的核内包涵体。此外特定的免疫组织化学染色如 PGP9.5 标记的神经纤维，来判断表皮神经纤维的数量、形态等现象，来判断早期的末梢神经的改变。

### 四、基因诊断

根据原理通常分为核酸分子杂交技术和聚合酶链反应扩增技术。在目前而言，二代测序技术越来越普遍，并广为接受。在周围神经病和肌肉病中，遗传性的比较常见，通过测序发现致病基因，协助诊断及判断预后及产前诊断优生优育。

### 五、影像诊断

1. 超声检查　神经超声具有无创及动态观察等优势，可对神经大小，回声变化、清晰度、移动度及血流情况等多个神经损害的评价指标，观察，尤其在外伤性、肿瘤性、卡压性及感染性疾病外诊疗中发挥作用。肌肉超声在评价肌肉的功能和结构也有简单易行的特点。

2. 磁共振　尤其是对炎性肌病和肌营养不良的患者的肌肉结构的评估诊断具有安全无创的优点，对于神经根的病变也有一定评估和诊断的作用。

## 第四节　诊断与鉴别诊断

周围神经病中，最常见的为急性炎症性脱髓鞘性多发性神经根神经病（acute inflammatory demyelinating polyradiculo-neuropathy，AIDP）和慢性炎症性脱髓鞘性多发性神经根神经病（chronic inflammatory demyelinating polyradiculoneuropathy，CIDP）。对于 AIDP，依据诊断标准：①常有前驱感染史，呈急性起病，进行性加重，多在 2 周左右达高峰；②对称性肢体和延髓支配肌肉、面部肌肉无力，重症者可有呼吸肌无力，四肢腱反射减低或消失；③可伴轻度感觉异常和自主神经功能障碍；④脑脊液出现蛋白-细胞分离现象；⑤电生理检查提示远端运动神经传导潜伏期延长、传导速度减慢、F 波异常、传导阻滞、异常波形离散等；⑥病程有自限性进行诊断。AIDP 应通过腰穿脑脊液检查除外感染性疾病，如莱姆病、布鲁氏菌病及恶性肿瘤等。对于表现为纯运动症状的患者，则应该重点除外重症肌无力、多发性肌炎和皮肌炎、肉毒中毒、铅中毒或有机磷中毒等。

CIDP 的诊断基于临床表现、电生理或神经活检脱髓鞘的证据且无其他脱髓鞘原因。根据《中国 2010 年慢性炎性脱髓鞘性多发性神经根神经病诊疗指南》，符合以下条件的可考虑本病：①症状进展超过 8 周，慢性进展或缓解复发；②临床表现为不同程度的肢体无力，多数呈对称性，少数为非对称性（如 MADSAM），近端和远端均可累及，四肢腱反射减低或消失，伴有深、浅感觉异常；③脑脊液蛋白 - 细胞分离；④电生理检查提示周围神经传导速度减慢、传导阻滞或异常波形离散；⑤除外其他原因引起的周围神经病；⑥糖皮质激素治疗有效。

CIDP 需与多灶性运动神经病（MMN）、副蛋白血症、副肿瘤综合征和遗传性脱髓鞘性周围神经病（如 CMT1）等鉴别。如 MMN 是仅累及运动神经的脱髓鞘性周围神经病，主要表现为以肢体远端肌肉开始的非对称性无力，以上肢为主，不伴感觉减退；部分患者血清 GM1 抗体增高，脑脊液蛋白水平和细胞计数通常正常；电生理为多个非嵌压部位出现不完全性运动传导阻滞。MMN 一般对皮质类固醇疗效不佳，可用免疫球蛋白和环磷酰胺治疗。

肌肉疾病通常包括肌炎、肌营养不良、内分泌及代谢性肌病以及先天性肌病等。临床上常见的为多发性肌炎和皮肌炎、假肥大性肌营养不良、线粒体肌病等。此类疾病的诊断以及相互间的鉴别诊断主要依据神经电生理检查和肌肉病理学检查，对于肌营养不良和线粒体肌病，基因检测为最终的确诊手段。

多发性肌炎和皮肌炎的诊断，主要依据：①亚急性起病，数周至数月内进展；临床主要表现为对称的肢体无力和颈肌无力，近端重于远端，颈屈肌重于颈伸肌；②血清肌酸激酶升高；③肌电图提示活动性肌源性损害；④肌肉病理提示肌源性损害，肌内膜多发散在和 / 或灶性分布的、以淋巴细胞为主的炎性细胞浸润；⑤无相关药物及毒物接触史，无甲状腺功能异常等内分泌病史，无肌营养不良等家族史；⑥皮肌炎除了肌肉受累外，还有特征性的皮肤受累表现如眶周皮疹、技工手等。

假肥大性肌营养不良症包括迪谢内肌营养不良（Duchenne muscular dystrophy，DMD）和贝克肌营养不良（Becker muscular dystrophy，BMD），二者均是由于抗肌萎缩蛋白（dystrophin，dys）基因突变所致的 X- 连锁隐性遗传病。常见的为 DMD，其诊断要点如下：① X 连锁隐性遗传，3～5 岁隐袭起病，进行性发展，12 岁后不能行走；②早期表现为双下肢无力、鸭步、Gowers 征、起蹲困难和腓肠肌肥大；随年龄增长，出现双上肢无力及翼状肩胛；晚期可出现关节挛缩及脊柱畸形；③血清肌酸激酶显著升高至正常值的数十倍，甚至上百倍；④肌电图提示肌源性损害；⑤肌肉活检呈典型肌源性受损，且 dys 抗体染色呈阴性；⑥超声心动图可提示左心室扩大，MRI 提示肌肉出现水肿和脂肪浸润；⑦ DMD 基因检测为外显子缺失、重复、微小突变或点突变。对于典型的 DMD 患儿，若基因检测已确诊，则不需要做肌肉活检和肌电图检查。BMD 临床表现与 DMD 相似，但发病年龄较晚，病情进展缓慢，通常 16 岁以后尚可行走；肌肉活检行 dys 染色可见部分肌肉染色阳性。

线粒体肌病中，最常见的为线粒体脑肌病伴高乳酸血症和卒中样发作（MELAS）。MELAS 的诊断需综合临床、生化、病理、影像学和遗传学信息。诊断依据主要包括：①发病年龄一般 10～40 岁，多为母系遗传，少数散发；②临床表现为肌肉无力、运动不耐受、肌萎缩等肌肉受累表现，肌电图多为肌源性改变；发作性头痛、呕吐、癫痫发作、偏盲、偏瘫、精神症状、痴呆等中枢神经系统症状，可伴神经性耳聋、糖尿病、部分眼外肌麻痹等；患者身材矮小，低体重，体质差；③运动前后血乳酸、丙酮酸水平升高，肌酶及血糖亦可增高；④脑 CT 及 MRI 检查显示双侧基底节区钙化，位于半球后部颞、顶、枕叶脑皮质或皮质下区多发卒中样病灶，病灶与血管分布不一致，且随病情发展呈迁移性改变；磁共振波谱（MRS）检查可见乳酸双峰；⑤肌活检可见破碎红纤维（RRF），电镜下见线粒体增生、形态异常及晶格状包涵体；⑥基因检测有 mtDNA 异常，个别病例可为 nDNA 突变所致。

（张在强）

# 第十章

# 中枢神经系统炎性脱髓鞘病

## 第一节 疾病概论

炎性脱髓鞘病（inflammatory demyelinating diseases，IDDs），病因迄今尚未明确，是一组在病理上以神经纤维髓鞘脱失为主、轴索损伤轻、神经细胞保持相对完好为特点的神经系统疾病，既可累及中枢神经系统，又可累及周围神经系统（如急性或慢性炎性脱髓鞘性多发性神经根炎）。实际包括三种情况：第一种是因轴索受损而引起的脱髓鞘，如沃勒变性（Wallerian degeneration）；第二种是髓鞘形成障碍型（dysmyelination），系由于遗传的原因引起，如某些脑白质营养不良等；第三种是髓鞘破坏型。髓鞘破坏型当中又可分为两型：一种为继发于系统疾病，如 CO 中毒、电解质紊乱、营养缺乏、代谢障碍、缺血等已知因素；另一种为原发或特发性炎性脱髓鞘病（idiopathic inflammatory demyelinating diseases，IIDDs），原因与免疫相关，但病因迄今尚未完全明确。

CNS-IIDDs 由于病因学的不同，使之在组织病理学、影像学以及临床症状上形成了不同的有差异的、较为丰富多彩的 CNS 脱髓鞘疾病谱。常见的有多发性硬化（multiple sclerosis，MS）、同心圆硬化（Balo 病）、急性和 / 或播散性脑脊髓炎【（acute）DEM】等，近年来对首次发病的称为临床孤立综合征（clinical isolated syndromes，CIS）。此外，还有瘤样脱髓鞘病（tumefactive demyelinating diseases，TDLs）、视神经脊髓炎谱系疾病（neuromyelitis optica spectrum disorders，NMOSD，可分为 AQP4 抗体阳性或 MOG 抗体阳性）、胶质纤维酸性蛋白星形胶质细胞病（glial fibrillary acidic protein astrocytopathy，GFAPA，GFAP 抗体检测阳性）。随着影像、病理及临床的进展，对于脱髓鞘的病程及分类已不再用急性和慢性，而是采用单时相（monophasic），多时相（multiphasic）更为合理，为了便于掌握其特点，可以将其分类大致归纳如下（图 10-1）。

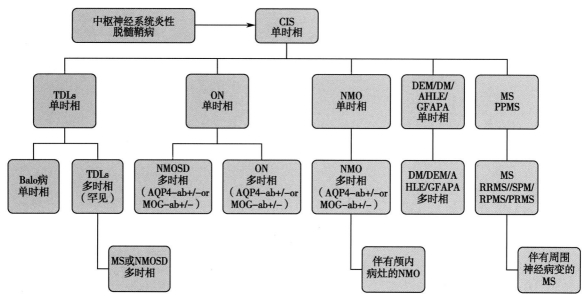

**图 10-1　中枢神经系统原发性炎性脱髓鞘病的分类**

ON：optic neuritis，视神经炎；NMOSD：neuromyelitis optica spectrum disorders，视神经脊髓炎谱系疾病；MS：multiple sclerosis，多发性硬化；DM：demyelinating myelitis，脱髓鞘脊髓炎；DEM：disseminated encephalomyelitis，播散性脑脊髓炎；TDLs：tumefactive demlinating lesions，瘤样脱髓鞘病；AHLE：acute heamorrhage leukoencephalopathy，急性出血性白质脑病；GFAPA：glial fibrillary acidic protein astrocytopathy，胶质纤维酸性蛋白星形胶质细胞病；PPMS：primary progressive，原发进展型多发性硬化；SPMS：secondary progressive，继发进展型多发性硬化；RRMS：relapse remission，复发-缓解型多发性硬化；PRMS：progressive relapse，进展复发型多发性硬化。

## 第二节　诊断标准与诊断流程

### 一、多发性硬化诊断标准

目前国际及国内学者多建议采用 2017 年 McDonald 的 MS 诊断标准，如表 10-1 所示。

**表 10-1　MS 的诊断标准（2017 年 McDonald 诊断标准）**

| 发作次数 | 存在客观临床证据的病灶数量 | 诊断 MS 所需其他条件 |
|---|---|---|
| ≥2 | ≥2 | 无* |
| ≥2 | 1（以及有明确证据的累及某一确切的解剖位置的既往发作史） | 无* |
| ≥2 | 1 | 由再一次累及另一 CNS 部位的临床发作或由 MRI 证明存在空间多发 |
| 1 | ≥2 | 由再一次临床发作或由 MRI 证明存在时间多发；或存在脑脊液特异的寡克隆区带 |
| 1 | 1 | 由再一次累及另一 CNS 部位的临床发作或由 MRI 证明存在空间多发及由再一次临床发作或由 MRI 证明存在时间多发；或存在脑脊液特异的寡克隆区带 |

　　若满足 2017 McDonald 诊断标准且不存在其他更好对临床症状的解释，即确诊 MS；若存在临床孤立综合征且怀疑 MS，但不完全符合 2017 McDonald 诊断标准，为可能的多发性硬化；若随着病程进展出现了其他更好解释临床病程的诊断，可修正为非 MS。

　　* 是指无须额外的检查来证明存在空间、时间多发，但除非无法行 MRI，所有考虑为 MS 的患者均应行头 MRI。另外，以下情况下患者应当行脊髓 MRI 或脑脊液检查：①临床与 MRI 证据支持 MS 不充分；②临床表现并非典型 MS，拟诊临床孤立综合征前；③症状不典型时，若影像学或其他检查（如脑脊液）为阴性，拟诊 MS 时需谨慎，应排除其他疾病可能。

## 二、视神经脊髓炎谱系疾病诊断标准

2006年Wingerchuk等结合免疫测定，发现血清NMO-IgG抗体阳性率在NMO患者达76%，特异性达94%，因此，提出了修正的NMO诊断标准，其具体内容为：

（1）必要条件：①视神经炎；②急性脊髓炎；③无视神经及脊髓以外的受累。

（2）主要支持条件：①发病时头颅MRI阴性（正常或不符合MS影像学诊断标准）；②脊髓MRI有≥3个椎体异常的T₂信号；③血清NMO-IgG抗体阳性。

上述条件中符合全部必要条件和2个主要支持条件，并除外其他自身免疫疾病所致的视神经脊髓损伤可能性，可以考虑NMO。利用此标准对96例NMO及33例MS患者进行了评价，发现该标准的敏感性达99%，特异性达90%。

2007年Wingerchuk提出了"视神经脊髓炎谱系疾病（NMOSDs）"的概念。2015年国际NMO诊断小组再次修订NMOSD诊断标准，具体如下：

1. AQP4抗体阳性（图10-2）

（1）至少出现以下6项核心症状的一项：①视神经炎；②急性脊髓炎；③极后区综合征；无法用其他原因解释的发作性呃逆、恶心或呕吐；④急性脑干综合征；⑤症状性发作性睡病或急性间脑症状伴MRI上NMOSD典型的间脑病灶；⑥大脑综合征伴NMOSD典型的大脑病灶。

（2）AQP4抗体检测呈阳性结果（强烈推荐基于细胞结合的检测方法）。

（3）除外其他可能的诊断。

2. AQP4抗体阴性（图10-3）

（1）再一次或多次临床发作中，出现至少2项核心临床症状，且所出现的核心临床症状必须符合下述所有要求：①至少一项核心临床症状必须是视神经炎、急性脊髓炎（MRI上应为长节段横贯性脊髓炎）或脑干背侧极后区综合征；②病灶表现为空间多发（2项或以上不同的核心临床症状）；③应满足附加的MRI要求。

（2）AQP4抗体阴性或无条件检测AQP4抗体。

排除其他可能的诊断。

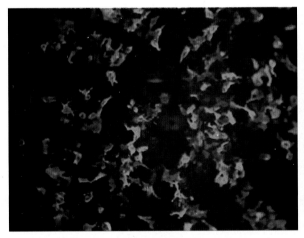

图10-2　AQP4抗体阳性（CBA法）

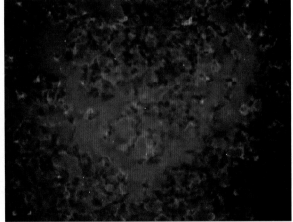

图10-3　AQP4抗体阴性（CBA法）

## 三、瘤样脱髓鞘病诊断标准

2017年，中枢神经系统瘤样脱髓鞘病变诊治指南首次总结归纳了TDLs诊断标准：

（一）基本标准

1．临床症状持续>24h，在一定时间内进行性加重，有或无神经功能缺损。

2．头颅MRI示颅内单发或多发病灶，至少有一个病灶具有轻中度占位效应，可伴不同程度水肿带，且病灶最长径≥2cm。

（1）占位效应程度分级：①轻度：脑沟消失；②中度：脑室受压；③重度：中线移位，或出现钩回疝、大脑镰下疝。

（2）病灶周围水肿程度分级：①轻度：<1cm；②中度：1～3cm；③重度：>3cm。

3．病灶主体以脑白质为主。

4．头颅CT平扫示病灶为低密度或稍等密度。

5．其他颅内占位性疾病不能更好解释患者的临床症状、实验室及影像学指标。

（二）支持指标

1．临床症状学，符合下列为3/4条即可 ①中青年起病；②急性、亚急性起病；③头痛起病；④病情程度与影像学平行对应（部分感染性疾病临床症状相对于影像学过重，而脑胶质瘤等临床症状少，病情显著相对于影像学较轻）。

2．常规实验室指标，符合下列3/5条即可 ①颅内压正常或轻中度增高（一般≤240mmH$_2$O）；②细胞数正常或轻度增多（一般≤50个/mm³）；③CSF蛋白水平正常或轻、中度增高（一般≤1 000mg/dl）；④CSF-OB阳性和/或MBP升高；⑤血清AQP4抗体阳性。

3．普通影像学指标，符合下列1/2条即可 ①病灶多发，且累积双侧半球，但非粟粒性；②病灶边界相对清楚（有时伴T$_2$低信号边缘）。

4．不同临床时期（<3周、4～6周、≥7周）其增强MRI特点按一定规律动态演变同一病灶具有从"结节样"或"斑片样"强化向"环形"（或"开环样""花环样""火焰状"）、强化逐渐消退演变特点。

5．病灶形态（增强MRI）呈环样结构，且须具备以下特征 欠连续，有1个或数个缺口，呈"开环样""C形""反C形"强化。

6．"梳齿征"阳性 增强MRI示侧脑室旁病灶内可见梳齿样排列的扩张静脉影。

（三）警示指标

出现以下指标，需慎重诊断TDLs：

1．临床特点具有以下情况之一：①首次发病年龄>60岁；②隐袭起病，病程迁延>1年；③与影像学相比，临床症状较少，病情较轻；④病程中出现显著的脑膜刺激征；⑤病程中出现>24h的发热，且用其他病因难以解释。

2．以癫痫起病。

3．T$_1$WI和/或T$_2$WI示病灶边界模糊不清。

4．病灶内显著出血、坏死；或DWI示病灶呈低信号或混杂信号。

5．增强MRI示病灶呈规则、壁外侧光滑、闭合环形。

6．MRS示病灶内Cho/NAA≥2，或出现高大的Lip峰。

7．激素冲击治疗病情缓解后3个月内，病情很快复发加重。

（四）排除指标

1．脑脊液细胞学发现肿瘤细胞。

2．头颅CT示病灶呈高密度（除外钙化、出血性病变、海绵状血管畸形）。

3．增强MRI示①典型的PCNSL征象，如均匀团块状强化、缺口征、握拳征；②典型的脑胶质瘤征象，如脑干基底动脉包绕征等；③其他肿瘤或非肿瘤占位性疾病的典型征象。

4．ASL或PWI显示病灶局部明显高灌注。

5．PET-CT示病灶局部呈高代谢。

6．明确诊断非炎性脱髓鞘病变，如颅内肿瘤性疾病、感染性疾病、血管炎等。

## 第三节　临床检验与病理检查

中枢神经系统脱髓鞘病一般的临床检验包括：①脑脊液（cerebrospinal fluid，CSF）相关检查：常规、生化、寡克隆区带（oligoclonal band，OB）、髓鞘碱性蛋白（myelin basic protein，MBP）或 IgG 合成率。②血清学免疫相关检查：血清水通道蛋白 4（aquaporin4，AQP4）抗体、可提取核抗原（extractable nuclear antigen，ENA）抗体。

病理检查：苏木素伊红染色（H-E）、神经髓鞘固蓝染色（LFB）、免疫组织化学染色【髓磷脂碱性蛋白（MBP）、P53、CD3、CD20、CD34、CD45RB（LCA）、CD68、胶质纤维酸性蛋白（GFAP）、少突胶质细胞转录因子 -2（Olig-2）、神经元核蛋白（NeuN）、S-100、Ki-67 及神经微丝蛋白（NF）等染色】。

## 第四节　多发性硬化诊断与鉴别诊断

多发性硬化（multiple sclerosis，MS）是最常见的 CNS 之 IIDDs，其临床特点在于病情的缓解 - 复发（临床时相上的多次性）和病灶的多部位性（空间上的多病灶），并可能具有遗传易感性，在外界环境影响和 / 或在炎症介导下可能诱发。

### 一、病因

迄今尚未明确，多数学者认为系一种自身免疫疾病。有研究发现遗传因素在 MS 中有一定作用，如 MS 患者一级亲属的患病率较高，种族及性别差异对发病的影响等。基因方面研究发现 MS 与染色体 6q21.1-21.3 上的 MHC 序列，即人类白细胞抗原（HLA）系统有关，其次，还与 T 细胞受体基因、免疫球蛋白重链基因、线粒体基因、髓鞘的结构基因等有关。趋化因子受体（CCR）5 位于 MS 易感基因附近，是人类单纯疱疹病毒（HSV）等多种病毒的受体。具有 CCR5 者是人类 HSV 等的易患者，感染 HSV 后打开了 MS 易感基因。大量病毒学研究提示 MS 发生与病毒感染有关，而且涉及的病毒很广，可能的有副黏病毒、疱疹病毒、麻疹病毒、EB 病毒、水痘病毒、风疹病毒等。从免疫机制上来看以细胞免疫为主，如特异性 T 细胞的参与、黏附分子、不同细胞因子的参与。同时，体液免疫也起一定的作用，例如存在抗少突胶质细胞糖蛋白（MOG）抗体、半乳糖脑苷脂抗体、MBP 抗体、髓鞘素结合糖蛋白抗体（MAG）、含脂质蛋白抗体（PLP）等。MS 动物模型的成功建立以及分子模拟学说等间接证实了免疫机制在发病机制中所起的作用。

除了免疫因素外，地理环境、气候因素、性别也与多发性硬化发病率有一定关系。而且，作为 MS 还有一些促发因素，如普通感冒、发热、外伤（尤其是累及神经系统，如颈部及腰骶部损伤）、手术、接种疫苗、药物过敏、暴露于高温或低温环境中等。女性患者在妊娠期间不仅不影响复发，而且还可减少复发或减轻病情。

### 二、临床特征

MS 多数在 20～50 岁发病（平均 30 岁），可为急性或亚急性起病，首发症状也是多种多样，临床症状和体征无一定之规，具体到本病的症状体征主要取决于患者病变所累及的部位，几乎可以出现从脊髓到大脑皮质神经传导路的任何部位受累的症状，少数还可伴有脊神经根和周围神经损伤。病情复发时的首发症状和病情总体经过也常常与以往表现不一致。本病的临床过程也是多形式的，但多数患者为缓解复发型。总之，本病临床症状及病情严重程度随时间而表现的多变性和病理上病灶的多灶脱髓鞘及髓鞘再修复性就是本病的特点。

从首发症状来看，一个或一个以上肢体的感觉异常和 / 或肢体无力是最常见的首发症状，其次为视物模糊或视力下降，还有头颈痛、眩晕呕吐、复视、智能或情绪的改变等，此外，还有少见的以小便潴留、肢体抖动（共济障碍）、Lhermitte 征等。临床表现当出现下列症状时应高度重视 MS 的可能性：视力轻度下降；眼肌麻痹，特别是核间性眼肌麻痹；眼球震颤，可以是水平或旋转或垂直性；感觉障碍的不对称性或杂乱性；存在束带感、Lhermitte 征、痛性肌痉挛；共济失调；Charcot 三联征（眼震 / 意向性震颤 / 吟诗样语言）；伴有括约肌功能障碍。

若脱髓鞘斑块在视神经远端，则出现一侧或双侧视神经炎，患者诉一侧或双侧视力减低，检查视乳头轻微突起，边缘不清。时间久后视乳头变为苍白，边缘整齐，但乳头内血管周围有白色陈旧渗出物，这种乳头改变为继发性神经萎缩。如斑块位于视神经近端（在视束交叉附近），时间久了引起神经乳头苍白，边缘清楚乳头内动脉变细，周围并无渗出物，严重时乳头内可见筛板（这是因神经纤维消失而使筛板暴露出来），这种改变称为原发性神经萎缩。众所周知，所谓原发性是指原因不明的疾病，但对视神经萎缩的两种命名乃起始于眼科专家，当时他们可能不了解情况，认为原发性视神经萎缩与损害位置有关而后得出这个名词。现在我们深知，同样脱髓鞘斑块在远端引起继发性萎缩，在近端引起原发性萎缩。我们神经科医生也沿用此名词，但意义不同，继发性意味着病灶接近眼球，原发的病灶在视神经的近端（如垂体瘤）在视束交叉，垂体瘤压迫视束交叉亦可引起双侧原发性萎缩。

若脱髓鞘病变在脊髓则引起脊髓损伤，如横贯脊髓损害的症状，由于 MS 的脊髓病灶累及的节段少于两个脊髓节段，病变在髓内的分布也不均一，所以，患者的症状常不对称，以感觉症状更突出，常有束带感、Lhermitte 征、痛性肌痉挛等表现。患者无力症状可能不像 NMOSD 那样重。

若斑块于小脑，可出现 Charcot 三联征（眼震 / 意向性震颤 / 吟诗样语言）。若斑块在枕叶的白质，则出现皮质性盲。累及大脑的白质或皮质，可能出现智能障碍、强哭、强笑等症状。

近年来发现 43%～72% 的 MS 患者有认知障碍，且可在任何阶段，甚至在 MS 早期（50%）。此外，还有相当部分患者可出现情感障碍，特别是抑郁状态的发生。有时认知障碍可能是 MS 的主要症状。10% 的 MS 患者认知障碍症状重；病史长、临床重的患者可以伴有痴呆。继发进展型 MS 患者认知功能障碍的发病率大于原发进展型 MS 患者。认知障碍可表现以记忆、信息处理能力、执行功能下降为主，有的患者给予足够时间进行信息处理时，能够完成的很好（可能是额外的时间可以加强信息编码）。由于髓鞘脱失使受累皮质功能损害，皮质和皮质下白质功能不完善，功能区之间联系中断。皮质内与神经元相连的轴突是有髓鞘的，但较薄。皮质内脱髓鞘病变、轴突与树突断裂、神经元凋亡与 MS 认知功能障碍有关。

总体而言，MS 以女性更多见，视力下降不如 NMOSD 明显，主要以大脑内病灶为主，有个别的病例尸检中还发现同时存在同心圆硬化的病理表现。

### 三、影像特点

20 世纪 80 年代主要依据 CT 来判断 MS 的病灶，阳性率在 40%～50%，主要表现为低信号影，边界不甚清楚，即病变在活动进展期或复发期增强扫描的强化有的也较不明显。由于 CT 分辨率相对较低，所以容易漏诊小于 7mm～1cm 的小病灶，对脑干、小脑及脊髓内病灶的分辨率更低。

当前 MRI 是诊断 MS 最为敏感的辅助检查方法，其敏感性可达 96%～100%。MS 病灶在 MRI 上表现主要是长 $T_1$ 及长 $T_2$ 信号，对于新病灶或早期的病变 $T_2$ 像显示比 $T_1$ 像明显，有时甚至在 $T_1$ 像上发现不了病灶。病灶在 FLAIR 像比 $T_2$ 像更为显著，尤其是对靠近皮质及皮质下的病灶及微小病灶，FLAIR 像更容易发现病灶，DWI 可发现新的病灶。陈旧病灶注射 Gd-DTPA 后一般不强化，而新病灶则可出现不同程度强化。除了敏感性及特异性较强外，MRI 对 MS 病灶的转归有科学的评价，能够证实病灶的消失、进展或变化。更新的功能 MRI 技术，如磁共振波谱（MRS）及弥散张量成像（DTI）也对脱髓鞘病灶有更重要的辅助诊断价值（图 10-4～图 10-9）。

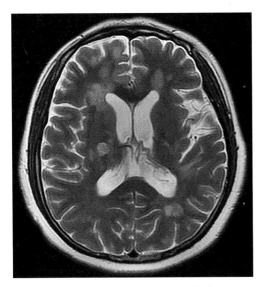

图 10-4　脑室旁多发长 $T_2$ 病灶

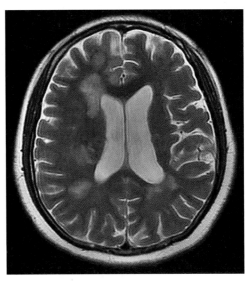

图 10-5　脑室旁多发长 $T_2$ 病灶

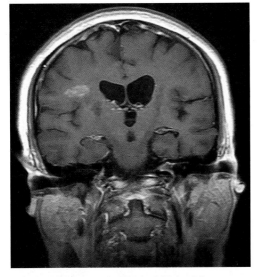

图 10-6　$T_1$ 增强，病灶有强化

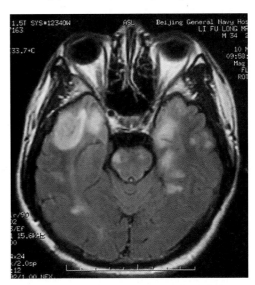

图 10-7　FLAIR 可见皮质内亦有多个病灶

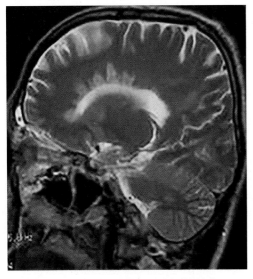

图 10-8　$T_2$ 可见病灶垂直于侧脑室

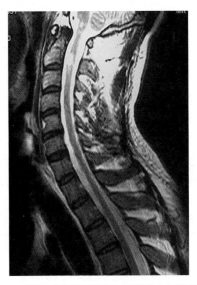

图 10-9　$T_2$ 可见分别位于颈 2 及桥延交界处的小病灶

## 四、诊断

临床分型：依据 MS 的临床表现可分为以下五型。

（1）复发 - 缓解型（RRMS）：临床最常见，约占 85%，疾病早期出现多次复发和缓解，可急性发病或病情恶化，之后可以恢复，两次复发间病情稳定。

（2）继发进展型（SPMS）：由 RRMS 转化而来，研究表明，80% 的 RRMS 2 在 5 年后转为此型，病情进行性加重不再缓解，伴有或不伴有偶尔的复发、轻微的缓解及平台期。

（3）原发进展型（PPMS）：约占 10%，起病年龄偏大（40～60 岁），起病后渐进展（无平台期或缓解），仅偶尔有短暂平台和轻微改善。MRI 显示造影剂钆增强病灶较继发进展型少，CSF 炎性改变较少。

（4）进展复发型（PRMS）：症状直进展，并间有急性复发，复发可完全缓解或无缓解，复发间隔期病情仍持续进展。

（5）良性型 MS：约占 10%，病程呈现自发缓解（15 年后仍正常）。

## 五、病理变化

MS 病变以白质受累为主，灰质也可累及，可分布于脑室旁白质、半卵圆中心、脑干、小脑、脊髓、视神经、视交叉等部位。肉眼观察：有的蛛网膜变厚并与脑有粘连。脑常有凹陷区域，可有萎缩。脊髓常呈灰色节段性萎缩。大体脑标本冠状切面常见脑室系统扩大，白质内有大小不等的、数量不一的、形态不规则的灰暗色斑块，边缘清楚。经典型的 MS 较少破坏白质的弓状纤维（arcuate fibre or U-fibre）（图 10-10）。脱髓鞘病变早期常为灰红色，质较正常组织为软，可能略为突出；晚期常为半透明的灰色斑块（图 10-11），质较正常为硬，系星形胶质细胞增生缘故，硬化之名由此而来。脊髓病灶可能发生于任何一个节段，不论灰质及白质皆可波及。病灶的多少及大小，在不同的标本中各异，有时较少，有时可以很多。大者直径为 1～2cm，小者常不易为肉眼所发现。但作为经典型的 MS，其脊髓病灶一般在 2 个脊髓节段以内。

镜下观察：急性病灶常见皮质下白质大片脱髓鞘坏死，灶内有大量格子细胞，多集中于血管附近。小血管可有充血，病变区及附近的小血管扩张，周围有炎性细胞渗出，特别是小静脉周围有袖套样淋巴细胞为主的炎细胞聚集，即血管周围淋巴套，炎性细胞主要为 T 和 B 淋巴细胞、浆细胞、巨噬细胞、

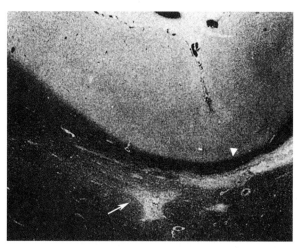

图 10-10　皮质下白质内脱髓鞘区（箭头），弓状纤维保留（▲所示），髓鞘染色 ×8

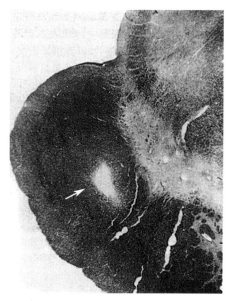

图 10-11　MS 大脑脚脱髓鞘区（箭头），髓鞘染色 ×15

小胶质细胞,少数为粒细胞,尤其是嗜酸性粒细胞。灶内一般无增生的星形胶质细胞,少突胶质细胞有坏变和消失,周边可见肥胖星形胶质细胞和水肿,弓状纤维则保存完整,此为严重早期损害病变,这种改变则较常见。慢性病灶往往表现为脑结构完整,用髓鞘染色法如 luxol fast blue(LFB,图 10-12)或 Weil 可见髓鞘有不同程度的脱失,也就是说轻者只是部分髓鞘脱失或变薄,重者可能为完全脱失。用嗜银法,如 Bodian 可见病灶内的轴索出现各种改变:着色变浅或特别暗,可变细,增粗或肿胀,亦可为断裂或球状,严重时呈小碎块状或颗粒状。一般说来,凡髓鞘有改变时轴索多少亦有改变,并非如过去认为的在早期只有髓鞘变性而无轴索改变。轴索损伤的程度可能与病情轻重及持久密切相关。近年研究表明轴索损伤不仅在慢性期存在,也可在急性期出现;即使是影像上表现为正常的白质,在病理上也存在进行性的轴索变性;轴索损伤可导致脑及脊髓的萎缩;在 MS 病变的边缘存在硫酸皮肤素蛋白聚糖,这种细胞外基质蛋白聚糖对轴索的再生不利。

脱髓鞘病变中胶质细胞的改变亦很显著。小胶质细胞活化增生,吞噬髓鞘的破坏产物类脂及中性脂肪而形成格子细胞(图 10-13),在白质内脱髓鞘的病灶周围聚集。另外,格子细胞亦多见于血管周围,其中一部分即来自血管外膜细胞。星形胶质细胞亦大量增生(图 10-12~图 10-15),有的呈肥胖星形胶质细胞。晚期格子细胞消失,只剩少数纤维性星形胶质细胞及许多胶质纤维(图 10-16),即瘢痕组织。这种胶质增生,因出现缓慢,又在轴索之间,常平行排列,称同形胶样改变。间叶组织亦参与此病变过程,病灶中血管周围往往有淋巴细胞和浆细胞浸润,可见血管周围淋巴套(图 10-17)。

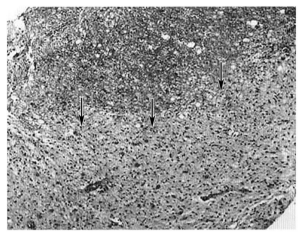

图 10-12　大脑白质脱髓鞘区(箭头)
髓鞘染色[LFB+H-E]×200

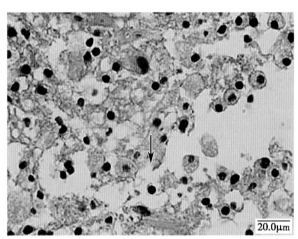

图 10-13　大量吞噬髓鞘残片的格子细胞
髓鞘染色[LFB]×400

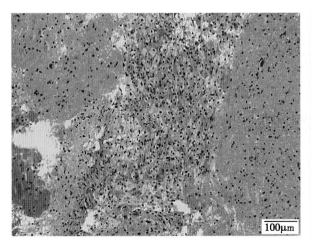

图 10-14　脑脱髓鞘及胶质细胞增生

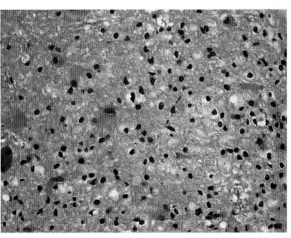

图 10-15　胶质细胞增生 H-E×400

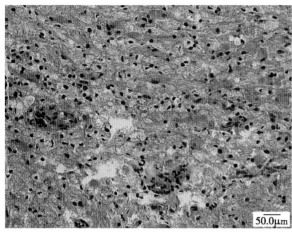

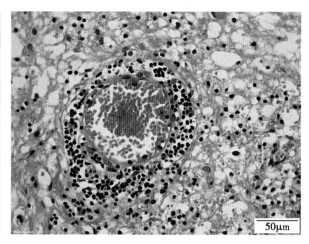

图 10-16　大量纤维型胶质细胞 H-E×400　　　　图 10-17　血管周围淋巴套 H-E×400

蛛网膜下腔亦有淋巴细胞、浆细胞及单核细胞。晚期大量胶原纤维增生，使蛛网膜变厚，并可出现与软脑膜粘连。神经细胞的改变较轻，多为轴索变性的后果，表现为尼氏体溶解或脂肪变性，累及皮质的神经细胞可以消失。脊髓内的灰质则不同，随着病灶的扩大，神经细胞亦受累。脑神经及周围神经亦可受累，主要改变为脱髓鞘，偶亦有血管周围淋巴细胞及浆细胞浸润。总之，脱髓鞘伴轴索相对保留、神经细胞基本完好和星形胶质细胞瘢痕是 MS 的主要病理特征。

另外值得重视的是，在同一冠状切面，一侧可见灰色的脱鞘斑块，另一侧见到同心圆的斑块。

以往认为 MS 病理以脱髓鞘为主，轴索相对保留。但近来各种证据表明 MS 患者有轴索损伤，且发生在 MS 的全程。病理学通过淀粉样蛋白前体（APP）免疫组织化学染色可以来检测急性轴索损伤，APP 积聚主要见于活动期病灶轴索横断处和非活动期病灶边缘。通过影像 MRS 也可发现 MS 患者活动期的髓鞘脱失和轴索损伤，早期临床上甚至还没有出现功能缺损时，NAA（N- 乙酰天冬氨酸）水平就开始减低，随着疾病进展该比值继续减低。MS 患者的表面"正常"白质（normal appearing white matter，NAWM）中的所谓"正常"白质是因为这种白质在常规 MRI 上显示正常，在普通髓鞘染色上也无异常，但进行 MRS 可发现 NAA 水平减低，提示 NAWM 区也有轴索损伤。即使在非活动的病灶中，轴索受损也可能持续存在。轴索缺失是进展期 MS 不可逆功能缺失的主要原因，可能与病情轻重及持久密切相关。

## 六、鉴别诊断

同心圆硬化（concentric sclerosis），又称 Balo 病（Balo disese），或称同心层轴周性脑炎，是 CNS 脱髓鞘疾病的一种。病理表现为正常脑组织与脱髓鞘病变区呈年轮样交替排列，小静脉周围有淋巴细胞为主的炎细胞浸润，同时在髓鞘破坏后有神经胶质增生，故命名为"同心圆硬化"。本病的病因及发病机制尚不明确，可能部分与 MS 类同。有学者诊断本病可能为 MS 的一种特殊类型。但由于近年国内外对同心圆硬化病例积累多了以后发现，它与 MS 在临床表现上仍有不同，因此，还是当作一个独立的疾病看待更合适，是 IIDD 的一个类型。

该病发病年龄一般在 20～50 岁，平均 35 岁，男性略多，无家族史及感染史。一般亚急性或急性起病，半数有低热、乏力、头痛等前驱症状，起病 1 个月左右症状才较明显。首发症状多为性格和行为改变，交往困难，表现为情感淡漠、少语，或有头痛，或伴低热、乏力等，可有癫痫发作、步态障碍、吞咽困难为首发症状，国内报道多为沉默寡言起病和头痛头晕乏力起病，之后才出现精神症状。本病可以出现脑部的各种症状和体征，但主要以精神异常和人格及行为改变为主，表现为情感淡漠、缄默、反应迟钝、发呆、无故发笑，可有因病情未控制呈去皮质状态，多数有尿便失禁，可有锥体束受累、肌张力增高、重复语言或失语等。以往认为该病病程为急性、快速进展性致死性过程，但我们的病例及近来报道的多例患者均为非致命性，患者在接受合理治疗后，能恢复到生活自理，并且长期存活。未能及时诊断和合理治疗的患者，可死于合并支气管肺炎或脑疝。

CT 可显示白质内多数片状或类圆形低密度影，以脑室周围及半卵圆中心白质最为常见。近年来 MRI 检查较 CT 更有助于发现同心圆硬化之病灶。

MRI 上 Balo 病在早期 T2 像可见病灶中心类圆形高信号和周边较高信号（长 T2）构成似"煎鸡蛋"样的双重结构病灶 T1 相呈低和较低（长 T1）信号。而发病后约 1～3 个月：中央区 T2 相高信号渐淡化，病灶内高低信号相互交叠，排列成层状，即同心圆病灶。Gd-DTPA 增强时，可见环形或半环形强化，DWI 上为高信号。随着时间，增强效应也逐渐减弱，慢性期则不再强化。Balo 病灶可多发或单发，病灶常较大，特别注意病变常累及皮质。对于 Balo 的诊断目前尚无统一看法。

大体的病理形式有如下几种：以某点为中心呈同心层样的排列，有时同心圆损害呈部分或 1/3 象限性；呈玫瑰花结或荷兰石竹样；呈洋葱头样；呈花叶病样；呈平行线样或波浪样；由于临近皮质的挤压或牵拉，或由于本身病变所致同心圆排列的环变形，形成不规则的同心圆样。镜下显示严重髓鞘脱失区与髓鞘保留区相间存在的病变主要位于大脑的白质区域，而脑干、小脑、脊髓很少受累。某种意义上或者可以说同心层的构成是脱髓鞘较重的病变区与脱髓鞘较轻的病变区相隔而成。病变区内可见大量吞噬细胞，少突胶质细胞减少，少数星形细胞肥大，小血管周围可见以淋巴细胞为主的炎细胞浸润。值得注意的是其他脱髓鞘病变如 MS 病变中也可存在少数类似同心圆的病理改变。

## 第五节　视神经脊髓炎诊断与鉴别诊断

视神经脊髓炎（neuromyelitis optic，NMO）是一种主要累及视神经和脊髓的 CNS 炎性脱髓鞘病，又称 Devic 病。长期以来一直认为 NMO 是 MS 的一个亚型，因而有人见到 NMO 的病例直接就称为 MS。但诸多证据表明它具有很多与 MS 不同的临床、影像、免疫及病理的表现，因此，NMO 可能是一个独立的疾病单元。国内外学者都认为亚洲 NMO 的发病率明显高于欧美国家。2004 年发现 NMO 高度特异性的诊断标志物水通道蛋白 4（aquaporin-4，AQP4）后，2007 年提出了 NMO 谱系疾病（neuromyelitis optica spectrum disorders，NMOSD）的概念，随着临床、影像及基础研究等的进展，NMOSD 不断扩展。

### 一、病因

最近关于 NMO 的脊髓标本活检和尸检的免疫病理研究支持 NMO 与体液免疫相关。Lucchinetti 等在活动性髓鞘破坏区域发现以 IgG 和 C9 新抗原（补体活化的标记）沉积为主的。这种沉积物也可见于有血管增生和纤维化改变的血管壁。此外，血清自身抗体 NMO-IgG 和脊髓的免疫病理结果共同支持体液免疫的学说，也暗示在 NMO 发病机制中有 1 种或更多种自身抗原。

通过对 NMO 患者复发期和缓解期进行外周血 CD4$^+$ T 细胞分析，得出其转为 Th1 型（细胞内干扰素 -γ 和 IL-4 比值增加）的结论。而在传统 MS 中，这种 Th1 改变只发生在复发期。CSF 研究结果一致表明 OCB 在 NMO（大约 20%～40%）和日本视神经脊髓型 MS（35%～45%）比在传统型 MS（85%～90%）中少见。Nakashima 等最近研究发现 NMO 和 MS 患者 CSF 的 IgG 浓度比对照组高，IgG1% 和 IgG1 指数升高只见于 MS 病例。既然 OCB 阳性结果病例常限制于 IgG 升高的病例之内，研究者推测正是由于 NMO 缺乏 IgG1 的反应，才导致 OCB 不显示。更进一步说，既然 IgG1 与 Th1 自身免疫相关，那 NMO 就符合 Th2 机制异常为主导致的免疫和免疫病理改变。其他研究者发现 CSFIL-10 水平升高和 OCB 阳性相关，且这个水平在 NMO 比在 MS 更低。

### 二、临床特征

NMOSD 好发于女性，在复发病例中女性是男性的 3 倍多，平均发病年龄近 40 岁，比经典型 MS 晚 10 年。

NMOSD 早期的临床表现容易出现被患者和临床医师所忽视节段性皮肤瘙痒症状。He 等发现伴脊髓损伤的 NMOSD 患者中有 64.4%（38/59）出现皮肤瘙痒症状，其中有 16 例为首发症状。可以说瘙痒是 NMOSD 的常见症状之一。NMOSD 的视神经炎（optic neuritis，ON）首次发作达到高峰时，约 40% 的患眼几近失明。但大多数患者治疗后视力有改善，尤其是单时相病程患者。视神经炎可为单侧或者双侧受累。少数患者双侧 ON 同时发生，但要比 MS 常见。NMOSD 的急性视神经症状重，伴或不伴有球后疼痛。可有不同形式的视野缺损。复发的 ON 常会遗留一定的视力损伤，有的仅为复发性脊髓炎的部分患者在尸检中发现视神经和视交叉存在慢性脱髓鞘改变。从视力损伤来看，NMOSD 较重，且恢复差，有的反复复发缓解发作，可致永久性失明；眼底早期可见到视乳头炎的表现，晚期则为视神经萎缩。而 MS 相对不重，很少双侧同时受累，且恢复要好一些。脊髓病变在 MS 常单侧，症状多不对称。而 NMOSD 常双侧受累，症状相对较对称。

典型急性脊髓炎可为脊髓完全横断的表现，有的可出现上升性脊髓麻痹的表现。从数小时至数天内两侧脊髓的运动、感觉和括约肌功能严重受损，而类似表现在经典的 MS 少见。脊髓损害的平面以颈段最为多见，其次为胸段。少数患者病变为非对称性，也可为不全横贯性损害的表现，可表现为 Brown-Sequard 综合征。Lhermitte 征、发作性痛性肌痉挛、根性疼痛在复发者中相对常见。以 NMOSD 诊断标准为依据，临床出现复发病程的患者百分比分别是：1 年 55%、3 年 78%、5 年 90%。

既往认为 NMOSD 很少有视神经与脊髓以外的症状。但最近的研究发现约 17.5% 的患者以顽固性呃逆、恶心、呕吐起病，病变位于脑干，表现为极后区综合征（intractable nausea or vomiting and hiccups，INH），容易被误诊为消化科疾病或神经源性呕吐。少数患者还可有眩晕、面部麻木、眼震、头痛等。极少数 NMOSD 病例报道有眼外肌麻痹、癫痫、共济失调、构音障碍、脑病、自主神经功能紊乱、周围神经病。当早期无视神经炎、急性脊髓炎等两大主要表现，而仅出现极后区综合征（呃逆、恶心和呕吐）或发作性嗜睡或其他急性间脑综合征时，则容易与早期有相同症状的播散性脑脊髓炎、抗 NMDAR 脑炎等相混淆。所以，早期应注意进行水通道蛋白 4（AQP4）抗体水平、抗 NMDAR 脑炎抗体的检测来加以鉴别。

与典型 MS 类似，复发型 NMOSD 的病程由多个无法预测，相隔数月或数年的单个病程组成。尽管 NMOSD 可以病情较重，神经功能障碍不断累积，但复发型 NMOSD 的自然病史和经典型 MS 明显不同。半数以上复发型 NMOSD 患者至少一眼永久遗留有严重的视力损害，或者发病后 5 年内因截瘫或单瘫导致无法行走。这与 MS 不同，后者多数患者首次发作后恢复较好（或痊愈），且在继发进展阶段之前，损伤都相对较轻。NMOSD 不常表现为进展性的病程。

近年来 MOG 抗体成为 CNS 脱髓鞘病的研究热点，部分研究发现 AQP4-IgG 阴性的 NMOSD 合并 MOG 抗体阳性，MOG-IgG 阳性 NMOSD 患者更易侵袭视神经和脊髓节段，更易出现视盘水肿。在影像学上，可以见到 MOG-IgG 阳性的 ON 更多的累及视盘及与视盘相连的球后段，而 AQP4 抗体阳性患者更多的累及视交叉和视束等视神经后段。MOG-IgG 阳性患者较阴性患者累及更多的脊髓节段。合并 LETM、AQP4 抗体阳性者颈胸段多见，MOG-IgG 阳性者胸腰段多见。

### 三、辅助检查

1. CSF　NMOSD 急性脊髓炎发作期 30% 的患者 CSF 细胞数增多，超过 $50WBC/mm^3$，在经典型 MS 则少见这种细胞数改变。且 CSF 细胞分类以中性粒细胞为主，在 MS 也极少见。

2. 视觉诱发电位　电生理学对 NMOSD 有一定诊断价值，视觉诱发电位对于视神经有亚临床病灶而仅表现为复发型脊髓炎的患者有辅助诊断作用。

3. 血清 NMO-IgG 自身抗体　Mayo Clinic 研究组报道发现了一种新型血清自身抗体，可用于鉴别 NMOSD 和经典型 MS。应用间接免疫荧光法可以显示这种特殊的标记物（称为 NMO-IgG），其选择性地和 CNS 微血管、软膜、软膜下和血管周围（Virchow-Robin）间隙结合。同时证实亚洲视神经脊髓型 MS 和 NMO 可能是同一个疾病实体，某些原发的复发型视神经炎和复发型脊髓炎病例也许是不完全的 NMOSD。

4. 头颅及脊髓 MRI　对 NMOSD 的诊断有辅助作用。对于临床表现为反复发作的视神经炎和脊髓炎,若头颅 MRI 结果正常或者仅有不符合 MS 影像学诊断标准的非特异性白质病变的患者,尤其是位于三、四脑室周围或侧脑室周围室管膜周的病变,则更支持 NMOSD 诊断。和所有原发的脱髓鞘病一样,临床都有特例,可以表现非常像 NMO,但却有类似 MS 的大脑和脑干病灶。因此,像这样的病例应否定 NMOSD 的可能。大多数 NMOSD 患者脊髓病灶在 3 个或 3 个以上椎体节段,脊髓往往肿胀较明显,病变多位于脊髓中央(图 10-18),钆强化明显,有的呈环状强化(图 10-19)。相反,MS 患者的脊髓病灶很少超过 2 个椎体,且多位于近脊髓表面的部位,或偏于一侧。

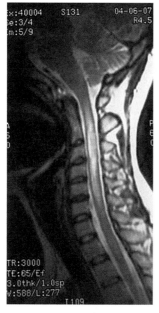

图 10-18　NMOSD 脊髓病灶多位于脊髓中央

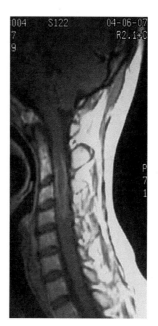

图 10-19　T_1 增强可见环状强化

## 四、诊断

核心临床症状包括:①视神经炎;②急性脊髓炎;③极后区综合征(发作性呃逆,恶心或呕吐),无法用其他原因解释;④急性脑干综合征;⑤症状性发作性睡病,或急性间脑症状伴 MRI 上 NMOSD 典型的间脑病灶;⑥大脑综合征伴 NMOSD 典型的大脑病灶。

## 五、病理变化

病变主要累及视神经及脊髓,视神经及视交叉的大体切片亦可见到髓鞘的脱失,特别是视交叉亦有萎缩及变灰(图 10-20)。视神经及视束交叉可能有局部病灶或全部受损而后萎缩变硬,切面为黄或灰色。脊髓虽任何节段均可受累,但以颈段及胸段受损最常见。病变节段常在 3 个椎体以上,常常在脊髓的中央部位。脊髓肿胀较明显。脊髓大体观可见大块病灶明显肿胀、软化及坏死,而成为空洞,很少有胶质瘢痕形成。少数患者在大脑内也可有散在的小病灶。

镜下观察:NMO 急性脊髓病变可见灰质和白质管周轻度炎性脱髓鞘到完全出血、坏死等不同程度改变。图示同一患者脊髓的病变部位有显著髓鞘脱失(图 10-21),病灶处的小血管周围有炎细胞浸润(图 10-22),Bodian 染色可见轴索改变(图 10-23)。多数 NMO 病例有中性粒细胞、嗜酸性粒细胞等大量白细胞浸润。这种较重的炎细胞浸润方式完全不同于经典型 MS 那种淋巴细胞为主的轻度浸润。嗜酸性粒细胞在 NMO 发病中的作用尚不明确,可能是最初的反应,也可能是继发于补体 C5a 片段的活化。随着病情的反复和波动，在病变中有新鲜和陈旧的病变，新鲜病变以髓鞘脱失及炎细胞浸润为主，而老一些的病变有胶质增生，但不如 MS 的胶质增生那样显著。NMO 视神经病变表现为髓鞘脱失，轻度炎细胞浸润。脑组织大致正常，或有小范围斑点状髓鞘脱失、胶质细胞增生、管周炎细胞浸润。

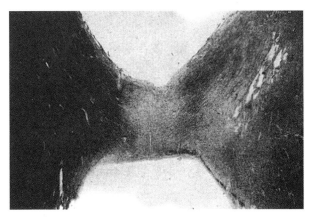

图 10-20　右视交叉明显脱鞘，髓鞘染色×8

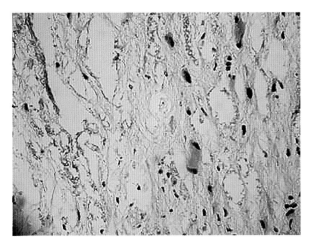

图 10-21　脊髓内髓鞘脱失（LFB，×400）

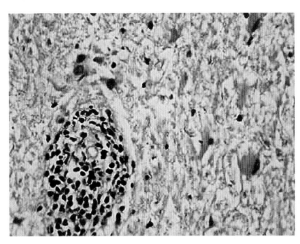

图 10-22　血管袖套形成（H-E，×400）

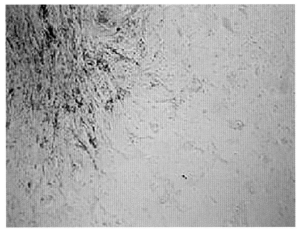

图 10-23　轴索坏变（Bodian，×400）

### 六、鉴别诊断

1. 与 MS 鉴别　MS 是一种原因不明的 CNS 慢性炎症导致的多灶性脱髓鞘病，病变累及灰白质。脱髓鞘、轴索变性、瘢痕形成（硬结）是非活动性 MS 病灶的特征。MS 病变较少累及 U 型纤维（U-fibers），故病变多位于脑室周围皮质下白质，亦可累及视神经和视交叉（但很少影响视束），表现为单眼或双眼视力下降或视野缺损，视觉诱发电位（VEP）异常，可见视乳头轻度水肿，但与 NMO 不同，MS 发作后多数患者视力视野基本恢复，眼底检查多数可恢复或病变较轻，而 NMO 眼底视乳头萎缩严重，视力受损严重。NMO、MS 的脊髓病灶节段多小于 2 个脊髓节段，病灶往往偏于脊髓的一侧，脊髓也很少有水肿及增粗的表现。

值得一提的是 MS 患者中也存在周围神经损伤和慢性炎性脱髓鞘性多发性神经根神经病（CIDP），这可能与 CNS 和周围神经系统（peripheral nervous system，PNS）的共同抗原相关，如髓鞘碱性蛋白（myelin basic protein，MBP）和髓鞘素结合糖蛋白（myelin-associated glycoprotein，MAG）就可能是的 MS 和 CIDP 共同抗原。虽然 CNS 和 PNS 有共同抗原，但 MS 和 CIDP 并未同时发生，大多数周围神经损伤发生在 MS 病程 10 年以上，这可能是因为 T 细胞特异性反应逐渐从 CNS 抗原过渡到 PNS 抗原。

与 NMO 相比，MS 病灶内虽也有补体激活，但程度不及 NMO，且 MS 病灶内免疫球蛋白和补体主要沉积在髓鞘脱失区及病灶边缘的巨噬细胞和少突胶质细胞上，而不是血管周围。MS 病灶内几乎不出现嗜酸性粒细胞和嗜中性粒细胞浸润。NMO 以 B 淋巴细胞浸润为主，而 MS 以 T 淋巴细胞浸润的细胞免疫为主，不同种类的白细胞亚型参与 MS 病理过程也是当今研究的热点。最近研究发现 B 淋巴细胞、浆细胞和 MS 自身抗体在发病机制中也起重要作用，不应忽视 MS 中 B 细胞的免疫应答参与。

2. 原发性中枢神经系统血管炎（primary angiitis of central nervous system，PACNS）　为原发于中枢神经系统的特发性小血管炎性病变，其临床、影像与 NMOSD 极易相互误诊，部分 PACNS 脑活检病理缺乏典型表现，易误诊为脱髓鞘病。但 PACNS 的部分特点可供鉴别：①临床起病相对较急，病灶更靠近皮质，可表现为癫痫发作；②以皮质受累多见，增强 MRI 可呈脑回样强化，部分累及中线结构，常分布于双侧；③病灶周围水肿及占位效应多不显著；④实验室方面，国外文献报道，约 30% 的 PACNS 可见到血小板的轻中度增高，少数患者还可出现 p-ANCA、c-ANCA 阳性，有一定鉴别价值；⑤部分病例在急性期与亚急性期可因病灶坏死，合并出血，MRI 平扫呈短 $T_1$、短 $T_2$ 信号，DWI 则呈低信号或混杂信号，SWI 可证实出血；⑥对激素治疗反应相对较慢，往往在使用激素后，增强 MRI 病灶很少快速消减；⑦依据病理学特点可分为：淋巴细胞浸润型、肉芽肿型、急性坏死型；其镜下可见血管壁炎细胞浸润或坏死，部分可见受累血管闭塞。

## 第六节　瘤样脱髓鞘病诊断与鉴别诊断

瘤样脱髓鞘病变（tumefactive demyelinating lesions，TDLs），既往也称为瘤样炎性脱髓鞘病（tumor-like inflammatory demyelinating disease，TIDD）或脱髓鞘假瘤（demyelinating pseudotumor，DPT），是中枢神经系统（central nervous system，CNS）一种相对特殊类型的免疫介导的炎性脱髓鞘病变，绝大多数为脑内病变，脊髓 TDLs 鲜有报道。因其临床表现相对较轻，影像所见病变体积较大，多伴周边水肿，且具有占位效应或 / 和增强的影像改变，易与脑肿瘤相混淆，因此得名。

尽管脑活检是诊断 TDLs 的"金标准"，但有其局限性：①患者恐惧脑活检或因多数医院条件所限，脑活检难以广泛开展；②脑活检诊断困境：有时 TDLs 病理不典型，当伴有胶质细胞过度增殖表现或假性异型性，易与脑胶质瘤相混淆；③活检术前因用过糖皮质激素（以下简称激素）的原发性中枢神经系统淋巴瘤（primary central nervous system lymphomas，PCNSL）病变组织失去典型淋巴瘤病理改变，且病变边缘常伴反应性 T 细胞增多，易被误诊为 TDLs；④在脑活检取材少或定位不够精确时，缺乏典型病理改变，难以确诊，需再次活检。

目前，对 TDLs 诊断仍主要依靠临床与影像特点，因国内外尚缺乏 TDLs 相关诊断标准或专家共识，以至在该病的诊疗上相对比较盲目，部分病例因诊断困难或条件所限而延误诊疗，有的未明诊断即按"肿瘤"直接行手术切除或伽玛刀治疗。近年来，国内 TDLs 临床研究进展迅速，诊断经验日趋成熟，为此，国内神经病学免疫专家联合神经影像与病理专家共同起草制定了《中枢神经系统瘤样脱髓鞘病变诊疗指南》，以更好指导各级医疗机构对 TDLs 进行鉴别、诊断及治疗，特别是为不能行组织活检病理确诊 TDLs 的诊疗决策提供参考依据。

## 一、病因

Kepes 等报告 31 例经病理证实的脑内 TDLs，当时推测是介于 MS 与感染或疫苗接种后播散性脑脊髓炎（disseminated encephalomyelitis，DEM）之间的一种独立疾病实体。近年研究认为 TDLs 与 MS、Balo 病、DEM 等发病机制类似，在临床上部分有交叉，可能是一个相对独立的疾病实体。

病因目前仍不明确，可能与基因及自身免疫机制相关。TDLs 鲜有前驱感染症候，个别发病前有疫苗接种及感冒着凉史。

## 二、临床特征

1. 发病特点　TDLs 的发病率及患病率等流行病学资料缺如。急性或亚急性起病居多，少数慢性起病，鲜有前驱感染症状，个别发病前有疫苗接种及感冒受凉史。男女患者比例基本相当，各年龄段均可发病，以中青年为多。国内报道的平均年龄约 35 岁，国外有的报道发病年龄稍大，如 Kim 报道的 15 例 TDLs 平均为 42 岁。

2. 自然病程　早期有学者提出 TDLs 或为介于 MS 与 DEM 的中间类型。儿童期 DEM 可伴有 TDLs，Poser 等认为 TDLs 是 MS 的一种变异类型，与 Lolekha 看法相似。近年来，国内外若干临床研究发现，大多数 TDLs 为单次病程，少数可向复发 - 缓解型 MS（relapsing remitting MS，RRMS）转化，或再次以 TDLs 形式复发，极少数可与视神经脊髓炎谱系疾病（neuromyelitis optica spectrum disorders，NMOSD）重叠。

3. 临床症状　TDLs 绝大多数脑内受累，少数脊髓也可受累。与脑胶质瘤相比，多数 TDLs 临床症状相对较显著，少数亦可表现为影像病灶大、临床症状相对较轻特点，与胶质瘤类似。TDLs 以头痛、言语不清、肢体力弱起病多见。部分患者早期可仅表现为记忆力下降、反应迟钝、淡漠等精神认知障碍症状，易被患者及家人忽视。随病情进展，症状可逐渐增多或加重，也可有视力下降。TDLs 的临床症状主要取决于病变累及的部位及范围，活动期症状可逐渐增多或加重，很少仅表现癫痫发作（后者在脑胶质瘤中多见）。当 TDLs 病变较弥漫或多发时，可影响认知功能，部分出现尿便障碍。

TDLs 以白质受累为主，还可累及皮质及皮质下白质。病灶可为单发或多发，病变双侧受累较为常见，极少数可同时累及脊髓。累及额叶最为多见，其次为颞叶、顶叶，基底节区与胼胝体及半卵圆中心受累也较常见。

## 三、辅助检查

1. 脑脊液检查

（1）脑脊液（cerebrospinal fluid，CSF）相关检查：颅内压多数正常，少数轻度增高，多数患者 CSF 蛋白水平正常，少数轻、中度增高，细胞数多为正常。个别患者 CSF 的寡克隆区带（oligoclonal band，OB）呈弱阳性或阳性。部分患者的髓鞘碱性蛋白（myelin basic protein，MBP）或 IgG 合成率有不同程度增高。动态观察若 OB 持续呈阳性，要注意其向 MS 转化之可能。

（2）血清学免疫相关检查：极少数 TDLs 与 NMOSD 重叠，其血清水通道蛋白 4（AQP4）抗体阳性；伴有可提取核抗原（extractable nuclear antigen，ENA）部分抗体阳性者更易复发。

2．电生理学检查　对于 TDLs 的诊断价值并不显著，但可利用视觉、脑干诱发电位或体感诱发电位作为确定疾病受累部位及范围的亚临床证据。

3．影像学检查　按 TDLs 的影像学形态特点、病灶形态可将 TDLs 分为以下三型：①弥漫浸润样病灶（diffuse infiltrating lesions，图 10-24A、B）：$T_2WI$ 显示，边界不清，可呈不均匀强化，犹如弥漫浸润样生长；②环样病灶（ring-like lesions）：病灶形态为圆形或类圆形，可呈闭合环形及开环形强化（图 10-24C）；③大囊样病灶（mega cystic lesion，图 10-24D）：病灶 $T_1WI$、$T_2WI$ 均呈高信号，边界非常清楚，可呈环形强化。

（1）头颅 CT 检查：TDLs 在 CT 平扫时绝大多数为边界较清楚的低密度影（图 10-25A），个别可为等密度（图 10-26B），CT 强化多不显著。

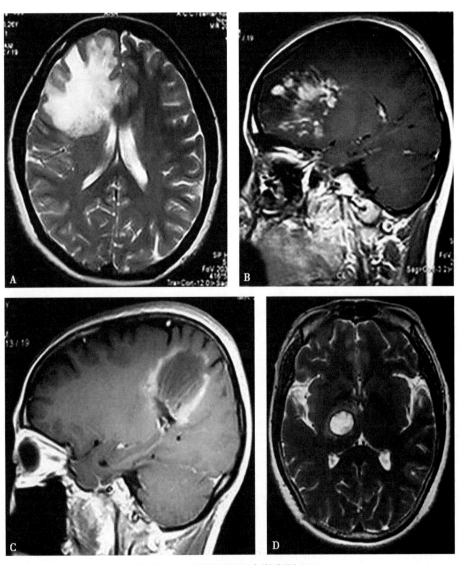

**图 10-24　三例不同形态学类型 TDLs**
分别为浸润型（A，B）、环样病灶（C）、大囊样（D）。

（2）头颅 MRI 检查

1）头颅 MRI 平扫：MRI 显示 TDLs 的病灶常比 CT 的范围要大，水肿也更明显，$T_1WI$、$T_2WI$ 多为高信号，其中，70%～100% 的患者 $T_2WI$ 为高信号，边界较清楚，部分伴 $T_2$ 低信号边缘（图 10-27A）。TDLs 多有占位效应（图 10-24A，图 10-25B，图 10-25C，图 10-26A），但其程度多不及脑肿瘤，病灶周围多可见水肿带。急性或亚急性期，以细胞源性水肿为主，弥散加权成像（diffusion weighted imaging，DWI）多为高信号（图 10-27B），经激素规范治疗后，病灶多在数周内逐渐缩小或消散。

2）MRI 增强扫描：因血脑屏障的破坏，TDLs 急性期与亚急性期在钆喷酸葡胺（Gd-DTPA）增强时，表现为结节样、闭合环样、开环样、火焰状等不同形式的强化。其中，"开环样"强化（也称"C"形强化，图 10-28A）最具特征，即周边不连续的半环或开环形强化。另外，部分 TDLs MRI 增强扫描可见垂直于脑室的扩张的静脉影，呈"梳齿样"结构（图 10-24B，图 10-25D），急性期与亚急性期多见，该特点对于 TDLs 的诊断具有一定特异性，脑肿瘤一般无此特点。

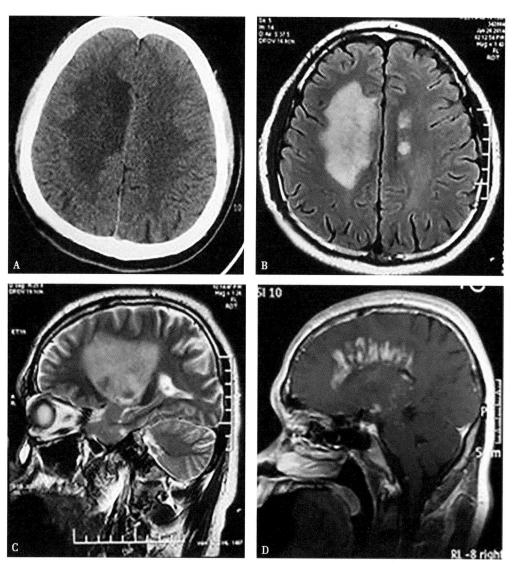

图 10-25　TDLs

头颅轴位 CT 示：双侧半卵圆中心弥漫性大片状低密度影（A）；轴位 FLAIR $T_2WI$ 示：右侧半卵圆中心大片状高信号，左侧半卵圆中心散在多发斑片状高信号（B）；矢状位 $T_2WI$ 示：右侧大脑半球大片状高信号（C）；矢状位 $T_1WI$ 增强示：垂直于侧脑室的"梳齿样"强化（D）。

3）磁共振波谱（magnetic resonance spectroscopy，MRS）：MRS 可反映病变组织的代谢情况，对 TDLs 与脑胶质瘤、PCNSL 的鉴别具有一定的临床价值。TDLs 的 MRS 主要表现为：胆碱（Cho）峰升高、N- 乙酰天冬氨酸（NAA）峰降低，多数还伴有一定程度乳酸（Lac）峰升高（图 10-29A）。

4）灌注加权成像（perfusion weighted imaging，PWI）：可用来评价病灶内的血流灌注情况，主要有两种方法：①需静脉推注外源性对比剂（如 Gd-DTPA）的动态磁敏感对比增强（dynamic susceptibility contrast-enhanced，DSC）方法；②完全无创的动脉自旋标记（arterial spin labeling，ASL）方法。胶质瘤新生血管多，往往呈高灌注（图 10-30A，图 10-30B），而 TDLs 一般不出现高灌注表现（图 10-30C，图 10-30D）。

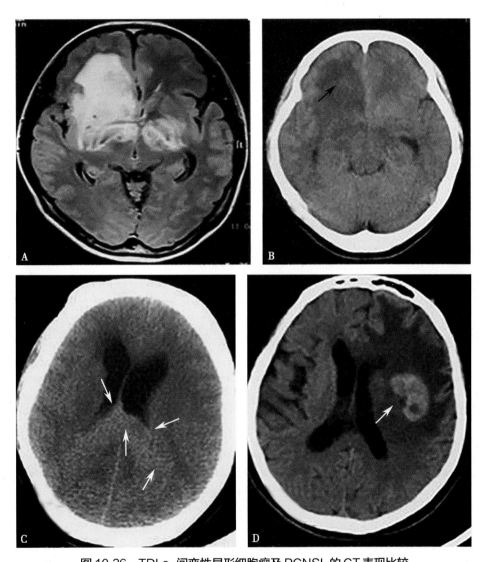

图 10-26　TDLs、间变性星形细胞瘤及 PCNSL 的 CT 表现比较

病例 1，TDLs，头颅轴位 MRI 示双侧额叶大片蝶形 T₂ 高信号（A），头颅轴位 CT 示中心小片状等密度影（B）；病例 2，胼胝体间变性星形细胞瘤Ⅲ级，头颅轴位 CT 示胼胝体压部及与之毗邻的双侧顶枕交界区可见弥漫性高密度影（C）；病例 3，PCNSL（弥漫大 B 细胞性淋巴瘤），头颅轴位 CT 示左侧基底节区"肾形"高密度病灶（D）。

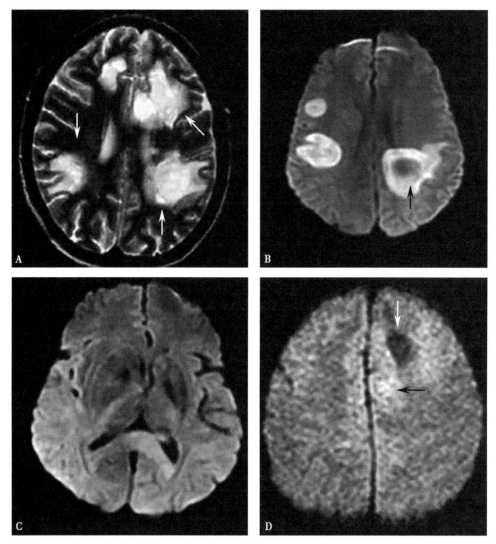

**图 10-27　TDLs、PCNSL 及间变性星形细胞瘤的 DWI 成像比较**

病例 1，TDLs，轴位 $T_2WI$ 示：多发类圆形 $T_2$ 高信号，呈"煎蛋样"（A）；病例 2，TDLs，DWI（B）
显示：双侧侧脑室旁病灶弥散受限，表现为 DWI 高信号，左侧为环形弥散受限；病例 3，PCNSL，
DWI 示：胼胝体压部弥漫性高信号（C）；病例 4，间变性星形细胞瘤Ⅲ级，DWI 示：右侧额叶病灶
中心呈片状低信号，周边弥漫性高信号（D）。

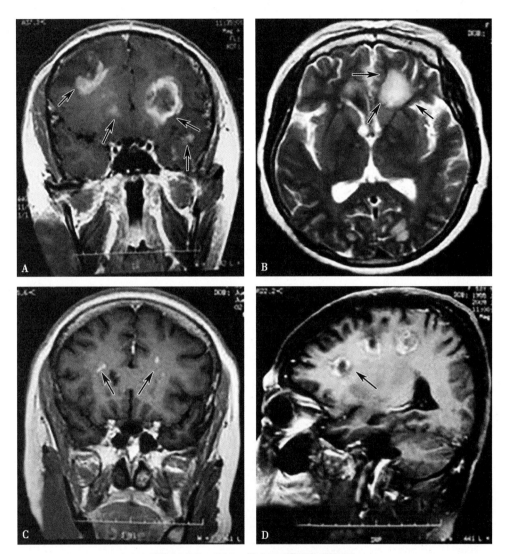

**图 10-28　TDLs 的 MRI 增强扫描所见**

病例 1，TDLs，冠状位 $T_1$WI 增强示：左右额叶皮质下病灶分别呈"闭合环形"及"开环样"强化，其中后者缺口朝向皮质方向，另外，还有部分呈斑片状及结节样强化（A，发病 22d）；病例 2，TDLs，轴位 $T_2$WI 示：双侧侧脑室额角及枕叶多发"云片状"$T_2$ 高信号，左侧病灶较大，周边低信号边缘（B 箭头，发病 30d）；病例 3，冠状位 $T_1$WI 增强示：双侧侧脑室额角旁斑片状强化（C 箭头，发病 10d）；病例 4，矢状位 $T_1$WI 增强示：右侧侧脑室额角及枕叶病灶呈"C"形强化，前者缺口朝向侧脑室，后者缺口朝向皮质（D 箭头，发病 30d）。

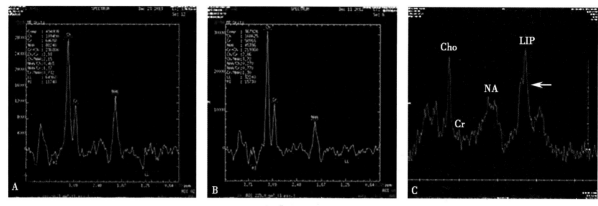

**图 10-29　TDLs、间变性星形细胞瘤及 PCNSL 的 MRS 所见**

病例 1，TDLs，$^1$H-MRS 显示：病灶定位区 Cho 峰显著升高，NAA 峰轻度降低，Cho/NAA=4.7，Lac 峰显著升高（TE=144），
β，γ-Glx 峰升高（A）；病例 2，间变性星形细胞瘤Ⅲ级，$^1$H-MRS 显示：Cho 峰显著升高，NAA 峰显著降低，Cho/NAA=6.1，
可见 Lac 峰（B）；病例 3，PCNSL（弥漫大 B 淋巴瘤），$^1$H-MRS 显示：Cho 峰显著升高，Cho/Cr=8.0，NAA 峰大致正常，
可见高大的 Lip 峰（C）。

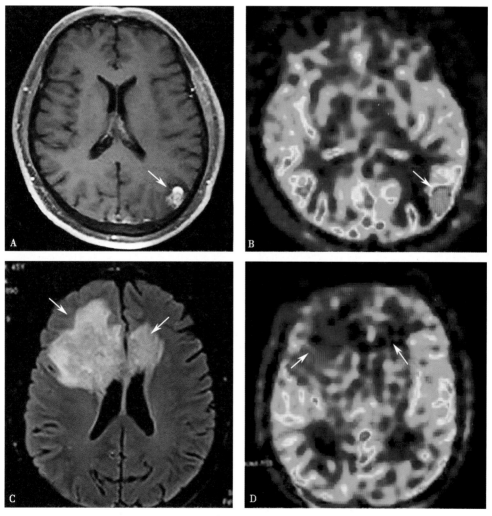

**图 10-30　胶质母细胞瘤及 TDLs 的灌注加权成像**

病例 1，胶质母细胞瘤，轴位 T$_1$WI 增强示：左侧顶针交界皮质可见结节样强化病灶（A），在 ASL
像呈高灌注（B）；病例 2，TDLs，轴位 FLAIR T$_2$WI（C）示：双侧额叶皮质下及侧脑室旁白质可见
大片融合蝶形病灶，累及胼胝体膝部，ASL 显示双侧病灶处灌注无明显增高（D）。

## 四、诊断

根据患者的临床症状、实验室指标、影像学方面，对上面所列的基本标准、支持指标、警示指标、排除指标的对应情况以及病理学活检结果，建议将 TDLs 的诊断级别分为以下三个等级：

1. 病理确诊的 TDLs　无排除指标，且脑活检出现 TDLs 典型病理学改变。

2. 临床确诊的 TDLs　同时具备以下几条：

（1）无排除指标。

（2）符合所有基本标准。

（3）至少符合 4/6 条支持指标。

（4）无警示指标。

3. 临床可能的 TDLs　同时具备以下几条：

（1）无排除指标。

（2）符合所有基本标准。

（3）至少符合 4/6 条支持指标。

（4）有警示指标存在，可用支持指标对冲平衡：① 1 个警示指标，必须至少有 1 个支持指标；② 2 个警示指标，必须有 2 个支持指标；③不允许 >2 个警示指标存在。

## 五、病理变化

TDLs 病变以白质受累为主，还可累及皮质及皮质下白质。TDLs 的病理学特征如下：

（1）H-E 和髓鞘染色显示病变区域组织结构破坏，髓鞘脱失。

（2）轴索染色和免疫组织化学标记神经丝蛋白可显示髓鞘脱失区域轴索相对保留。

（3）H-E 染色和免疫组织化学标记 CD68 可显示病变区域内有大量吞噬髓鞘碎片的格子细胞；在急性期内应用快蓝（Luxol fast blue）髓鞘染色可见胞质内充满蓝染的髓鞘碎片。

（4）病变区域及周围组织内可见血管周围"套袖样"淋巴细胞浸润，渗出细胞以 T 淋巴细胞为主。

（5）H-E 染色和免疫组织化学标记胶质纤维酸性蛋白（GFAP）可显示病变组织内不同程度反应性增生的星形胶质细胞，其胞质丰富，核常偏位，突起在 GFAP 或 Holzer 染色还可呈多数星芒状。

（6）多数病例病变组织中可见散在分布的 Creutzfeldt 细胞（怪异的肥胖型星形细胞），其特征为胞质丰富、淡染，核膜消失，染色质变为不规则染色体形式，称之为"流产型核分裂"，易误诊为胶质瘤，该细胞对 TDLs 的诊断虽不具有特异性，但结合其他改变高度提示该诊断。

（7）TDLs 的病理学改变也会随病程而发生相应变化。病程急性期（起病≤3 周）病理表现符合病理上的急性活动期改变：病灶处于激烈的炎症反应中，髓鞘大量脱失，轴索可见不同程度肿胀损伤。亚急性期（起病 4~6 周）病理符合慢性活动期病理改变：病灶边缘清晰，轴索相对保留，含有髓鞘降解物的巨噬细胞呈放射状聚集在病灶边缘。病程慢性期（起病≥7 周）病理以阴性活动期或非活动期表现为主：显示病灶髓鞘部分再生。病灶中心为非活动性的，炎细胞数很少，周围环绕着巨噬细胞和小胶质细胞，但这些细胞内几乎不含有髓鞘降解物。非活动期主要表现为病灶中髓鞘脱失区逐渐修复。

**TDLs 病理诊断常用染色技术如下：**

（1）常规染色方法：苏木精伊红染色（haematoxylin-eosin staining，H-E），可显示组织或细胞的形态学特点，为冰冻与石蜡切片的常规染色方法。

（2）显示髓鞘：Luxol fast blue 染色法，可显示正常髓鞘，常需要在完成染色后进行 H-E 复染，以便显示髓鞘脱失在组织中的分布与定位。

（3）显示轴索：Bodian 蛋白银染色法，可显示神经细胞、神经元纤维、轴突、树突，常用 Luxol fast blue 进行复染，以更好显示髓鞘脱失区域轴索相对保留这一病理特点。

（4）显示星形胶质细胞：Holzer 星形细胞染色法，可显示反应性增生的星形细胞星芒状突起。

（5）免疫组织化学标记：CD68 可显示吞噬细胞、CD3 可显示 T 淋巴细胞、GFAP 可显示反应性增生的星形细胞。

**注意事项：**

（1）脑活检病理有时也具有一定局限性，部分脑肿瘤患者因病理缺乏典型表现而易被误诊为 TDLs，而在随访中病情加重，经再次或多次手术确诊。因此，对于病理或影像表现不典型患者，临床与影像的随访尤为重要。

（2）国内外研究表明，脑活检前激素的应用是脑活检病理结果不典型的常见因素之一，特别是对于 PCNSL，活检前应避免使用激素。

（3）取材部位也是影响脑活检病理结果的重要因素之一，应选择 MRI 上强化显著的病变部位，一定程度可反映出局部的免疫活动性。

## 六、鉴别诊断

1. 脑星形细胞瘤　①临床特点：脑星形细胞瘤往往表现出影像学占位显著，而临床症状较 TDLs 相对轻，可能与星形细胞瘤瘤细胞沿神经纤维之间弥漫生长，很少破坏神经纤维及神经元有关。统计显示，约 25% 的 TDLs 以头痛起病，易被误诊为脑肿瘤；而 20% 的脑星形细胞瘤患者以癫痫起病，TDLs 则鲜有癫痫起病报道。②头颅 CT：超过半数脑星形细胞瘤病灶呈高密度或等密度，而 98% 以上的 TDLs 均为低密度灶，鉴别意义显著。③ MRI 平扫：与 TDLs 相比，脑星形细胞瘤 $T_1WI$ 以呈稍长或等信号为主而 $T_2WI$ 多边界模糊不清，占位效应更为显著，有时尽管病灶不大，却能观察到显著的灶周水肿及中线移位；部分脑星形细胞瘤病变的 DWI 信号多随时间呈越来越高趋势，而对于高级别星形细胞瘤，若病灶合并坏死、出血、囊变，则 DWI 高信号的病灶内可见低信号或混杂信号，而 TDLs 的 DWI 信号只会随病程逐渐变淡。④ MRI 增强扫描：脑星形细胞瘤则随不同病理学分型及 WHO 分级，强化影像表现各异，主要呈结节样、团块状或雾霾样强化，胶质母细胞瘤易出现囊变、出血、坏死影像特点。⑤ fMRI：还可借助 MRS 及 ASL 等功能 MRI 检查进行鉴别，胶质母细胞瘤有时可见高大脂质（Lip）峰，星形细胞瘤的 Cho/NAA 多≥2（图 10-29B），若显著升高，临床意义更大。在 PWI 与 ASL 部分胶质瘤病灶呈高灌注，特别是对于高级别者更为显著（图 10-30A、B），而 TDLs 病灶多呈等灌注或稍低灌注。⑥特殊影像征象：a. 增强 MRI 的"梳齿征"（图 10-24B，图 10-25D）对于 TDLs 的诊断有相对特异性；b. 脑桥的"基底动脉包绕征"高度提示星形细胞瘤。

2. PCNSLs　①临床特点：PCNSL 以认知功能减退与记忆力显著下降首发较多见，部分患者还可出现双眼视力下降，而 TDLs 则以头痛首发多见，仅少数可伴视力下降。②头颅 CT：多数 PCNSL 头 CT 病灶呈高密度（图 10-26D）或等密度，少数 PCNSL 患者早期头颅 CT 低密度，随病程逐渐变为高密度。CT 增强扫描一般可见中心型强化（球形居多）。③ MRI 平扫：TDLs 病灶于 $T_2WI$ 多边界清楚，与 PCNSL 相比，病变相对较为局限，且其占位效应多不及 PCNSL 显著；PCNSL 的 DWI 多为高信号（图 10-27C），且随时间呈越来越高趋势。④ MRI 增强扫描：PCNSL 多表现为相对均匀显著的片状或球形强化，有的可见"缺口征""尖角征"，有的呈雨滴样表现，上述 PCNSL 的诸多影像特点均有别于 TDLs 增强扫描的"梳齿征"及其动态演变特点。⑤ fMRI：与 TDLs 相比，PCNSL 的 Cho/NAA 多≥2，且常可见高大的 Lip 峰（图 10-29C），有助于二者的鉴别。

3. 原发性中枢神经系统血管炎（primary angiitis of central nervous system，PACNS）　为原发于中枢神经系统的特发性小血管炎性病变，可表现为颅内多发占位病变，其临床、影像与 TDLs 极易相互误诊，部分 PACNS 脑活检病理缺乏典型表现，易误诊为 TDLs。但与 TDLs 相比，PACNS 的部分特点可供鉴别：①临床起病相对较急，病灶更靠近皮质，可表现为癫痫发作；②以皮质受累多见，增强 MRI 可呈脑回样强化，部分累及中线结构，常分布于双侧；③病灶周围水肿及占位效应多不及 TDLs 显著；④实验室方面，国外文献报道，约 30% 的 PACNS 可见到血小板的轻中度增高，少数患者还可出现 p-ANCA、c-ANCA 阳性，有一定鉴别价值；⑤部分病例在急性期与亚急性期可因病灶坏死，合并出血，MRI 平扫呈 $T_1WI$ 高信号、$T_2WI$ 低信号，DWI 则呈低信号或混杂信号，SWI 可证实出血；⑥对激素治疗反应相对较慢，往往在使用激素后，增强 MRI 病灶很少快速消减；⑦依据病理学特点可分为：淋巴细胞浸润型、肉芽肿型、急性坏死型；其镜下可见血管壁炎细胞浸润或坏死，部分可见受累血管闭塞，与 TDLs 可鉴别。

4. 其他　生殖细胞瘤与脑转移瘤等也可表现为 CT 高密度征象，但前者 MRI 还可见其他征象，如：基底节区生殖细胞瘤，可见同侧大脑脚萎缩及同侧侧脑室前角的负占位效应；另外，前者往往发病年龄小，多见于男性；而后者多继发于肺癌、乳腺癌等，病灶可多发，常位于皮质下血流较为丰富的区域，也可出现环形强化，部分呈囊状，其好发性别、年龄与原发肿瘤相关。

（孙辰婧　刘建国　戚晓昆）

# 第十一章

# 脑血管疾病

## 第一节 脑 梗 死

### 一、疾病概论

脑梗死（cerebral infarction）又称缺血性卒中，是指各种原因所致脑部血液供应障碍，导致局部脑组织缺血、缺氧性坏死，继而出现相应神经功能缺损的一类临床综合征。脑梗死是卒中最常见类型，约占 70%～80%。

依据局部脑组织发生缺血坏死的机制可将脑梗死分为三种主要病理生理学类型：脑血栓形成（cerebral thrombosis）、脑栓塞（cerebral embolism）和血流动力学机制所致的脑梗死。脑血栓形成和脑栓塞均是由于脑供血动脉急性闭塞或严重狭窄所致，约占全部急性脑梗死的 80%～90%。前者急性闭塞或严重狭窄的脑动脉是因为局部血管本身存在病变而继发血栓形成所致，故称为脑血栓形成。后者急性闭塞或严重狭窄的脑动脉本身没有明显病变或原有病变无明显改变，是由于栓子阻塞动脉所致，故称为脑栓塞。血流动力学机制所致的脑梗死，其供血动脉没有发生急性闭塞或严重狭窄，是由于近端大血管严重狭窄加上血压下降，导致局部脑组织低灌注，从而出现的缺血坏死，约占全部急性脑梗死的 10%～20%。

对缺血性脑卒中患者进行病因分型有助于预后判断、指导治疗和二级预防决策。目前，在临床试验和临床实践中应用最为广泛的卒中分型系统是类肝素药物治疗急性缺血性脑卒中试验（the Trial of Org 10172 in Acute Stroke Treatment，TOAST）分型。TOAST 分型按病因分为 5 种类型：①大动脉粥样硬化型；②心源性栓塞型；③小动脉闭塞型；④其他明确病因型；⑤不明原因型。本节将以大动脉粥样硬化型脑梗死为重点，介绍不同类型脑梗死的相关问题。

#### （一）大动脉粥样硬化型脑梗死

大动脉粥样硬化（large artery atherosclerosis，LAA）型约占 17.3%，这一类型患者通过颈动脉超声检查发现颈动脉闭塞或狭窄（狭窄大于等于动脉横断面的 50%），血管造影或 MRA 显示颈动脉、大脑前动脉、大脑中动脉、大脑后动脉、椎基底动脉狭窄程度≥50%。其发生是由于动脉粥样硬化所致。患者如出现以下表现，对诊断 LAA 有重要价值：①病史中曾出现多次短暂性脑缺血发作（TIA），多为同一动脉供血区内的多次发作；②出现失语、忽视、运动功能受损症状或有小脑、脑干受损症状；③颈动脉听诊有杂音、脉搏减弱、两侧血压不对称等；④颅脑 CT 或 MRI 检查可发现有大脑皮质或小脑损害，或皮质下、脑干病灶直径 >1.5cm，可能为潜在的大动脉粥样硬化所致的缺血性脑卒中；⑤彩色超声波、经颅多普勒超声（TCD）、MRA 或数字减影血管造影（DSA）检查可发现相关的颅内或颅外动脉及其分支狭窄程度 >50%，或有闭塞；⑥应排除心源性栓塞所致的脑卒中。LAA 又分为原位血栓形成、穿支动脉闭塞、动脉到动脉栓塞和低灌注四个亚型。

1. 病因及发病机制 动脉粥样硬化是本病的根本病因。脑动脉粥样硬化主要发生在管径 500μm 以上的动脉，以动脉分叉处多见，如颈总动脉与颈内、外动脉分叉处，大脑前、中动脉起始段，椎动脉在锁骨下动脉的起始部，椎动脉进入颅内段，基底动脉起始段及分叉部。动脉粥样硬化随着年龄增长而加重,高龄、高血压病、高脂血症、糖尿病、吸烟等是其重要的危险因素。

　　脑动脉粥样硬化的病理变化,从动脉内膜增厚,形成粥样硬化斑块,到斑块体积逐渐增大,血管狭窄,甚至闭塞。粥样硬化斑块分为易损斑块和稳定斑块两种类型。易损斑块又称不稳定斑块或"罪犯斑块"。其特点为斑块表面溃疡、破裂、血栓形成,斑块内出血,薄纤维帽,大脂质核以及严重血管狭窄等。目前认为易损斑块破裂是动脉粥样硬化导致血栓栓塞事件的重要原因。斑块破裂导致血管胶原暴露,血小板黏附于胶原表面,被胶原激活后发生肿胀和变形,随后释放血小板颗粒,再从颗粒中释放出 ADP、血小板第Ⅳ因子、血栓素 A2、5-HT 等物质,使血液中的血小板不断在局部黏附和聚集,并随着内源性和外源性凝血途径的启动,凝血酶将纤维蛋白原转变为纤维蛋白,后者与受损内膜基质中的纤维连接蛋白结合,使黏附的血小板堆固定于受损的内膜表面,形成不可逆血小板血栓。动脉粥样硬化血管内皮损伤及血小板激活并在受损的内皮上黏附和聚集是动脉血栓形成的基础,血流缓慢(尤其是产生涡流时)和血液凝固性增高在血栓形成中也起着重要作用。

　　脑动脉阻塞后是否导致脑梗死,与缺血脑组织的侧支循环和缺血程度有关,也与缺血持续时间和缺血脑组织对缺血的耐受性有关。大动脉粥样硬化型脑梗死有多种发病机制:①原位血栓形成:是大动脉粥样硬化型脑梗死最主要的发病机制。血栓性阻塞导致大动脉急性闭塞或严重狭窄,发展相对较慢,其症状常在数小时或数天不断进展,临床主要表现为大面积脑梗死。②动脉 - 动脉栓塞:相当常见,为动脉粥样硬化血管壁上的血栓栓子发生脱落,阻塞远端的动脉。脑梗死在主干病变血管的供血区域内,一般梗死灶较小,症状较局限。③斑块内破裂出血:单纯斑块内破裂出血导致血管急性完全闭塞较少,常合并局部血栓形成导致脑梗死,或导致血管严重狭窄,在合并低灌注时出现局部脑缺血核心区梗死,或在缺血核心区发生梗死的同时出现血管交界区分水岭梗死。④低灌注:大动脉粥样硬化导致的严重血管狭窄没有明显改变,但合并低灌注导致血管交界区发生分水岭梗死。⑤载体动脉病变堵塞穿支动脉:动脉粥样硬化病变或血栓形成累及载体动脉分支开口,导致穿支动脉闭塞发生脑梗死。

　　2. 临床表现

　　(1)一般特点:动脉粥样硬化型脑梗死多见于中老年,常在安静或睡眠中发病,部分病例有 TIA 前驱症状如肢体麻木、无力等,局灶性体征多在发病后 10 余小时或 1~2d 达到高峰,临床表现取决于梗死灶的大小和部位,以及侧支循环和血管变异。患者一般意识清楚,当发生基底动脉血栓或大面积脑梗死时,可出现意识障碍,甚至危及生命。

　　(2)不同脑血管闭塞的临床特点

　　1)颈内动脉闭塞的表现:严重程度差异较大。症状性闭塞可表现为大脑中动脉和 / 或大脑前动脉缺血症状。当大脑后动脉起源于颈内动脉而不是基底动脉时,这种血管变异可使颈内动脉闭塞时出现整个大脑半球的缺血。颈内动脉缺血可出现单眼一过性黑矇,偶见永久性失明(视网膜动脉缺血)或 Honer 综合征(颈上交感神经节后纤维受损)。颈部触诊可发现颈动脉搏动减弱或消失,听诊有时可闻及血管杂音,高调且持续到舒张期的血管杂音提示颈动脉严重狭窄,但血管完全闭塞时血管杂音消失。

　　2)大脑中动脉闭塞的表现

　　主干闭塞:导致三偏症状,即病灶对侧偏瘫(包括中枢性面舌瘫和肢体瘫痪)、偏身感觉障碍及偏盲(三偏),伴双眼向病灶侧凝视,优势半球受累出现失语,非优势半球受累出现体像障碍,并可以出现意识障碍,大面积脑梗死继发严重脑水肿时,可导致脑疝,甚至死亡。

　　皮质支闭塞:①上部分支闭塞导致病灶对侧面部、上下肢瘫痪和感觉缺失,但下肢瘫痪较上肢轻,而且足部不受累,双眼向病灶侧凝视程度轻,伴 Broca 失语(优势半球)和体像障碍(非优势半球),通常不伴意识障碍;②下部分支闭塞较少单独出现,导致对侧同向性上四分之一视野缺损,伴 Wernicke 失语(优势半球),急性意识模糊状态(非优势半球),无偏瘫。

　　深穿支闭塞:最常见的是纹状体内囊梗死,表现为对侧中枢性均等性轻偏瘫、对侧偏身感觉障碍，可伴对侧同向性偏盲。优势半球病变出现皮质下失语，常为基底节性失语，表现为自发性言语受限、音量小、语调低、持续时间短暂。

3）大脑前动脉闭塞的表现

分出前交通动脉前的主干闭塞：可因对侧动脉的侧支循环代偿而不出现症状，但当双侧动脉起源于同一个大脑前动脉主干时，就会造成双侧大脑半球的前、内侧梗死，导致双下肢截瘫、二便失禁、意志缺失、运动性失语和额叶人格改变等。

分出前交通动脉后的大脑前动脉远端闭塞：导致对侧的足和下肢的感觉运动障碍，而上肢和肩部的瘫痪轻，面部和手部不受累。感觉丧失以辨别觉丧失为主，也可不出现。可以出现尿失禁（旁中央小叶受损）、淡漠、反应迟钝、欣快和缄默等（额极与胼胝体受损），对侧出现强握及吸吮反射和痉挛性强直（额叶受损）。

皮质支闭塞：导致对侧中枢性下肢瘫，可伴感觉障碍（胼周和胼缘动脉闭塞）；对侧肢体短暂性共济失调、强握反射及精神症状（眶动脉及额极动脉闭塞）。

深穿支闭塞：导致对侧中枢性面舌瘫、上肢近端轻瘫（内囊膝部和部分内囊前肢受损）。

4）大脑后动脉闭塞的表现：因血管变异多和侧支循环代偿差异大，故症状复杂多样。主干闭塞可以出现皮质支和穿支闭塞的症状，但其典型临床表现是对侧同向性偏盲、偏身感觉障碍，不伴有偏瘫，除非大脑后动脉起始段的脚间支闭塞导致中脑大脑脚梗死才引起偏瘫。

5）椎-基底动脉闭塞的表现：血栓性闭塞多发生于基底动脉起始部和中部，栓塞性闭塞通常发生在基底动脉尖。基底动脉或双侧椎动脉闭塞是危及生命的严重脑血管事件，引起脑干梗死，出现眩晕、呕吐、四肢瘫痪、共济失调、肺水肿、消化道出血、昏迷和高热等。脑桥病变出现针尖样瞳孔。

（二）心源性脑栓塞（cardioembolism，CE）

约占 9.3%，这一类型是指包括多种可以产生心源性栓子的心脏疾病所引起的脑栓塞。①临床表现及影像学表现与 LAA 相似；②病史中有多次及多个脑血管供应区的 TIA 或卒中以及其他部位栓塞；③有引起心源性栓子的原因，至少存在一种心源性疾病。

（三）小动脉闭塞性卒中或腔隙性卒中（small-artery occlusion，SAA）

约占 30.9%，患者临床及影像学表现具有以下 3 项标准之一即可确诊：①有典型的腔隙性梗死的临床表现，影像学检查有与临床症状相对应的卒中病灶的最大直径 <1.5cm；②临床上有非典型的腔隙梗死的症状，但影像学上未发现有相对应的病灶；③临床上具有非典型的腔隙性梗死的表现，而影像学检查后发现与临床症状相符的 <1.5cm 的病灶。

（四）其他原因所致的缺血性卒中（stroke of other determined cause，SOE）

临床上较为少见，约占 0.2%，如感染性血管炎、免疫性血管炎、非免疫性血管病、高凝状态、血液病、遗传性血管病、吸毒、血管畸形、夹层动脉瘤、肌纤维营养不良等所致急性脑梗死。这类患者应具备临床、CT 或 MRI 检查显示急性缺血性脑卒中病灶以及病灶的大小及位置。血液病所致者可进行血液学检查，并应排除大、小动脉病变以及心源性所致的卒中。

（五）不明原因的缺血性卒中（stroke of undetermined cause，SUE）

约占 42.3%，这一类型患者经多方检查未能发现其病因，包括两种或多种病因、辅助检查阴性未找到病因和辅助检查不充分等情况。

以上 5 个病因分类中，LAA、CE 以及 SAA 是临床上常见的类型，应引起高度重视；SOE 在临床上比较少见，故在病因分类中应根据患者的具体情况进行个体化的检查。

## 二、诊断标准与诊断流程

过去对脑梗死与短暂性脑缺血发作（TIA）的鉴别主要依赖症状、体征持续的时间，TIA 一般在短时间内很快完全恢复，而脑梗死症状多为持续性。近年来影像技术的发展促进了对脑卒中认识精确性的提高，对二者诊断的时间概念有所更新。目前国际上已经达成共识，即有神经影像学显示责任缺血病灶时，无论症状／体征持续时间长短都可诊断脑梗死，但在无法得到影像学责任病灶证据时，仍以症状／体征持续超过 24h 为时间界限诊断脑梗死。但应注意多数 TIA 患者症状不超过 0.5～1h，溶栓患者的选择应对照后面相应的适应证和禁忌证进行。急性缺血性脑卒中（急性脑梗死）诊断标准：①急性起病；②局灶神经功能缺损（一侧面部或肢体无力或麻木，语言障碍等），少数为全面神经功能缺损；③症状或体征持续时间不限（当影像学显示有责任缺血性病灶时），或持续 24h 以上（当缺乏影像学责任病灶时）；④排除非血管性病因；⑤脑 CT/MRI 排除脑出血。

诊断流程：

急性缺血性脑卒中诊断流程应包括如下 5 个步骤：

第一步，是否为脑卒中？排除非血管性疾病。

第二步，是否为缺血性脑卒中？进行脑 CT/MRI 检查排除出血性脑卒中。

第三步，卒中严重程度？根据神经功能缺损量表评估。

第四步，能否进行溶栓治疗？核对适应证和禁忌证（见溶栓部分相关内容）。

第五步，病因分型参考 TOAST 标准，结合病史、实验室、脑病变和血管病变等影像检查资料确定病因。

### 三、临床检验与病理检查

（一）脑病变与血管病变检查

1. 脑病变检查

（1）平扫 CT：急诊平扫 CT 可准确识别绝大多数颅内出血，并帮助鉴别非血管性病变（如脑肿瘤），是疑似脑卒中患者首选的影像学检查方法。

（2）多模式 CT：灌注 CT 可区别可逆性与不可逆性缺血，因此可识别缺血半暗带，对指导急性脑梗死溶栓治疗有一定参考价值。

（3）常规 MRI（$T_1$ 加权、$T_2$ 加权及质子相）：在识别急性小梗死灶及后颅窝梗死方面明显优于平扫 CT。可识别亚临床缺血灶，无电离辐射，不需碘造影剂。但有费用较高、检查时间长及患者本身的禁忌证（如有心脏起搏器、金属植入物或幽闭恐怖症）等局限。

（4）多模式 MRI：包括弥散加权成像（DWI）、灌注加权成像（PWI）、水抑制成像和梯度回波、磁敏感加权成像（SWI）等。DWI 在症状出现数分钟内就可发现缺血灶并可早期确定大小、部位与时间，对早期发现小梗死灶较常规 MRI 更敏感。PWI 可显示脑血流动力学状态。弥散 - 灌注不匹配（PWI 显示低灌注区而无与之相应大小的弥散异常）提示可能存在缺血半暗带。然而，目前常规用于选择溶栓患者的证据尚不充分，正在进行更多研究。梯度回波序列 /SWI 可发现 CT 不能显示的无症状性微出血，但对溶栓或抗栓治疗的意义研究结果不一致，尚待更多证据。

2. 血管病变检查　颅内、外血管病变检查有助于了解卒中的发病机制及病因，指导选择治疗方法。但在起病早期，应注意避免因此类检查而延误溶栓或血管内取栓治疗时机。

常用检查包括颈动脉超声、经颅多普勒（TCD）、磁共振脑血管造影（MRA）、高分辨磁共振成像（HRMRI）、CT 血管造影（CTA）和数字减影血管造影（DSA）等。

颈动脉超声对发现颅外颈部血管病变，特别是狭窄和斑块很有帮助；TCD 可检查颅内血流、微栓子及监测治疗效果，但其局限性是受操作技术水平和骨窗影响较大。MRA 和 CTA 都可提供有关血管闭塞或狭窄的信息。以 DSA 为参考标准，MRA 发现椎动脉及颅外动脉狭窄的敏感度和特异度约为 70%～100%。MRA 和 CTA 可显示颅内大血管近端闭塞或狭窄，但对远端或分支显示不清。HRMRI 血管壁成像一定程度上可显示大脑中动脉、颈动脉等动脉管壁特征，可为卒中病因分型和明确发病机制提供信息。DSA 的准确性最高，仍是当前血管病变检查的"金标准"，但主要缺点是有创性和有一定风险。

（二）实验室检查及选择

对疑似卒中患者应进行常规实验室检查，以便排除类卒中或其他病因。

所有患者都应做的检查：①血糖、肝肾功能和电解质；②心电图和心肌缺血标志物；③全血计数，包括血小板计数；④凝血酶原时间（PT）/国际标准化比值（INR）和活化部分凝血活酶时间（APTT）；⑤氧饱和度。

部分患者必要时可选择的检查：①毒理学筛查；②血液酒精水平；③妊娠试验；④动脉血气分析（若怀疑缺氧）；⑤腰椎穿刺（怀疑蛛网膜下腔出血而 CT 未显示或怀疑卒中继发于感染性疾病）；⑥脑电图（怀疑痫性发作）；⑦胸部 X 线检查；⑧超声心动图和经食管超声可发现心脏附壁血栓、心房黏液瘤、二尖瓣脱垂和卵圆孔未闭等可疑心源性栓子来源。

（三）病理检查

梗死灶为孤立或多灶性，大小从微小的腔隙样大小到大脑半球范围。急性血栓形成的动脉充满柔软的紫色凝块，可能涉及整个血管分支或某一节段。梗死 6～8h 以内的变化常不明显，此后受影响的血管范围内的脑水肿导致大脑变成苍白肿胀的外观。皮质白质交界变得不清。病灶区脑回肿胀，相邻脑沟变浅，脑沟池 CSF 间隙减小至消失。

脑梗死多为红色梗死，即梗死区伴大量出血。早期梗死区白质苍白，尤其与正常脑组织交界区，早期脑组织水肿伴神经毡破坏并空泡样结构形成，病变 8～12h 以内神经元组织学形态无明显异常，12～24h 内，急性缺血性神经元通常表现为红色神经元，胞质嗜酸性，可见出现核碎裂和核固缩等。早期中心区可见胶质细胞水肿或坏死；12～24h，大量中性粒细胞进入梗死区组织；24h 后，大量单核细胞浸润并向泡沫样组织细胞转化，并聚集越来越多，而中性粒细胞慢慢减少；梗死周边微小血管增生，内皮细胞增生活跃；巨噬细胞吞噬坏死碎片及出血，形成含铁血黄素沉积（图 11-1）。梗死累及的白质区，髓鞘、轴突均丢失，交界区域可见反应性增生的星形细胞。免疫组化 CD68 染色可以显示浸润的组织细胞（图 11-2），NF 或轴索染色显示梗死区的轴索溶解，此特征可与炎性脱髓鞘病变鉴别。

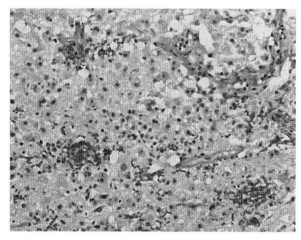

图 11-1　脑梗死的组织学显示大量泡沫样细胞聚集

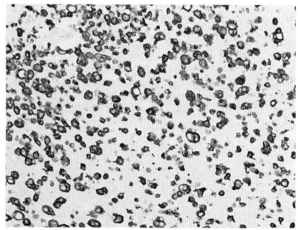

图 11-2　脑梗死中的泡沫样细胞 CD68 染色阳性

## 四、脑梗死诊断与鉴别诊断

1. 诊断　中年以上的患者，急性起病，迅速出现局灶性脑损害的症状和体征，并能用某一动脉供血区功能损伤解释，排除非血管性病因，临床应考虑急性脑卒中。CT 或 MRI 检查可排除脑出血和其他病变，帮助进行鉴别诊断。当影像学检查发现责任梗死灶时，即可明确诊断。当缺乏影像学责任病灶时，如果症状或体征持续 24h 以上，也可诊断急性脑梗死。卒中患者首先应了解发病时间及溶栓治疗的可能性。若在溶栓治疗时间窗内，应迅速进行溶栓适应证筛查，对有指征者实施紧急血管再灌注治疗。此外,还应评估卒中的严重程度(如 NIHSS 卒中量表),了解脑梗死发病是否存在低灌注及其病理生理机制,并进行脑梗死病因分型。

2．鉴别诊断　主要需与以下疾病相鉴别:

(1)脑出血:脑梗死有时与脑出血的临床表现相似,但活动中起病、病情进展快、发病当时血压明显升高常提示脑出血,CT 检查发现出血灶可明确诊断。脑梗死与脑出血的鉴别要点详见表 11-1。

表 11-1　脑梗死与脑出血的鉴别要点

| 临床表现及辅助检查 | 脑梗死 | 脑出血 |
| --- | --- | --- |
| 发病年龄 | 多为 60 岁以上 | 多为 60 岁以下 |
| 起病状态 | 安静或睡眠中 | 活动中 |
| 起病速度 | 10 余小时或 1～2 天症状达到高峰 | 数十分至数小时达到高峰 |
| 全脑症状 | 轻或无 | 头痛 / 呕吐 / 嗜睡 / 打哈欠等颅高压症状 |
| 意识障碍 | 通常较轻或无 | 较重 |
| 神经体征 | 非均等性偏瘫(大脑中动脉主干或皮质支) | 多均等性偏瘫(基底节区) |
| CT 检查 | 脑实质内低密度病灶 | 脑实质内高密度病灶 |
| 脑脊液 | 无色透明 | 可有血性 |

(2)颅内占位病变:颅内肿瘤、硬膜下血肿和脑脓肿可呈卒中样发病,出现偏瘫等局灶性体征,颅内压增高征象不明显时易与脑梗死混淆,须提高警惕,CT 或 MRI 检查有助确诊。

# 第二节　脑　出　血

## 一、疾病概论

脑出血(intracerebral hemorrhage,ICH)是指非外伤性脑实质内出血,其在脑卒中各亚型中的发病率仅次于缺血性脑卒中,位居第二。脑出血的发病率为(12～15)/10 万人年,在西方国家中,脑出血约占所有脑卒中的 15%,占所有住院卒中患者的 10%～30%,我国脑出血的比例更高,占脑卒中的 18.8%～47.6%。脑出血发病凶险,发病 30d 的病死率高达 35%～52%,仅有约 20% 的患者在 6 个月后能够恢复生活自理能力,给社会和家庭都带来了沉重的负担。

### (一)病因及发病机制

1．病因　最常见病因是高血压合并细小动脉硬化,其他病因包括动 - 静脉血管畸形、脑淀粉样血管病变、血液病(如白血病、再生障碍性贫血、血小板减少性紫癜、血友病、红细胞增多症和镰状细胞病等)、抗凝或溶栓治疗等。

2．发病机制　高血压脑出血的主要发病机制是脑内细小动脉在长期高血压作用下发生慢性病变破裂所致。颅内动脉具有中层肌细胞和外层结缔组织少及外弹力层缺失的特点。长期高血压可使脑细小动脉发生玻璃样变性、纤维素样坏死,甚至形成微动脉瘤或夹层动脉瘤,在此基础上血压骤然升高时易导致血管破裂出血。豆纹动脉和旁正中动脉等深穿支动脉,自脑底部的动脉直角发出,承受压力较高的血流冲击,易导致血管破裂出血,故又称出血动脉。非高血压性脑出血,由于其病因不同,故发病机制各异。

一般高血压性脑出血在 30min 内停止出血,血肿保持相对稳定,其临床神经功能缺损仅在出血后 30～90min 内进展。近年研究发现 72.9% 的脑出血患者出现不同程度的血肿增大,少数高血压性脑出血发病后 3h 内血肿迅速扩大,血肿形态往往不规则,密度不均一,尤其是使用抗凝治疗及严重高血压控制不良时,其临床神经功能缺损的进展可延长至 24～48h。多发性脑出血多见于淀粉样血管病、血液病和脑肿瘤等患者。

（二）临床表现

1. 一般表现　ICH 常见于 50 岁以上患者，男性稍多于女性，寒冷季节发病率较高，多有高血压病史。多在情绪激动或活动中突然发病，发病后病情常于数分钟至数小时内达到高峰。少数也可在安静状态下发病。前驱症状一般不明显。

ICH 患者发病后多有血压明显升高。由于颅内压升高，常有头痛、呕吐和不同程度的意识障碍，如嗜睡或昏迷等。

2. 局限性定位表现　取决于出血量和出血部位。

（1）基底核区出血

1）壳核出血：最常见，约占 ICH 病例的 50%～60%，系豆纹动脉尤其是其外侧支破裂所致，可分为局限型（血肿仅局限于壳核内）和扩延型。常有病灶对侧偏瘫、偏身感觉缺失和同向性偏盲，还可出现双眼球向病灶对侧同向凝视不能，优势半球受累可有失语。

2）丘脑出血：约占 ICH 病例的 10%～15%，系丘脑膝状体动脉和丘脑穿通动脉破裂所致，可分为局限型（血肿仅局限于丘脑）和扩延型。常有对侧偏瘫、偏身感觉障碍，通常感觉障碍重于运动障碍。深浅感觉均受累，而深感觉障碍更明显。可有特征性眼征，如上视不能或凝视鼻尖、眼球偏斜或分离性斜视、眼球会聚障碍和无反应性小瞳孔等。小量丘脑出血致丘脑中间腹侧核受累可出现运动性震颤和帕金森综合征样表现；累及丘脑底核或纹状体可呈偏身舞蹈 - 投掷样运动；优势侧丘脑出血可出现丘脑性失语、精神障碍、认知障碍和人格改变等。

3）尾状核头出血：较少见，多由高血压动脉硬化和血管畸形破裂所致，一般出血量不大，多经侧脑室前角破入脑室。常有头痛、呕吐、颈强直、精神症状，神经系统功能缺损症状并不多见，故临床酷似蛛网膜下腔出血。

（2）脑叶出血：约占脑出血的 5%～10%，常由脑动静脉畸形、血管淀粉样病变、血液病等所致。出血以顶叶最常见，其次为颞叶、枕叶、额叶，也有多发脑叶出血的病例。如额叶出血可有偏瘫、尿便障碍、Broca 失语、摸索和强握反射等；颞叶出血可有 Wernicke 失语、精神症状、对侧上象限盲、癫痫；枕叶出血可有视野缺损；顶叶出血可有偏身感觉障碍、轻偏瘫、对侧下象限盲，非优势半球受累可有构象障碍。

（3）脑干出血

1）脑桥出血：约占脑出血的 10%，多由基底动脉脑桥支破裂所致，出血灶多位于脑桥基底部与被盖部之间。大量出血（血肿 >5ml）累及双侧被盖部和基底部，常破入第四脑室，患者迅即出现昏迷、双侧针尖样瞳孔、呕吐咖啡样胃内容物、中枢性高热、中枢性呼吸障碍、眼球浮动、四肢瘫痪和去大脑强直发作等。小量出血可无意识障碍，表现为交叉性瘫痪和共济失调性偏瘫，两眼向病灶侧凝视麻痹或核间性眼肌麻痹。

2）中脑出血：少见，常有头痛、呕吐和意识障碍，轻症表现为一侧或双侧动眼神经不全麻痹、眼球不同轴、同侧肢体共济失调，也可表现为 Weber 或 Benedikt 综合征；重症表现为深昏迷，四肢弛缓性瘫痪，可迅速死亡。

3）延髓出血：更为少见，临床表现为突然意识障碍，影响生命体征，如呼吸、心率、血压改变，继而死亡。轻症患者可表现不典型的 Wallenberg 综合征。

（4）小脑出血：约占脑出血的 10%。多由小脑上动脉分支破裂所致。常有头痛、呕吐，眩晕和共济失调明显，起病突然，可伴有枕部疼痛。出血量较少者，主要表现为小脑受损症状，如患侧共济失调、眼震和小脑语言等，多无瘫痪；出血量较多者，尤其是小脑蚓部出血，病情迅速进展，发病时或病后 12～24h 内出现昏迷及脑干受压征象，双侧瞳孔缩小至针尖样、呼吸不规则等。暴发型则常突然昏迷，在数小时内迅速死亡。

（5）脑室出血：约占脑出血的 3%～5%，分为原发性和继发性脑室出血。原发性脑室出血多由脉络丛血管或室管膜下动脉破裂出血所致，继发性脑室出血是指脑实质出血破入脑室。常有头痛、呕吐,严重者出现意识障碍如深昏迷、脑膜刺激征、针尖样瞳孔、眼球分离斜视或浮动、四肢弛缓性瘫痪及去脑强直发作、高热、呼吸不规则、脉搏和血压不稳定等症状。临床上易误诊为蛛网膜下腔出血。

## 二、诊断标准与诊断流程

1. 诊断标准
（1）急性起病。
（2）局灶神经功能缺损症状（少数为全面神经功能缺损），常伴有头痛、呕吐、血压升高及不同程度意识障碍。
（3）头颅 CT 或 MRI 显示出血灶。
（4）排除非血管性脑部病因。

2. 病因分型 按 SMASH-U 病因分为 血管结构性损伤（structural vascular lesions）、药物（medication）、CAA、系统性疾病（systemic disease）、高血压（hypertension 和未知原因（undetermined）。SMASH-U 病因分类可行性强、接受度高，与脑出血后短期、长期生存率和致死率一致相关。

3. 诊断流程 脑出血的诊断流程应包括如下步骤：
第一步，是否为脑卒中？
第二步，是否为脑出血？行脑 CT 或 MRI 以明确诊断。
第三步，脑出血的严重程度？可根据 GCS 或 NIHSS 等量表评估。
第四步，脑出血的分型。

## 三、临床检验与病理检查

### （一）影像学检查

影像学检查是脑出血诊断的重要手段，尤其脑 CT 检查是诊断早期脑出血的"金标准"。因此，只要患者病情允许，都应该做影像学检查以明确诊断和有助于了解病因。一旦确诊脑出血，应尽快安排转入神经重症监护病房或卒中单元。

1. 脑出血检查
（1）CT 平扫：CT 平扫可迅速、准确地显示血肿的部位、出血量、占位效应、是否破入脑室或蛛网膜下腔及周围脑组织受损等情况，是疑似卒中患者首选的影像学检查方法。
（2）增强 CT 和灌注 CT：需要时，可做此 2 项检查。增强 CT 扫描发现造影剂外溢的"点征"（spot sign）是提示血肿扩大高风险的重要证据。
（3）标准 MRI：标准 MRI 包括 $T_1$、$T_2$ 及质子密度加权序列在慢性出血及发现血管畸形方面优于 CT。
（4）多模式 MRI：多模式 MRI 包括弥散加权成像、灌注加权成像、FLAIR 和梯度回波序列（GRE）等，其有助于提供脑出血更多的信息，但不作为急诊检查手段。磁敏感加权成像（SWI）对微出血十分敏感。

2. 脑血管检查 脑血管检查有助于了解导致脑出血病变的血管及病因，指导选择治疗方案。常用检查包括 CT 血管成像（CTA）、磁共振血管成像（MRA）、CT 静脉成像（CTV）、磁共振静脉成像（MRV）、经颅多普勒超声和数字减影血管造影（DSA）等。
（1）CTA 和 MRA：两者是快速、无创性评价颅内、外血管的可靠方法，可用于筛查可能存在的脑血管畸形或动脉瘤，但阴性结果不能完全排除病变的存在。与 CTA 早期（动脉期）发现的"点征"相比，延迟 CTA 显示的"渗漏征"预示血肿扩大风险的敏感度和特异度更高；多时相 CTA（包括动脉晚期、静脉早期以及延迟像）也更易检出"点征"。如果血肿部位、组织水肿程度或颅内静脉窦内异常信号提示静脉血栓形成，应该考虑行 MRV 或 CTV 检查。
（2）DSA：能清晰显示脑血管各级分支及动脉瘤的位置、大小、形态及分布，畸形血管的供血动脉及引流静脉，了解血流动力学改变，为血管内栓塞治疗或外科手术治疗提供可靠的病因病理解剖，是当前血管病变检查的"金标准"。

（二）实验室检查

对脑出血患者应进行常规的实验室检查以了解基本状况和排除相关系统疾病。此外，应根据患者病情及医院条件，进行必要的专科检查明确病因。常规检查通常包括：

（1）血常规、血糖、肝肾功能和电解质。

（2）心电图和心肌缺血标志物。

（3）凝血酶原时间、国际标准化比率（INR）和活化部分凝血活酶时间。

（4）氧饱和度。

必要时应进行特殊检查，如疑似脑血管淀粉样变（cerebral amyloid angiopathy，CAA），可行 APOE 基因检测。疑似毒药物滥用时应行毒药物检查。

（三）病理检查

肉眼观，出血灶大小从微小的毫米级微出血点到数厘米不等。最常见的大体特征是基底节血肿，常具有占位效应，血液在脑内向周围蔓延甚至破入脑室。脑疝为常见的并发症。

镜下观，早期血肿组织为新鲜血液，红细胞形态完整，血肿周围脑组织水肿；1～2d 期间开始多形核白细胞浸润，随后单核细胞及巨噬细胞浸润，吞噬红细胞形成含铁血黄素（图 11-3）；中期血肿内红细胞溶解破坏，大量组织细胞吞噬并形成大量含铁血黄素以及橙色血晶形成，血肿边缘组织机化，周围脑组织反应性星形细胞增生，偶尔可见 Rosenthal 纤维形成，此期可以延续数月甚至数年（图 11-4）；最后血肿完全吸收，变成空腔，腔壁为纤维瘢痕样组织，其中散在含铁血黄素沉着。

病理学检查的关键在于分析出血的原因（图 11-5），不管是脑组织活检样本或尸检病例，可见高血压脑病的血管病变，广泛的动脉硬化和/或纤维素样坏死。有时可见基底节区中小的纤维样假性动脉瘤。如为脑淀粉样血管病合并脑出血者，血肿清除时周边脑组织内微小血管壁的组织学特征以及刚果红染色或淀粉样蛋白免疫组化标记是诊断及鉴别诊断的关键（图 11-6，图 11-7）。另外，结合组织学，Masson 三色和弹力纤维染色可以在血肿组织中判定畸形血管。

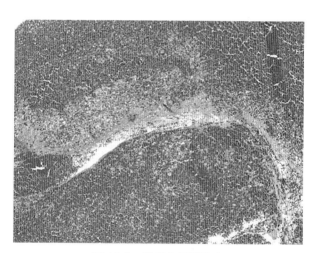

图 11-3　脑出血早期改变

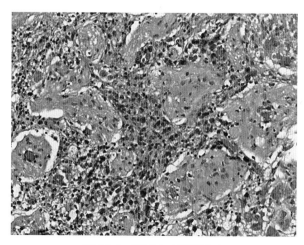

图 11-4　脑出血中晚期改变

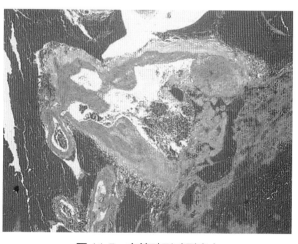

图 11-5　血管畸形破裂出血

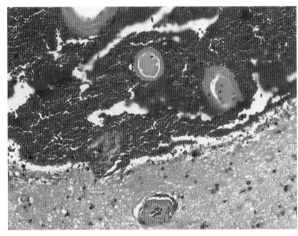

图 11-6　血管淀粉样病变致脑出血

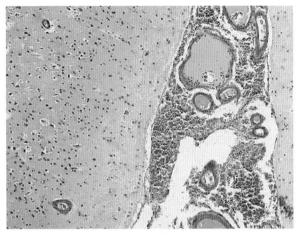

图 11-7　血管淀粉样病变刚果红染色阳性

## 四、脑出血诊断与鉴别诊断

1. 诊断　中老年患者在活动中或情绪激动时突然发病,迅速出现局灶性神经功能缺损症状以及头痛、呕吐等高颅压症状应考虑脑出血的可能,结合头颅 CT 检查,可以迅速明确诊断。

2. 鉴别诊断

(1) 首先应与其他类型的脑血管疾病如急性脑梗死、蛛网膜下腔出血等鉴别。

(2) 对发病突然、迅速昏迷且局灶体征不明显者,应注意与引起昏迷的全身性疾病如中毒(乙醇中毒、镇静催眠药物中毒、一氧化碳中毒)及代谢性疾病(低血糖、肝性脑病、肺性脑病和毒症等)鉴别。

(3) 对有头部外伤史者应与外伤性颅内血肿相鉴别。

(张　倩　王行富)

# 参 考 文 献

[1] 何俊瑛,孔繁元,郭力. 临床脑脊液细胞学诊断. 石家庄:河北科学技术出版社,2007.

[2] 何俊瑛,卜晖,邹月丽,等. 临床脑脊液细胞诊断学. 石家庄:河北出版传媒集团,河北科学技术出版社,2018.

[3] 刘磊,乔志新,王佳伟. 重视星形细胞抗体在神经系统自身免疫性疾病中的作用. 中华神经科杂志,2018,51(2):81-84.

[4] 吕传真,周良辅. 实用神经病学. 4版. 上海:上海科学技术出版社,2014.

[5] 袁云译. 肌肉活检. 北京:北京大学医学出版社,2009.

[6] 张晓娟,朴月善,陈莉,等. 颅内多发病变的临床病理学分析. 中华病理学杂志,2011,40:599-603.

[7] 国家卫生健康委员会医政医管局. 脑胶质瘤诊疗规范(2018年版). 中华神经外科杂志,2019,35(3):217-235.

[8] 贾建平. 神经科特色诊疗技术. 北京:科技文献出版社,2007.

[9] 吕传真,周良辅. 实用神经病学. 4版. 上海:上海科学技术出版社,2014.

[10] 郭玉璞,徐庆中. 临床神经病理学. 北京:人民军医出版社,2008.

[11] 顾学范. 临床遗传代谢病. 北京:人民卫生出版社,2015.

[12] 贾建平. 中国痴呆与认知障碍诊治指南(2015版). 2版. 北京:人民卫生出版社,2016.

[13] 中华医学会神经病学分会帕金森病及运动障碍学组,中国医师协会神经内科医师分会帕金森病及运动障碍专业委员会. 中国帕金森病的诊断标准(2016版). 中华神经科杂志,2016,49(4):268-271.

[14] 野中征哉. 临床肌肉病理学. 吴士文,马维娅,译. 北京:人民军医出版社,2007.

[15] 中华医学会神经病学分会,中华医学会神经病学分会脑血管学组. 中国急性期缺血性脑卒中诊治指南. 中华神经科杂志,2018,51(9):666-682.

[16] 中华医学会神经病学分会,中华医学会神经病学分会脑血管学组. 中国脑出血诊治指南. 中华神经科杂志,2019,52(12):994-1005.

[17] PRASAD A,PRASAD KN,YADAV A,et al. Lymphocyte transformation test: a new method for diagnosis of neurocysticercosis. Diagn Microbiol Infect Dis. 2008,61:198-202.

[18] HöFTBERGER R,MADER S,REINDL M. Immunohistochemistry//Cerebrospinal fluid in clinical neurology. Cham:Springer International Publishing,2015:143-158.

[19] OTTO M,NAGY K,MATTSON N. Laboratory diagnosis of subarachnoid haemorrhage//Cerebrospinal fluid in clinical neurology. Cham:Springer International Publishing,2015:387-394.

[20] LANCASTER E,DALMAU J. Neuronal autoantigens—pathogenesis,associated disorders and antibody testing. Nat Rev Neurol,2012,8(7):380-390.

[21] LOUIS DN,OHGAKI H,WIESTLER OD,et al. WHO classification of tumours of the central nervous system. Lyon:IARC Press,2016.

[22] WILKINSON RJ,ROHLWINK U,MISRA UK,et al. Tuberculous meningitis international research consortium. tuberculous meningitis. Nat Rev Neurol,2017,13:581-598.

[23] BREIDEN B,SANDHOFF K. Lysosomal glycosphingolipid storage diseases. Annu Rev Biochem,2019,88:461-485.

[24] KOVACS GG. Concepts and classification of neurodegenerative diseases// Handbook of clinical neurology. Amsterdam:Elsevier,2018:301-307.

[25] JOHNSON KA,FOX NC,SPERLING RA,et al. Brain imaging in Alzheimer disease. Cold Spring Harb Perspect Med,2012,2(4):a006213.

[26] POSTUMA RB,BERG D,STERN M,et al. MDS Clinical diagnostic criteria for Parkinson's disease. Mov Disord 2015,30(12):1591-1601.

[27] PIAO YS,LU DH,CHEN L,et al. Neuropathological findings in intractable epilepsy:435 Chinese cases. Brain Pathology,2010,20(5):902-908.

[28] BARKOVICH AJ, GUERRINI R, KUZNNIECKY RI, et al. A developmental and genetic classification for malformations of cortical development: update 2012. Brain, 2012, 135 (5): 1348-1369.

[29] THOM M, BLUMCKE I, ARONICA E. Long-term epilepsy-associated tumors. Brain Pathology, 2012, 22 (3): 1593-1599.

[30] BLUMCKE I, SPREAFICO R, HAAKER G, et al. Histopathological findings in brain tissue obtained during epilepsy surgery. N Engl J Med, 2017, 26, 377 (17): 1648-1656.

[31] PRESTON DC, BARBARA E. Electromyography and neuromuscular disorders: clinical-electrophysiologic correlations. 3rd ed. Cambridge, MA: Elsevier Inc, 2013.

[32] BILBAO JM, SCHMIDT RE. Biopsy diagnosis of peripheral neuropathy. 2nd ed. Cham: Springer, 2015.

[33] FILIPPI M, ROCCA MA, CICCARELLI O, et al. MRI criteria for the diagnosis of multiple sclerosis: MAGNIMS consensus guidelines. Lancet Neurol, 2016, 15 (3): 292-303.

[34] WINGERCHUK DM, BANWELL B, BENNETT J L, et al. International consensus diagnostic criteria for neuromyelitis optica spectrum disorders. Neurology, 2015, 85 (2): 177-189.

[35] QI X, LIU J. Chinese guidelines for the diagnosis and management of tumefactive demyelinating lesions of central nervous system. Chin Med J, 2017, 130 (15): 1838-1850.

[36] SHINOHARA Y, YANAGIHARA T, ABE K, et al. II. Cerebral infarction/transient ischemic attack (TIA). J Stroke Cerebrovasc Dis, 2011, 20 (4 Suppl): S31-S73.

[37] GROSS BA, JANKOWITZ BT, FRIEDLANDER RM. Cerebral intraparenchymal hemorrhage: a review. JAMA, 2019, 321 (13): 1295-1303.

# 中英文名词对照索引